全国高职高专规划教材

供医药卫生及科技类相关专业使用

信息技术应用基础

XINXI JISHU YINGYONG JICHU

主　编　薛洲恩　胡志敏

副主编　施　岩　光　峰

编　者　（以姓氏笔画为序）

付汉萍　江汉大学卫生职业技术学院

冯思垚　岳阳职业技术学院

光　峰　安庆医药高等专科学校

李广伟　甘肃张掖医学高等专科学校

李晓征　北京卫生学校

胡志敏　广州医学院护理学院

施　岩　承德医学院

崔松国　延边大学护理学院

蔡念光　河北北方学院

薛洲恩　湖北三峡职业技术学院

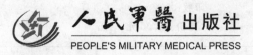

人民軍醫出版社

PEOPLE'S MILITARY MEDICAL PRESS

北　京

图书在版编目(CIP)数据

信息技术应用基础/薛洲恩,胡志敏主编 . —北京:人民军医出版社,2011.6
全国高职高专规划教材
ISBN 978-7-5091-4776-4

Ⅰ.①信…　Ⅱ.①薛…②胡…　Ⅲ.①电子计算机-高等职业教育-教材　Ⅳ.①TP3

中国版本图书馆 CIP 数据核字(2011)第 107163 号

策划编辑:徐卓立　　文字编辑:曹 李　　责任审读:黄栩兵
出 版 人:石 虹
出版发行:人民军医出版社　　　　　　经销:新华书店
通信地址:北京市 100036 信箱 188 分箱　　邮编:100036
质量反馈电话:(010)51927290;(010)51927283
邮购电话:(010)51927252
策划编辑电话:(010)51927300—8743
网址:www.pmmp.com.cn

印、装:三河市春园印刷有限公司
开本:787mm×1092mm　1/16
印张:16.75　字数:405 千字
版、印次:2011 年 6 月第 1 版第 1 次印刷
印数:0001—6000
定价:36.00 元

内容提要

　　编者根据教育部考试中心制订的《全国计算机等级考试一级 MS Office 考试大纲（2008 年版）》的要求，针对高职高专教育特点，按项目教学的模式组织教学内容，选取工作和生活中的真实素材，精心设计为各项"任务"展开教学活动，着重培养学生应用计算机解决实际问题的能力。主要内容有计算机基础知识、中文操作系统 Windows XP、文字处理软件 Word 2003、电子表格处理软件 Excel 2003、演示文稿制作软件 PowerPoint 2003、计算机网络与 Internet 应用、计算机病毒防治及多媒体处理入门等。本书可作为全国高等院校高职高专各专业计算机应用基础和信息技术基础教材，也可作为全国计算机等级考试培训教材。

前　言

为了贯彻落实教育部《国家高等职业教育发展规划(2011－2015年)》文件精神,站在新的历史起点上,坚持以服务为宗旨,以就业为导向,走产学研结合发展道路的办学方针,人民军医出版社组织全国十多所高职院校的一线骨干教师,根据全国计算机等级考试最新一级MS Office考试大纲的要求,确立本课程的编写大纲,并在此基础上,编写了本教材。

信息技术应用基础课程是高职高专院校学生必修的一门公共基础课。该课程以提高学生的全面素质和综合职业能力为目标,应使学生掌握必需的信息技术应用基础知识和基本技能,培养学生应用计算机解决工作与生活中实际问题的能力,以适应未来职业岗位的基本素质要求,为学生职业生涯发展奠定坚实基础。

本书按项目教学的模式编写,以建构主义学习理论为指导,将教学内容重新组合,精心设计为有关的"任务"项,选取工作和生活中的真实素材,根据学生的认知特点,生动形象地表现教学内容,提高学习兴趣,激发学习热情,让学生在完成任务的过程中,掌握知识和操作技能。

本书的体系结构是先给出任务后,接"任务描述";具体实施步骤在随后的各节中展开,用一个任务的完成讲解若干知识点;再给出"任务小结"以及"任务扩展",在任务扩展中,给出"提示"。

本书共分7章,内容包括计算机基础知识、中文操作系统 Windows XP、文字处理软件Word 2003、电子表格处理软件 Excel 2003、演示文稿制作软件 PowerPoint 2003、计算机网络与 Internet 应用、计算机病毒防治及多媒体处理入门。

本书可作为高职高专各专业计算机应用基础和信息技术基础教材,也可作为全国计算机等级考试培训教材。

本书在编写过程中,得到了参编院校领导的大力支持,在此表示衷心的感谢! 编者在编写过程中,参考了大量文献,未一一列出,在此一并致谢!

由于编者水平有限,如有缺点和错误,恳请广大读者提出宝贵意见,以便再版时修订和完善。

编　者
2011年3月

目 录

1

信息技术应用基础

第 1 章

计算机基础知识

在当今世界,几乎所有专业都与计算机息息相关。计算机是人类取得的最具有历史意义的科学成就之一,计算机(computer)全称为电子计算机(electronic computer),是一种能够按照事先存储的程序,自动、高速地进行大量数值计算和各种信息处理的现代化智能电子设备,又因具有类似人脑处理的特点,也被称为电脑,成为大众最熟悉的名字。今天,人类已进入信息社会,计算机科学技术对社会的影响已经是人所共知的事实。在信息社会里,计算机是人们接触和使用的最重要的一类工具。人们在日常生活和工作中,用它寻找信息、获取信息,通过加工处理,从中选取自己或他人所需要的东西,计算机的出现完全改变了人类处理信息的方式和范围,由此带来了整个社会翻天覆地的变化,人类文明将越来越多地通过计算机被创造和发展。

本章主要介绍计算机的发展历程、系统组成、工作原理、数据的表示方法、如何选购计算机配件以及金山打字通 2010 软件的使用。

1.1 任务 1　认识计算机系统

【任务描述】

本次任务是了解计算机发展史,掌握计算机的系统组成及工作原理,学习计算机的硬件系统和软件系统。

1.1.1　计算机发展历程

人类很早就使用工具进行计数和计算。关于计算工具的发展史可以追溯到最早的结绳记事,后来中国唐代发明了算盘,是世界上第一种手动式计数器,一直延续使用了几千年。再后来相继出现了计算尺、计算器、加法器等,直到 1946 年 2 月世界上第一台电子计算机的诞生,人类才开始真正步入使用机器来进行数值计算的时代。

目前,被世界普遍所公认的第一台计算机是在 1946 年 2 月由美国宾夕法尼亚大学研制成功的 ENIAC(electronic numerical integrator and calculator,即电子数字积分计算机),主要发明人是电气工程师普雷斯波·埃克特(J. Prespen Eckert)和物理学家约翰·莫奇勒博士(John W. Mauchly)。这台计算机自诞生之日起至 1955 年 10 月停止使用,运行期间主要用于第二次世界大战时炮弹飞行轨迹的计算。这台计算机采用电子管作为计算机的基本原件,每秒可进行5 000次加减法运算,它使用了18 000只电子管,10 000只电容,7 000只电阻,体积3 000立方英尺,占地 170 平方米,重量 30 吨,耗电 140～150 千瓦,是一个名副其实的庞然大物,如图 1-1 和图 1-2 所示。

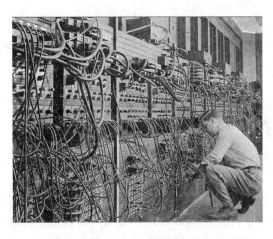
图 1-1 ENIAC(局部)

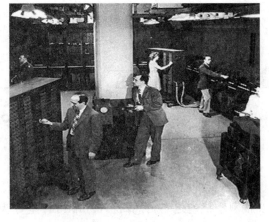
图 1-2 ENIAC(外观)

ENIAC 机的问世具有划时代的意义,揭开了计算机时代的序幕。自计算机诞生之日起,计算机技术就在不断地高速地向前发展,在以后短短的 50 多年中,人类科技史上还没有任何一门学科可以与计算机的发展速度相提并论。按照所用逻辑元器件的不同,计算机的发展共经历了电子管、晶体管、中小规模集成电路、大规模和超大规模集成电路四个发展阶段。

1. 第一代电子计算机

是电子管计算机,其发展年代大致为 1946－1958 年。主要特点是:硬件采用电子管为基本逻辑电路元件,体积庞大,功耗大,运算速度低(每秒几千次到几万次),价格昂贵,软件采用机器语言,主要用于科学计算和军事应用等领域。

2. 第二代电子计算机

是晶体管计算机,其发展年代大致为 1958－1964 年。主要特点是:硬件采用晶体管为基本逻辑电路元件,体积小,重量轻,耗电少,运算速度快(每秒几十万次),可靠性提高,软件采用高级程序设计语言,应用领域已从单一的科学计算发展到数据处理、事务管理和过程控制等。

3. 第三代电子计算机

是中小规模集成电路计算机,其发展年代大致为 1964－1970 年。主要特点是:硬件采用中、小规模集成电路为基本逻辑电路元件,体积更小,耗电更省,功能更强,运算速度更快(每秒几百万次),软件采用操作系统等更高级的程序语言,计算机开始广泛应用在许多科学技术领域。

4. 第四代电子计算机

是大规模、超大规模集成电路计算机,其发展年代大致为 1971 年至今。主要特点是硬件采用大规模、超大规模集成电路作为基本逻辑电路元件,计算速度高达每秒几百万次至数百亿次,体系结构有了较大发展,并行处理、多机系统、计算机网络等已进入实用阶段,软件方面更加丰富,出现了网络操作系统和分布式操作系统以及各种实用软件,应用范围更加广泛,已经渗透到社会的各个领域。

在短短的几十年发展进程中,计算机的运算速度越来越快、体积越来越小、耗电越来越少、价格越来越低、存储容量越来越大、可靠性越来越高、软件越来越丰富、性能越来越好、应用范围越来越广泛。关于下一代计算机的研究,一些国家都已投入人力和物力进行研制,下一代计算机的核心思想是让计算机能够模拟和部分替代人的智能活动,具有知识表示和推理能力,像人一样具有听、说、思考等智能活动,即智能计算机。未来计算机将是人工智能技术、微电子技术、光学技术、电子仿生技术等多学科互相结合的产物,它将具有更为广阔的应用前景。

1.1.2 计算机系统组成及工作原理

1. 计算机系统的组成

计算机系统由硬件系统和软件系统两大部分组成。硬件系统是构成计算机物理设备的总称,包括主板、CPU、存储器、输入设备和输出设备等;软件系统是运行、管理和维护计算机而编制的各种程序、数据和文档的总称,包括系统软件和应用软件等。硬件系统是计算机系统的物质基础,软件系统是计算机系统的灵魂。计算机系统的组成如图 1-3 所示。

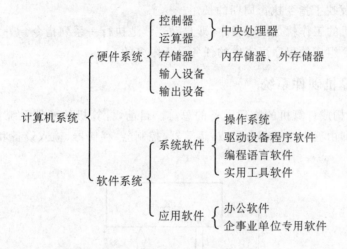

图 1-3　计算机系统组成

一台只有计算机硬件而没有安装任何软件的计算机,我们称它为"裸机",用户是不能在裸机上直接工作的,用户必须在软件的支持下才能使用计算机。图 1-4 表明了计算机硬件、软件和用户之间的关系。计算机工作时软、硬件协同工作,缺一不可。硬件决定了计算机的运算速度和档次,软件负责把硬件的潜能充分地发挥出来,是用户和硬件交互的桥梁。操作系统是直接运行在裸机上最基本的系统软件,也是其他应用软件运行的基础。应用软件必须在系统软件的支持下才能顺利运行,来满足用户的实际需要。

2. 计算机工作原理

经过数十年的发展,计算机无论在硬件上还是性能上都与当时有了很大差别,但是计算机工作原理仍然沿用美籍匈牙利数学家冯·诺依曼(John von Neumann)的思想,即采用存储程序的方式和二进制

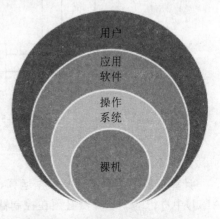

图 1-4　计算机用户与各部件关系

表示数据、指令。计算机的工作过程就是执行指令的过程。指令在操作系统的统一控制下，通过输入设备送入内存储器，由 CPU 按照其在内存中的存放地址，依次取出并执行，执行的结果再由输出设备进行输出。计算机只能识别"机器语言"，所有通过输入设备的指令都首先由计算机"翻译"成计算机能够识别的机器指令，再根据指令的顺序逐条执行。指令的执行过程分为取指令、分析指令、执行指令三个步骤。

（1）取指令：按照程序计数器中的地址，从内存中取出指令，并送往指令寄存器。

（2）分析指令：对指令寄存器存放的指令进行分析，由译码器对操作码进行译码，将指令的操作码转换成相应的控制信号，由地址码确定操作数的地址。

（3）执行指令：由操作控制线路发出完成该操作所需要的一系列控制信息，去完成该指令所需要的操作。一条指令执行完成后，程序计数器加 1 或将转移地址码送入程序计数器，然后又开始取指令、分析指令、执行指令，一直到所有指令执行完毕。一般把计算机完成一条指令所使用的时间称为一个指令周期，指令周期越短，计算机的执行速度越快。通常所说的 CPU 主频就反映了指令执行周期的长短。

总之，计算机的工作就是执行程序，即自动连续地执行一系列指令。一条指令的功能有限，而一系列指令组成的程序可完成的任务是无限多的。

1.1.3 计算机硬件系统

硬件系统是构成计算机的物理设备的总称。目前，计算机的硬件系统仍采用冯·诺依曼的体系结构，即由五大基本部分组成：运算器、控制器、存储器、输入设备和输出设备，如图 1-5 所示。

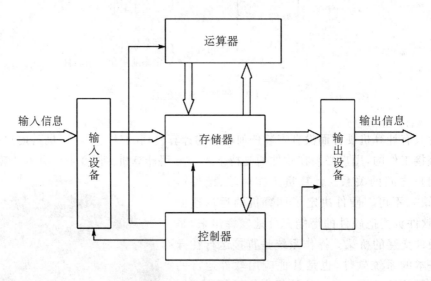

图 1-5　计算机硬件体系结构

1. 运算器

计算机最主要的工作是数据运算，这些运算都是在运算器（arithmetic and logical unit，ALU）中进行的。运算器必须在控制器的控制下才能实现其功能。运算器中的数据取自内存，执行运算之后结果再送回内存。

运算器的核心部件是算术逻辑单元（arithmetic logic unit，ALU），主要任务是执行各种算术运算和逻辑运算。算术运算包括各种数值运算,如加、减、乘、除等;逻辑运算包括与、或、非,以及移位、比较和传送等操作,实现逻辑判断。

2. 控制器

控制器(control unit,CU)相当于计算机的神经中枢,是控制中心,控制整个计算机有条不紊地工作,自动执行程序。控制器主要由指令寄存器、程序计数器、指令译码器等组成。控制器的功能是依次从内存中取指令、翻译指令、分析指令和执行指令,即按程序计数器中的指令地址从内存中取出该指令,进行译码,然后根据该指令功能向有关部件发出控制命令,执行该指令。

运算器和控制器一起称为中央处理单元,即 CPU(central processing unit),在计算机中是一块超大规模集成电路芯片,是计算机的核心。

3. 存储器

存储器是计算机硬件中非常重要的组成部件。存储器的功能是用来存放程序和数据,对于计算机来说,有了存储器,计算机才具有记忆功能,才能正常工作。存储器通常可分为内存储器和外存储器。

(1)内存储器:内存储器也称主存,简称内存,是计算机中重要的部件之一,它是与 CPU 进行沟通的桥梁。计算机中所有程序的运行都是在内存中进行的。内存具有速度快、价格高、容量小等特点。广义的内存可分为随机存储器(random access memory,RAM)和只读存储器(read only memory,ROM)。

内存的作用是用于暂时存放 CPU 中的运算数据,以及与硬盘等外部存储器交换的数据。一旦关闭电源或发生断电,其中的程序和数据就会丢失。计算机在运行时,CPU 会把需要运算的数据调到内存中进行运算,当运算完成后 CPU 再将结果传送出来,内存的存取速度直接决定了计算机的运算速度。内存储器由许多存储单元组成,每个单元能存放一个 8 位的二进制信息。存储器的存储容量以字节为基本单位,每个字节都有"地址",如果要访问存储器中的某个信息,必须要知道它的地址,然后再按地址进行存入或取出信息。在 PC 设备中,可以毫不夸张地说,每次内存技术的提升都对 PC 机整体性能产生重大深远的影响。

(2)外存储器:外存储器又称辅存储器,简称外存或辅存,是指除计算机内存及 CPU 缓存以外的存储器,通常是磁性介质或光盘,如硬盘、软盘、光盘、U 盘、MP3 及各种存储卡。外存具有容量大、单位价格低、速度慢、断电后仍能长期保存数据等特点。在运行时,外存只能与内存交换信息,不能被计算机的其他部件直接访问。

(3)输入设备:输入设备负责将外界的信息输入计算机,将用户输入的数据、程序及其他信息转化成计算机可以识别的形式。常用的输入设备有键盘、鼠标、扫描仪、麦克风等。

(4)输出设备:输出设备负责将计算机处理的结果转变为人们或其他设备能够接受和识别的形式。常用的输出设备有显示器、打印机、音箱等。

通常,人们将运算器、控制器合称为 CPU,将 CPU 和内存称为计算机主机,将输入/输出设备简称为 I/O(input/output)设备,将除了计算机主机外的其他设备称为计算机外部设备。

1.1.4 计算机软件系统

计算机软件是计算机系统中的重要组成部分,通常可分为系统软件和应用软件两大类。没有任何软件支持的计算机(裸机),无法完成任何工作。只有安装了一定的软件系统,计算机才能真正发挥作用。

1. 系统软件

系统软件是用于计算机管理、维护和运行的软件,通常包括操作系统、语言处理程序、数据库管理系统、设备驱动程序和各种服务程序。系统软件是计算机正常运转的最基本平台,任何用户都要用到系统软件,其他应用软件都必须在系统软件的支持下才能运行。

(1)操作系统:操作系统(operating system,简称 OS)是对计算机所有软、硬件资源进行控制和管理的程序,是直接运行在"裸机"上的最基本的系统软件,是软件系统的核心。操作系统一般包括进程与处理器管理、作业管理、存储管理、设备管理、文件管理等五大功能。目前最为常用的操作系统有 DOS、Windows、Unix、Linux 等。

(2)语言处理程序:计算机在程序控制下进行工作,人们利用计算机解决实际问题时需要编制相应的程序。程序设计语言就是用户用来编写程序的语言,它是人与计算机交换信息的工具。程序设计语言一般分为机器语言、汇编语言、高级语言三类。用汇编语言和高级语言编写的程序,不能被计算机直接执行,必须把它们翻译成相应的机器语言程序,计算机才能识别及执行。这种翻译也是由程序实现的,不同的语言有不同的翻译程序,我们把这些翻译程序称为语言处理程序。

(3)数据库管理系统:数据库系统(data base system,DBS)出现在 20 世纪 60 年代,它的出现使数据处理迅速成为计算机应用的一个重要领域。数据库系统由数据库(data base,DB)和数据库管理系统(data base management system,DBMS)组成。

数据库是存储在计算机存储器中的、结构化的相关数据的集合。

数据库管理系统是指帮助用户建立、使用和有效管理数据库的软件系统,是用户与数据库之间的接口。按照不同的数据模型把数据组织到数据库中,常用的数据模型有层次型、网络型和关系型三种。其中关系型数据库管理系统应用广泛,常见的有 Visual FoxPro、Oracle、SQL Server 等。

(4)设备驱动程序:设备驱动程序是用来连接计算机与其他外部设备(如打印机、调制解调器等)并实现其与操作系统进行通讯的程序。只有在安装并配置了适当的设备驱动程序后,计算机才能正常使用该设备。当计算机启动时,对于所有启用的设备,设备驱动程序会自动加载,然后在后台运行。

(5)服务程序:服务程序是指一些公用的工具类程序,以方便用户对计算机的使用及维护管理。主要的服务程序有编辑程序、打印管理程序、测试程序、诊断程序等。

2. 应用软件

应用软件是为解决某个实际问题而编制的特定程序,它必须在系统软件的支持下才能正常运行,或者说系统软件是应用软件开发和运行的支撑环境。应用软件具有很强的实用性和专业性,正因如此才使得计算机的应用日益渗透到社会的各行各业。常见的应用软件有以下几类。

(1)办公自动化软件:常用的办公自动化软件包括文字处理软件、表格处理软件和演示文稿软件等,有代表性的是由 Microsoft 公司研发的 Office 办公软件。文字处理软件主要用于输入文字以及对输入的文字及图形等进行编辑、排版、打印输出等操作。目前常用的文字处理软件有如 Word、WPS 等。表格处理软件又称电子表格软件,主要用于处理各式各样的表格数据。用户仅需在表格中输入数据,由程序自动完成诸如计算、统计分析、制表及绘图等功能。目前常用的表格处理软件有 Excel、Lotus 等。演示文稿软件是集文字、图形、动画、声音于一体的专门制作演示文稿的多媒体软件,在学校多媒体教学、公司产品发布演示等领域均有广泛应用。

(2)信息管理软件:利用数据库管理系统或相关工具开发的各种管理信息系统(MIS),如人事管理信息系统、学籍管理系统、财务管理系统等。

(3)图形、图像处理软件:图形和图像的表达效果是很难用单纯的数字或文字描述能代替的。在如今社会,人们对图像的获取和使用越来越重要。图形和图像在工程设计、科学计算、文化艺术以及社会经济等领域中具有极其广泛的应用价值。从应用角度来看,此类软件大致上可分为两大类:一类是彩色图形处理软件,如 Windows 带有的画图软件和 Adobe 公司的 Photoshop 软件等;另一类则是绘图软件,如 AutoCAD、Graphics、QQ。暴风影音、千千静听、迅雷、浏览器等都是应用软件。

随着计算机应用领域的不断扩大,应用软件的种类也越来越多。目前,许多国家都在投入大量人力、物力从事软件开发工作,相信计算机软件种类的增多会为我们带来更多方便实际的应用。

【任务小结】

通过本任务的实施,我们学习了计算机的发展史,计算机系统组成及工作原理,也学习了计算机硬件系统和软件系统。

【任务扩展】

1. 简述计算机的系统组成。

2. 阐述计算机的工作原理。

1.2 任务 2　认识计算机中数据的表示方法

【任务描述】

本次任务是掌握各种数制之间转换方法,了解计算机中各种数据的表示方法。

1.2.1 数制的概念

1. 数制

数制是人们利用符号进行计数的科学方法。数制有很多种,其中常用的数制有:十进制、二进制、八进制和十六进制。

数制也称计数制,是指用一组固定的符号和统一的规则来表示数值的方法。计算机是信息处理的工具,任何信息必须转换成二进制形式数据后才能由计算机进行处理、存储和传输。

2. 十进制数

人们通常使用的是十进制。它的特点有两个:有 0,1,2,……9 十个基本数字组成,十进制数运算是按"逢十进一"的规则进行的。

在计算机中,除了十进制数外,经常使用的数制还有二进制数和十六进制数。在运算中它们分别遵循的是逢二进一和逢十六进一的法则。

3. 二进制数

二进制数有两个特点:它由两个基本数字 0,1 组成,二进制数运算规律是逢二进一。

为区别于其他进制数,二进制数的书写通常在数的右下方注上基数 2,或在后面加 B 表示。例如：二进制数 10110011 可以写成$(10110011)_2$，或写成 10110011B。

4. 八进制

由于二进制数据的基数较小，所以二进制数据的书写和阅读不方便，为此，在小型机中引入了八进制。八进制有 0、1、2、3、4、5、6、7 并且每个数码正好对应三位二进制数，所以八进制能很好地反映二进制。例如：二进制数据 $(11101010.010110100)_2$ 对应 八进制数据 $(352.264)_8$。

5. 十六进制数

由于二进制数在使用中位数太长，不容易记忆，所以又提出了十六进制数。

十六进制数有两个基本特点：它由十六个字符 0~9 以及 A，B，C，D，E，F 组成（它们分别表示十进制数 0~15），十六进制数运算规律是逢十六进一，通常在表示时用尾部标志 H 或下标 16 以示区别。例如：十六进制数 4AC8 可写成$(4AC8)_{16}$，或写成 4AC8H。

计算机中常用的几种进位制数的表示如表 1-1 所示。

表 1-1　计算机中常用的几种进位制数的表示

进位制	二进制	八进制	十进制	十六进制
规则	逢二进一	逢八进一	逢十进一	逢十六进一
基数	$r=2$	$r=8$	$r=10$	$r=16$
数符	0,1	0~7	0~9	0~F
位权	2^i	8^i	10^i	16^i
形式表示	（数值）2	8	10	16

1.2.2 数制转换

1. 二、八、十六进制数转换为十进制数

对于不同的数制，它们的共同特点如下。

(1)每一种数制都有固定的符号集（表 1-2）：如十进制数制，其符号有十个：0,1,2,……9；二进制数制，其符号有两个：0 和 1。

(2)其次都用位置表示法：即处于不同位置的数符所代表的值不同，与它所在位置的权值有关。

例如十进制可表示为：

$$1234.567=1\times10^3+2\times10^2+3\times10^1+4\times10^0+5\times10^{-1}+6\times10^{-2}+7\times10^{-3}$$

一般地，任何一个十进制数 N 可按权展开为：

$$N=a_{n-1}\times r^{n-1}+a_{n-2}\times r^{n-2}+\cdots\cdots+a_1\times r^1+a_0\times r^0+a_{-1}\times r^{-1}+a_{-2}\times r^{-2}+\cdots\cdots+a_{-m}\times r^{-m}$$

上面表达式中的 a_i 为该数制采用的基本数符，r^i 是位权（权），r 是基数，表示不同的进制数；n 为整数部分的位数，m 为小数部分的位数。

"位权"和"基数"是进位计数制中的两个要素。

在十进位计数制中，是根据"逢十进一"的原则进行计数的。一般地，在基数为 r 的进位计数制中，是根据"逢 r 进一"或"逢基进一"的原则进行计数的。

表 1-2 各种数制表示的相互关系

二进制数	十进制数	八进制数	十六进制数
0	0	0	0
1	1	1	1
10	2	2	2
11	3	3	3
100	4	4	4
101	5	5	5
110	6	6	6
111	7	7	7
1000	8	10	8
1001	9	11	9
1010	10	12	A
1011	11	13	B
1100	12	14	C
1101	13	15	D
1110	14	16	E
1111	15	17	F
10000	16	20	10

例 1-1:试转换 $(10110.01)_2$ 为十进制。

解:根据公式得出

$(10110.01)_2$

$= 1 \times 2^4 + 0 \times 2^3 + 1 \times 2^2 + 1 \times 2^1 + 0 \times 2^0 + 0 \times 2^{-1} + 1 \times 2^{-2}$

$= 16 + 4 + 2 + 0.25 = (22.25)_{10}$

例 1-2:试转换 $(157.3)_8$ 为十进制。

解:根据公式得出

$(157.3)_8$

$= 1 \times 8^2 + 5 \times 8^1 + 7 \times 8^0 + 3 \times 8^{-1}$

$= 64 + 40 + 7 + 0.375 = (111.375)_{10}$

例 1-3:试转换 $(3A.8)_{16}$ 为 10 进制。

解:根据公式得出

$(3A.8)_{16}$

$= 3 \times 16^1 + 10 \times 16^0 + 8 \times 16^{-1}$

$= 48 + 10 + 0.5 = (58.5)_{10}$

2. 十进制数转换为二、八、十六进制数

十进制数转换为二、八、十六进制数时需要分整数部分和小数部分计算。

计算方法为:整数部分除 r 取余数方法,小数部分乘 r 取整数方法。

例 1-4:试转换 $(50.625)_{10}$ 为二进制、八进制、十六进制数。

解:二进制整数部分　二进制小数部分

$$2\overline{)50} \text{------} 0$$
$$2\overline{)25} \text{------} 1$$
$$2\overline{)12} \text{------} 0$$
$$2\overline{)6} \text{------} 0$$
$$2\overline{)3} \text{------} 1$$
$$2\overline{)1} \text{------} 1$$

$$0.625 \times 2 = [1].25 \text{------} 1$$
$$0.25 \times 2 = [0].5 \text{------} 0$$
$$0.5 \times 2 = [1].0 \text{------} 1$$

按箭头所指方向按顺序书写其最终结果约等于$(110010.101)_2$。

相同方法可得出以下八进制和十六进制结果：

$$(50.8)_{10} = (62.63)_8 = (32.CC)_{16}$$

3. 二、八、十六进制数之间的转换

二、八、十六进制数之间的转换需要借助表 1-3 来完成，方法比较简单。

表 1-3 二、八、十六进制对应关系

二进制与八进制对应关系		二进制与十六进制对应关系			
000	0	0000	0	1000	8
001	1	0001	1	1001	9
010	2	0010	2	1010	A
011	3	0011	3	1011	B
100	4	0100	4	1100	C
101	5	0101	5	1101	D
110	6	0110	6	1110	E
111	7	0111	7	1111	F

(1)二进制与八进制互转（根据表 1-3 3 位二进制数对应 1 位八进制数）。

例 1-5：试转换$(10110100101.101)_2$为八进制。

解：$\dfrac{010}{2} \quad \dfrac{110}{6} \quad \dfrac{100}{4} \quad \dfrac{101}{5} \quad \dfrac{101}{5}$

结果为$(10110100101.101)_2 = (2645.5)_8$

例 1-6：试转换$(127)_8$为二进制。

解：$\dfrac{1}{001} \quad \dfrac{2}{010} \quad \dfrac{7}{111}$

结果为$(127)_8 = (1010111)_2$

(2)二进制与十六进制互转（根据表 1-3 4 位二进制数对应 1 位十六进制数）。

例 1-7：试转换$(10111101101.101)_2$为十六进制。

解：$\dfrac{0101}{5} \quad \dfrac{1110}{E} \quad \dfrac{1101}{D} . \dfrac{1010}{A}$

结果为$(10111101101.101)_2 = (5ED.A)_{16}$

例 1-8：试转换(10A)$_{16}$为二进制。

解：$\dfrac{1}{0001}$ $\dfrac{0}{0000}$. $\dfrac{A}{1010}$

结果为(10. A)$_{16}$＝(10000.1010)$_2$

1.2.3 二进制数的优点

数据是计算机处理的对象。这里的"数据"含义非常广泛，包括数值、文字、图形、图像、视频等各种数据形式。而这些数据在计算机内部一律采用二进制表示数据。

二进制只有 0 和 1 两个数值组成，所以并不符合人们的习惯，但是计算机内部仍采用二进制表示信息，其主要原因有以下四点。

1. 电路简单

计算机是由逻辑电路组成，逻辑电路通常只有两个状态。例如，开关的接通与断开，磁元件的正负极，电压电平的高与低等。这两种状态正好用来表示二进制数的两个数码 0 和 1。

2. 工作可靠

两个状态代表的两个数码在数字传输和处理中不容易出错，因而电路更加可靠。

3. 简化运算

二进制运算法则简单。例如，求积运算法则只有 3 个。而十进制的运算法则（九九乘法表）对人来说虽习以为常，但是让机器去实现就是另一回事了。

4. 逻辑性强

计算机的工作是建立在逻辑运算基础上的，逻辑代数是逻辑运算的理论依据。二进制的两个数码"1"和"0"，正好代表逻辑代数中的"真"与"假"。

1.2.4 数据存储单位

目前，工作生活中所使用的电子越来越多，我们不乏见过"MB""字节"之类的词语，除计算机之外还有手机、MP3 播放器等设备上也能见到，那么究竟计算机的存储单位是怎么分的呢？

1. 位(bit)

位是数据的最小度量单位，数据在计算机中以二进制的形式表示的，只有 0 和 1 两个数码，无论是 0 还是 1，在 CPU 中都是 1 位。

2. 字节(byte，缩写为 B)

在使用中为了方便，引入了"字节"这个单位，字节是数据存储的基本单位。

规定：1byte(1 字节)＝8 bit(8 位二进制数)

计算机中常用的（我们一般能见到的）存储单位及换算关系如表 1-4 所示。

表 1-4 常用存储单位换算表

KB(kilobyte 千字节)	1KB＝1 024B
MB(megabyte 兆字节)	1MB＝1 024KB
GB(gigabyte 吉字节)	1GB＝1 024MB
TB(terabyte 太字节)	1TB＝1 024GB

3. 存储容量及容量单位

存储器制造厂家和 Windows 系统对存储容量及容量单位定义不同。Windows 用的是二进制，每 2^{10}（换算成十进制就是1024）算一个容量级，但是存储器厂商的算法就稍有不同了，他们用的数量级是 2 的 10 次方的近似值－1 000，那么以 1GB 为例是：1×1 000×1 000

×1 000＝1,000,000,000,所以两者计算的结果有些差异。

例如:标称为 40GB 的硬盘在 Windows 操作系统下实际能看到的大小为:

$$\frac{40\times1\,000\times1\,000\times1\,000}{1\,024\times1\,024\times1\,024}\approx37.235GB$$

所以存储器上标识的存储容量与 Windows 里显示的容量有一定的差异都是正常的。

1.2.5 字符编码

由于计算机内部采用的是二进制的方式计数,因此输入到计算机中的各种数字、文字、符号或图形等数据都是用二进制数编码的。不同类型的字符数据其编码方式是不同的,编码的方法也很多。下面介绍最常用的 ASCII 码、汉字编码和图像编码。

1. ASCII 码

ASCII 码是由美国国家标准委员会制定的一种包括数字、字母、通用符号、控制符号在内的字符编码,全称为美国国家信息交换标准代码(american standard code for information interchange)。

ASCII 码能表示 128 种国际上通用的西文字符,只需用 7 个二进制位($2^7=128$)表示。ASCII 码采用 7 位二进制表示一个字符时,为了便于对字符进行检索,把 7 位二进制数分为高 3 位($b_7 b_6 b_5$)和低 4 位($b_4 b_3 b_2 b_1$)。7 位 ASCII 编码如表1-5所示。利用该表可查找数

表 1-5　ASCII 码编码表

$b_4 b_3 b_2 b_1$ ＼ $b_7 b_6 b_5$	000	001	010	011	100	101	110	111
0000	NUL	DLE	SP	0	@	P	`	p
0001	SOH	DC1	!	1	A	Q	a	q
0010	STX	DC2	"	2	B	R	b	r
0011	ETX	DC3	#	3	C	S	c	s
0100	EOT	DC4	$	4	D	T	d	t
0101	ENQ	NAK	%	5	E	U	e	u
0110	ACK	SYN	&	6	F	V	f	v
0111	BEL	ETB	'	7	G	W	g	w
1000	BS	CAN	(	8	H	X	h	x
1001	HT	EM	)	9	I	Y	i	y
1010	LF	SUB	*	:	J	Z	J	z
1011	VT	ESC	+	;	K	[	K	{
1100	FF	FS	,	<	L	\	L	|
1101	CR	GS	-	=	M	]	M	}
1110	SO	RS	.	>	N	↑	N	~
1111	SI	US	/	?	O	←	o	DEL

12

字、运算符、标点符号以及控制字符与 ASCII 码之间的对应关系。例如数字"8"的 ASCII 码为 0111000,大写字母"B"的 ASCII 码为 1000010,小写字母"a"的 ASCII 码为 1100001。

表 1-5 中 SCII 码值为 0—32,以及 127 的字符都是控制字符,共有 34 个,是不可显示字符。例如"NUM"表示空白、"STX"表示文本开始、"ETX"表示文本结束、"EOT"表示发送结束、"CR"表示回车、"CAN"表示作废、"SP"表示空格、"DEL"表示删除等。

2. 汉字编码

计算机在处理汉字时也要将其转换为二进制码,这就需要对汉字进行编码,通常汉字有两种编码:国标码和机内码。

(1)国标码:我国根据有关国际标准于 1980 年制定并颁布了中华人民共和国国家标准信息交换用汉字编码 GB2312-80,简称国标码。国标码的字符集共收录 6 763 个常用汉字和682 个非汉字图形符号,其中使用频度较高的 3 755 个汉字为一级字符,以汉语拼音为序排列;使用频度稍低的 3 008 个汉字为二级字符,以偏旁部首进行排列。682 个非汉字字符主要包括拉丁字母、俄文字母、日文假名、希腊字母、汉语拼音符号、汉语注音字母、数字、常用符号等。

(2)汉字机内码:汉字的机内码是计算机系统内部对汉字进行存储、处理、传输统一使用的代码,又称为汉字内码。由于汉字数量多,一般用 2 个字节来存放一个汉字的内码。在计算机内汉字字符必须与英文字符区别开,以免造成混乱,英文字符的机内码是用一个字节来存放 ASCII 码,一个 ASCII 码占一个字节的低 7 位,最高位为 0,为了区分,汉字机内码中两个字节的每个字节的最高位置为 1。

(3)汉字输入码:汉字主要是从键盘输入,汉字输入码是计算机输入汉字的代码,是代表某一个汉字的一组键盘符号。汉字输入码也叫外部码(简称外码)。现行的汉字输入方案众多,常用的有拼音输入和五笔字型输入等。每种输入方案对同一汉字的输入编码都不相同,但经过转换后存入计算机的机内码均相同。

(4)汉字字型码:存储在计算机内的汉字在屏幕上显示或在打印机上输出时,必须以汉字字形输出,才能被人们所接受和理解。所谓汉字字形是以点阵方式表示汉字。就是将汉字分解成由若干个"点"组成的点阵字形(图 1-6),将此点阵字形置于网状方格上,每一小方格就是点阵中的一个"点"。以 24×24 点阵为例,网状横向划分为 24 格,纵向也分成 24 格,共 576 个"点",点阵中的每个点可以有黑、白两种颜色,有字形笔画的点用黑色,反之用白色,用这样的点阵就可以描写出汉字的字形了。

根据汉字输出精度的要求,有不同密度点阵。汉字字形点阵有 16×16 点阵、24×24 点阵、32×32 点阵。汉字字形点阵中每个点的信息用一位二进制码来表示,1 表示对应位置处是黑点,0 表示对应位置处是空白。

字形点阵的信息量很大,所占存储空间也很大。例如 16×16 点阵,每个汉字要占 32 个字节;24×24 点阵,每个汉字要占 72 个字节。因此字形点阵只用来构成"字库",而不能用来代替机内码用于机内存储,字库中存储了每个汉字的字形点阵代码,不同的字体对应不同的字库。在输出汉字时,计算机要先到字库中找到它的字形描述信息,然后输出字形。

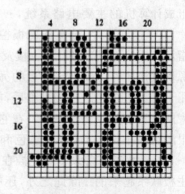

图 1-6　字形点阵

汉字信息处理过程如图 1-7 所示。

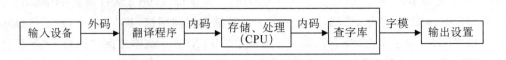

输入设备 →外码→ 翻译程序 →内码→ 存储、处理（CPU） →内码→ 查字库 →字模→ 输出设置

图 1-7　信息处理过程

【任务小结】

通过以上学习,我们了解了计算机中使用的数制,和各种数制之间的转换方法,并且学习了各种信息在计算机中如何进行存储。

【任务扩展】

1. 数制转换习题

(1) $(748.2)_{10} = ($ 　　$)_2$

(2) $(365.3)_8 = ($ 　　$)_{10}$

(3) $(11100100100.0111)_2 = ($ 　　$)_{16} = ($ 　　$)_8$

2. 在 16×16 的点阵中,汉字"一"和"大"谁占用的存储空间大?

1.3 任务 3　选购微型计算机配件

【任务描述】

目的是学习选购计算机主机设备和外部设备,并组装成一台计算机。

1.3.1 微型计算机硬件

组装计算机所需硬件分为主机和外部设备两类。主机所需的部件主要有:主板、CPU、内存、硬盘、显卡、声卡、网卡、电源、光驱、机箱等。其他外部设备主要有:键盘、鼠标、显示器、音箱、打印机等。

1. 主板

又叫主机板(mainboard)、系统板(systemboard)和母板(motherboard);它安装在机箱内,是微机最基本的也是最重要的部件之一(图 1-8)。主板一般为矩形电路板,上面安装了组成计算机的主要电路系统,一般有 BIOS 芯片、I/O 控制芯片、键盘和面板控制开关接口、指示灯插接件、扩充插槽、主板及插卡的直流电源供电接插件等元件。主板的另一特点,是采用了开放式结构。打开机箱后,能够看到的最大的一块电路板就是主板。在它的身上,最显眼的是一排排的插槽,呈黑色和白色,长短不一,显卡、内存条等设备就是插在这些插槽里与主板联系起来的。除此之外,还有各种元器件和接口,它们将机箱内的各种设备连接起来。如果说 CPU 是电脑的心脏,那么,主板就是血

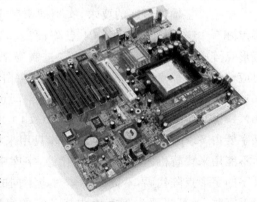

图 1-8　主板

14

管和神经,有了主板,电脑的 CPU 才能控制硬盘、软驱等周边设备。

2. CPU

中央处理器(central processing unit,CPU),是电子计算机的主要设备之一(图 1-9)。其功能主要是解释计算机指令以及处理计算机软件中的数据。所谓计算机的可编程性主要是指对 CPU 的编程。CPU、内部存储器和输入输出设备是现代电脑的三大核心部件。由集成电路制造的 CPU,20 世纪 70 年代以前,本来是由多个独立单元构成,后来发展出微处理器 CPU,复杂的电路可以做成单一微小功能强大的单元。

CPU 是计算机的大脑,计算机的运算、控制都是由它来处理的。它的发展非常迅速,就像一列在不断加速的列车一样。个人电脑从 8088 (XT)发展到 Pentium 4 时代,只经过了 20 年的时间,而如今开始向多核心发展。其性能指标主要有以下两个。

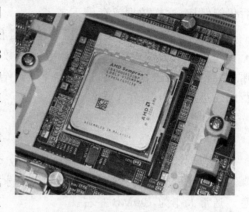

图 1-9 CPU

(1)主频:即 CPU 内核工作的时钟频率 (CPU Clock Speed)。CPU 主频的频率通常以 MHz 或者 GHz 表示。CPU 的主频不能直接代表 CPU 的速度,但提高主频对提高 CPU 运算速度有至关重要的作用。

(2)多核:多核心是在一枚 CPU 上集成多个核心,每个核心之间都是完全独立的,都拥有自己的前端总线,不会造成冲突,即使在高负载状况下,每个核心都能保证自己的性能不受太大的影响,从而提高计算能力。双核、四核 CPU 是目前市场主流。

3. 内存

内存又称主存,是 CPU 与其他部件之间进行数据交换的桥梁,许多运算的中间结果暂时存放到内存中,CPU 可以直接访问,需要时取出,存取速度快,内部数据断电丢失(图 1-10)。

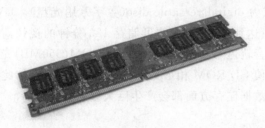

图 1-10 内存

(1)分类:根据传输类型、传输率、工作频率、工作方式、工作电压等方面的区别,目前市场中主要的内存类型有 SDRAM、DDR 和 RDRAM,其中 DDR 内存有 DDR,DDR2,DDR3 等类型。

(2)性能:内存的主要性能指标是存储容量、存取数度和功耗,它的性能很大程度上影响计算机的性能。2GB、4GB 的存储容量已成为主流容量。

4. 硬盘

硬盘是计算机的主要的存储设备之一,又叫做辅存。硬盘(图 1-11)通常是放置于机箱内部,用于存储程序和数据。

（1）结构：一般说来，无论哪种硬盘，都是由盘片、磁头、盘片主轴、控制电机、磁头控制器、数据转换器、接口、缓存等几个部分组成。硬盘工作时，盘片以设计转速高速旋转，设置在盘片表面的磁头则在电路控制下径向移动到指定位置然后将数据存储或读取出来。当系统向硬盘写入数据时，磁头中"写数据"电流产生磁场使盘片表面磁性物质状态发生改变，并在写电流磁场消失后仍能保持，这样数据就存储下来了

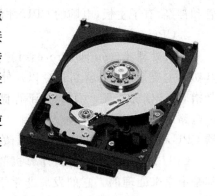

（2）性能：硬盘的主要性能指标是容量和转速。

（3）选购：选购硬盘是主要参考的参数为容量和转速，然后要根据主板提供的接口选择硬盘结构。目前流行的硬盘接口为 SATA 接口。

图 1-11　硬盘

5. 其他移动存储设备

（1）光存储介质

①CD-ROM：（compact disc read-only memory）即只读光盘，是一种在电脑上使用的光碟。这种光碟只能写入数据一次，信息将永久保存在光碟上，使用时通过光碟驱动器读出信息。通常大小为 700MB 左右。

②CD-R：（compact disc-recordable，CD-R）是一种可单次录写的 CD。早期的 CD-R 用银作涂层，容量只有 650MB。后来推出保存期更长、用金作涂层的 CD-R。不过由于后来金的价格不断上涨，使生产商想尽办法制作涂层更薄的碟片。后来有机化学技术的进展，使 CD-R 可以无需采用金或银作涂层，CD-R 的价格不断下降，而且使较高容量的 CD-R（700MB）生产更划算。CD-R 是目前最为普遍的可写光盘存储介质。

③DVD 是 digital video disc-read only memory 的缩写，译成中文就是数字视盘。随着技术的不断发展及革新，DVD 如今又有了更为广泛的内涵，已不在只局限于 digital video disc 这个范畴，而演变成为 digital versatile disc（数字万用光盘）。DVD 是以 MPEG-2 为标准，每张光盘可储存容量达到 4.7GB（大约可储存 133 分钟的视频高压缩比的节目，还包括六个数字化杜比数字声音轨道），其容量不仅是 CD-ROM（650MB）光盘的 7 倍左右，而且更以超群出众的播放质量使 CD-ROM 相形见绌。如此大的容量，如此高的性能，无论是对影视、电脑游戏领域，还是数据储存方面都会产生巨大影响。

（2）移动存储设备

①闪存：闪存卡（flash card）是利用闪存（flash memory）技术达到存储电子信息的存储器，一般应用在数码相机、掌上电脑、MP3 等小型数码产品中作为存储介质，所以样子小巧，犹如一张卡片，所以称之为闪存卡。根据不同的生产厂商和不同的应用，闪存卡大概有 smartmedia（SM 卡）、compact flash（CF 卡）、multimediacard（MMC 卡）、secure digital（SD 卡）、memory stick（记忆棒）、XD-picture card（XD 卡）和微硬盘（microdrive）这些闪存卡虽然外观、规格不同，但是技术原理都是相同的。

②移动硬盘：移动硬盘（mobile hard disk）顾名思义是以硬盘为存储介质，计算机之间交换大容量数据，强调便携性的存储产品。市场上绝大多数的移动硬盘都是以标准硬盘为基础的，而只有很少部分的是以微型硬盘（1.8in 硬盘等），但价格因素决定着主流移动硬盘还是以标准笔记本硬盘为基础。

6. 显卡

全称显示接口卡(video card,graphics card),又称为显示适配器(video adapter),显示器配置卡简称为显卡,是个人电脑最基本组成部分之一。显卡(图1-12)的用途是将计算机系统所需要的显示信息进行转换驱动,并向显示器提供扫描信号,控制显示器的正确显示,是连接显示器和个人电脑主板的重要元件,是"人机对话"的重要设备之一。显卡作为电脑主机里的一个重要组成部分,承担输出显示图形的任务,对于从事专业图形设计的人来说显卡非常重要。民用显卡图形芯片供应商主要包括 AMD (ATI)和 Nvidia(英伟达)两家。

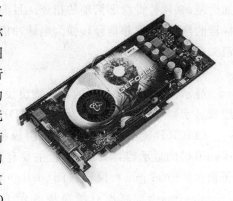

图 1-12 显卡

7. 声卡

也叫音频卡(港台称之为声效卡),声卡(sound card)是多媒体技术中最基本的组成部分,是实现声波的模拟/数字信号转换的一种硬件。声卡的基本功能是把来自话筒、磁带、光盘的原始声音信号加以转换,输出到耳机、扬声器、扩音机、录音机等声响设备,或通过音乐设备数字接口(MIDI)使乐器发出美妙的声音。目前大部分声卡都是集成到主板上,不需要单独购买。

8. 网卡

计算机与外界局域网的连接是通过主机箱内插入一块网络接口板(或者是在笔记本电脑中插入一块 PCMCIA 卡)。网络接口板又称为通信适配器或网络适配器(adapter)或网络接口卡 NIC(network interface card),但是现在更多的人愿意使用更为简单的名称"网卡"。目前网卡一般是集成到主板上,不需要单独购买。

9. 电源

计算机电源(图 1-13)是一种安装在主机箱内的封闭式独立部件,它的作用是将交流电通过一个开关电源变压器换为 5V,−5V,+12V,−12V,+3.3V 等稳定的直流电,以供应主机箱内系统版,软盘,硬盘驱动及各种适配器扩展卡等系统部件使用。

10. 光驱

电脑用来读写光碟内容的机器,是台式机里比较常见的一个配件。随着多媒体的应用越来越广泛,使得光驱在台式机诸多配件中的已经成标准配置。目前,光驱可分为 CD-ROM 驱动器、DVD 光驱(DVD-ROM)、康宝(COMBO)和刻录机等。

11. 键盘

是最常用的输入设备,通过键盘,可以将英文、汉字、数字、标点等输入到计算机中或者在游戏等特定的软件下通过键盘来控制电脑。

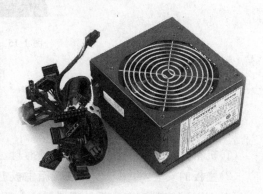

图 1-13 电源

12. 鼠标

全称:显示系统纵横位置指示器,因形似老鼠而得名"鼠标"(港台作滑鼠)。"鼠标"的标准称呼应该是"鼠标器",英文名"mouse"。鼠标(图 1-14)的使用是为了使计算机的操作更加简便,来代替键盘那繁琐的指令。目前流行的鼠标为光电鼠标,光电鼠标器是通过检测鼠标器的位移,将位移信号转换为电脉冲信号,再通过程序的处理和转换来控制屏幕上的鼠标箭头的移动。

13. 显示器

显示器是计算机主要的显示输出设备,分为阴极射线管显示器(CRT)和液晶显示器(LCD)两种。

(1)CRT 显示器是一种使用阴极射线管(cathode ray tube)的显示器,阴极射线管主要有五部分组成:电子枪(electron gun)、偏转线圈(deflection coils)、荫罩(shadow mask)、高压石墨电极和荧光粉涂层(phosphor)及玻璃外壳。CRT 纯平显示器具有可视角度大、无坏点、色彩还原度高、色度均匀、可调节的多分辨率模式、响应时间极短等 LCD 显示器难以超过的优点。

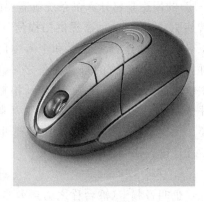

图 1-14 鼠标

(2)液晶显示器,或称 LCD(liquid crystal display),为平面超薄的显示设备(图 1-15),它由一定数量的彩色或黑白像素组成,放置于光源或者反射面前方。液晶显示器功耗很低,因此备受工程师青睐,适用于使用电池的电子设备。它的主要原理是以电流刺激液晶分子产生点、线、面配合背部灯管构成画面。

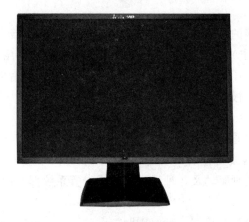

图 1-15 显示器

1.3.2 组装计算机

1. 硬件安装

(1)机箱的安装,主要是对机箱进行拆封,并且将电源安装在机箱里。

(2)主板的安装,将主板安装在机箱主板上。

(3) CPU 的安装,在主板处理器插座上插入安装所需的 CPU,并且安装上散热风扇。

(4)内存条的安装,将内存条插入主板内存插槽中。

(5)显卡的安装,根据显卡总线选择合适的插槽(集成显卡除外)。

(6)声卡的安装,现在市场主流声卡多为集成声卡。

(7)驱动器的安装,主要针对硬盘、光驱和软驱进行安装。

(8)机箱与主板间的连线,即各种指示灯、电源开关线。PC 喇叭的连接,以及硬盘、光驱和软驱电源线和数据线的连接。

(9)盖上机箱盖(理论上在安装完主机后,是可以盖上机箱盖了,但为了此后出问题的检查,最好先不加盖,而等系统安装完毕后再盖)。

(10)输入设备的安装,连接键盘鼠标与主机一体化。

(11)输出设备的安装,即显示器、打印机的安装。

(12)再重新检查各个接线,准备进行测试。

(13)给机器加电,若显示器能够正常显示,表明初装已经正确,此时进入 BIOS 进行系统初始设置。

进行了上述的步骤,一般硬件的安装就已基本完成了,但要使电脑运行起来,还需要进行下面的安装步骤。

2. 软件的安装

(1)分区和格式化硬盘。

(2)安装操作系统(如 Windows XP 等)。

(3)安装相应硬件的驱动程序(如 显卡、声卡、网卡等驱动程序)。

【任务小结】

通过以上学习,我们了解了微型计算机的硬件组成,为日后使用计算机打下了良好的基础,并且学会了如何亲自组装电脑的方法。

【任务扩展】

查看本机的 CPU 参数、内存容量、及硬盘的分区情况及硬盘容量。

1.4 任务 4 金山打字通 2010 的使用

初学电脑,如何熟练地驾驭它?当然是从打字开始学起,选择一款优秀的打字软件能够让初学者从零开始逐步变成打字高手,短时间内运指如飞。金山打字通 2010 版软件正是一款目前使用人数最多、功能最为强大、并集打字练习和测试于一体的打字软件,它具有英文打字、拼音打字、五笔打字、速度测试四大功能模块,针对用户水平定制个性化的练习课程,循序渐进,提供英文、拼音、五笔、数字符号等多种输入练习。

金山打字通 2010 在第一次启动时会邀请用户做一个简单的打字速度测试,并根据测试结果为用户制定个性化的学习流程。在运行时,对于多用户系统,各个用户之间的练习数据互不影响,能够充分考虑到学校机房、网吧等应用环境的实际情况,保证教学与练习效果。在练习时,所有练习用词汇和文章都分专业和通用两种,用户可根据需要进行选择,快速提高对专业文章的录入速度。总共 600 余篇练习文章,覆盖各个领域内容。

【任务描述】

本次任务学习的是金山打字通 2010 软件,通过对键盘按键布局的熟悉,用正确的指法运行某一种汉字输入法,能够进行快速、熟练地打字。

1.4.1 认识键盘

键盘是独立于主机箱外的重要输入设备,是人机交互输入工具,人们通过按键向计算机输入各种数据、程序或指令,完成打字等各种任务。对于初学者来说,认识键盘的键位十分重要,在学习打字之前一定要先熟悉键盘。

对打字者来说,最主要的是熟悉主键盘区各个键的用处。整个键盘可划分为五个区:主键盘区、功能键区、编辑键区、辅助键区和状态指示区。键盘分区如图 1-16 所示。

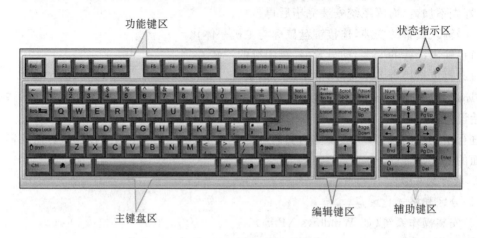

图 1-16　键盘分区图

1. 主键盘区

主键盘区是最常用的键位区域,它除了包括 26 个英文字母、10 个阿拉伯数字、一些特殊符号外,还附加一些功能键。现在所广泛使用的键位排序成"QWERTY"的键盘,其键位布局沿用了英文打字机的布局,经过百年历史的推敲,键盘排列已标准化。常用的功能键功能如下:

(1)Backspace——退格键,删除光标前一个字符。

(2)Enter——回车键或确认键,用于回车换行,表示命令行的结束、标题的结束或一个自然段的结束。

(3)Shift——换挡键,字母大小写临时转换键,与数字键同时按下,输入数字上的符号。由于整个键盘上有双字符键,即每个键面上有上下两个字符,并且英文字母还分大小写,因此通过 Shift 键可以进行转换。当一个键上有两种字符时,直接按键可以输入下边的字符;按住 Shift 键,再按该键可输入上边的字符。如果直接按字母键输入的是小写字母,按住 Shift 键,再按字母键可输入大写字母;如果直接按字母键输入的是大写字母,按住 Shift 键,再按字母键可输入小写字母。计算机刚启动时,各双字符键都处于下面的字符和小写英文字母状态。

(4)Ctrl——控制键,为 control 的简写,用于和其他键组合出各种复合控制键,即在按下 Ctrl 键的同时,按下其他键。

(5)Alt——交替换挡键,为 alternating 的简写,必须与其他键一起使用完成特殊功能。

(6)Caps Lock——锁定键,将英文字母锁定为大写状态。在字母大小写转换时,键盘右上方有一个与此键相对应的指示灯,灯亮为大写,不亮为小写。电脑启动时,字母键处于小写输入状态,按下此键后,字母键处于大写字母状态。再按一次此键,字母键又恢复为小写输入状态。

(7)Tab——跳格键,为 table 的简写,将光标右移到下一个跳格位置。

(8)空格键——位于主键盘区下方的长条键,具有输入空格的功能。

(9)Esc——强行退出键,为 escape 的简写,常用于退出当前环境。

2. 功能键区

功能键区位于主键盘的最上方,由 F1—F12 共 12 个通用功能键组成,功能根据具体的操作系统或应用程序而定。通常人们又称它为软键(soft keys),因为用户可以根据自己的需要来定义它的功能,以减少重复击键的次数,方便操作。

3. 编辑键区

编辑键区位于基本键区和辅助键区之间,共 13 个键,包括向上翻页 Page Up 键和向下翻页 Page Down 键,以及上下左右箭头。常用于上下翻页和方向控制等。编辑键的功能如下。

(1)Scroll Lock——滚动锁定键,按下此键后在 Excel 等按上、下键滚动时,会锁定光标而滚动页面;如果放开此键,则按上、下键时会滚动光标而不滚动页面。

(2)Print Screen SysRq——屏幕截屏键,按下此键将对当前屏幕进行截图,按住此键和 Alt 键后,对当前窗口进行截图,截图后可以在"附件"中的"画图"进行粘贴出来。

(3)Pause Break——中断暂停键,主要用于中止某些程序的执行,如 Bios 和 Dos 系统,在 Windows 状态下按 WIN 键和此键可以弹出"系统属性"窗口。

(4)Insert——Insert 键的意思是插入覆盖,当按下 Insert 键后再输入,会覆盖掉光标以后的内容,再按下 Insert 键后还原为插入。

(5)Home——将光标移动到编辑窗口行首上。

(6)End——将光标移动到编辑窗口行尾上。

(7)Delete——删除当前光标位置的字符键。

4. 辅助键区(小键盘区)

辅助键区位于键盘的最右边,共 9 个数字键,可用于数字的连续输入。当使用小键盘输入数字时应按下 Num Lock,此时对应的指示灯亮。它为专门从事数字数据处理的工作人员提供了极大方便。

5. 状态指示区

状态指示区位于键盘的右上角,共三个指示灯,分别是 Num Lock、Caps Lock 和 Scroll Lock。当辅助键区的 Num Lock 键被按下时,相对应的 Num Lock 灯亮起;当主键盘区的 Caps Lock 键被按下时,相对应的 Caps Lock 灯亮起;当辅助键区的 Scroll Lock 键被按下时,相对应的 Scroll Lock 灯亮起。

1.4.2 打字指法

指法是指按键的手指分工。键盘的排列是根据字母在英文打字中出现的频率而精心设计的,正确的指法可以提高手指击键的速度,同时也可提高文字的输入速度。

手指与键盘的对应关系是:将左手小指、无名指、中指、食指分别置于 A S D F 键上,拇指自然向掌心弯曲;将右手食指、中指、无名指、小指分别置于 J K L;键上,其拇指轻置于空格键上。这八个键(ASDFHJKL)称基准键,必须牢记它们与手指的对应关系。在基准键位的基础上,对于其他字键采用与八个基准键的键位相对应的位置来记忆,称键盘指法分区。具体分工如图:黄色的键位由小手指负责,粉色的键位由无名指负责,蓝色由中指负责,绿色键位由食指负责,紫色空格键由大拇指负责。键盘的指法对照如图 1-17 所示。

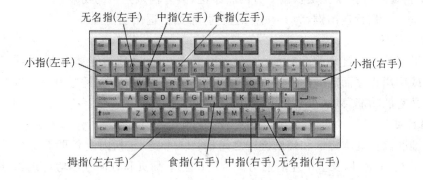

图 1-17　键盘指法对照图

　　初练打字时有一定的难度,只有通过大量打字实践才能熟练。对于初学者来说,首先必须牢记键盘的键位分布图以及每个手指的击键范围。从易到难,循序渐进,一开始时不要贪图速度。掌握适当的练习方法,对于提高打字速度,成为一名打字高手是必要的,具体如下。

　　1. 一定把手指按照各自分工放在正确的键位上。

　　2. 有意识慢慢地记忆键盘各个字符的位置,体会不同键位上的字键被敲击时手指的感觉,逐步养成盲打习惯。

　　3. 练习时必须集中注意力,做到手、脑、眼相互协调一致,尽量避免边看原稿边看键盘,这样容易分散记忆力。

　　4. 击键完后手指迅速返回原位,食指击键注意键位角度,小指击键力量保持均匀,数字键采用跳跃式击键。

　　5. 初级阶段的练习即使速度慢,也一定要保证输入的准确性,不要心急浮躁。

　　总之:正确的指法 ＋键盘记忆 ＋ 集中精力 ＋ 准确输入＝打字高手。

1.4.3 汉字输入法

　　在认识了键盘的按键布局之后,要将一篇英文资料输入计算机是比较容易的,但要想输入一篇汉字文章就完全不同了,汉字的字形结构复杂,同音字多,汉字输入法应运而生。

　　1. 设置输入法

　　中文 Windows 操作系统提供了多种中文、外文输入法,例如:微软拼音、智能 ABC、全拼、郑码和各国语言等,用户可以自行选择添加或者删除输入法,通过 Windows 控制面板可以实现该功能。具体操作如下:按开始菜单 → 设置 → 控制面板 → 输入法,之后可以看到输入法属性窗口。通过其上的添加、删除按钮,可对列表中已有的输入法进行删除,同时还可以装入新的输入法,通过属性按钮可对各个输入法进行详细的设定。设置输入法的热键如下。

　　(1)输入法的切换:Ctrl＋Shift 键,通过它可在已安装的输入法之间进行切换。

　　(2)打开/关闭输入法:Ctrl＋Space 键,通过它可以实现英文和中文输入法的切换。

　　(3)全角/半角切换:Shift＋Space 键,通过它可以进行全角和半角的切换。

　　(4)Ctrl ＋.(句号键)中英文标点符号切换

2. 拼音输入法

汉字拼音输入法的种类繁多,具有简单易学、会拼音即可的优点,此外也具有一音多字、重码多、输入速度慢等缺点。在使用时选择一种输入法,除了用 V 键代替韵母 ü 外,无特殊的规定,按照汉语拼音发音输入就可以。

【任务小结】

通过本任务的实施,我们熟悉了金山打字通 2010 软件,认识了键盘的布局,学习了标准的指法,同时也学习了设置输入法,汉语拼音输入法和五笔字型输入等输入法。

【任务扩展】

1. 能够运用正确的指法熟练地输入一篇英文文章。

2. 能够熟练地添加或删除输入法。

3. 能够熟练地运用任一种汉字输入法快速准确地输入一篇中文文章。

(崔松国)

第 2 章

中文操作系统 Windows XP

任何计算机系统中都应安装操作系统(operating system,OS)。操作系统的作用是管理和控制计算机系统中的软硬件资源,合理地安排计算机的工作流程,为用户提供一个使用计算机的接口和界面。

2.1 任务 1　认识操作系统及 Windows XP 桌面

【任务描述】

本次任务主要学习操作系统的基本知识,Windows XP 桌面和任务栏的操作,窗口、菜单、工具栏和对话框的相关操作。

2.1.1 计算机操作系统介绍

1. 操作系统的基本概念

操作系统是最重要的系统软件,没有安装操作系统的计算机称为裸机。简单地说,操作系统位于用户和计算机硬件之间,用户通过操作系统来使用计算机。

操作系统是一个庞大的管理控制平台,包括 5 个方面的管理功能,分别是:

(1)处理机管理,即对 CPU 的资源进行合理的分配和使用,实质上是对处理机执行"时间"的管理,也称为进程管理。

(2)存储器管理,即对主存(内存)的管理,包括内存分配、内存共享、地址映射以及内存扩充等,实质是对存储"空间"的管理。

(3)设备管理,即对输入输出等各种外围设备的管理。

(4)文件管理,即对各种以文件形式存储在外存储器上的程序和数据进行管理,也称为信息管理。

(5)用户接口,也称为作业管理,即用户用什么方式使用计算机。接口可分为命令行方式接口和图形接口两种。图形接口以图形和菜单作为显示界面,以鼠标为主要输入方式而受到广大用户的青睐,如 Windows 操作系统。

2. 操作系统的分类

操作系统有多种分类方式,通常按照使用方式可以分为以下三类。

(1)单用户单任务操作系统:指一台计算机只能为单个用户服务,且该用户一次只能提交一个任务(作业),该用户独自享用系统的全部硬件和软件资源。常用的单用户单任务操作系统有:PC-DOS、MS-DOS 等,这类操作系统通常在微型计算机中使用。

(2)单用户多任务操作系统:这种操作系统也是只能为一个用户单独服务,但它允许用户一次提交多项任务。例如，用户一边看电影一边聊天，就是两个任务在同时工作。常用的单用户多任务操作系统有 Windows 系列、OS/2 等，这类操作系统通常也在微型计算机中使用。

（3）多用户多任务操作系统：即允许多个用户共享使用同一台计算机的资源（主要是 CPU 和内存）。在一台计算机上联接几台甚至几十台终端机，终端机可以没有自己的 CPU 与内存，只有键盘与显示器，每个用户都通过各自的终端机使用这台计算机的资源。UNIX 就是典型的多用户多任务操作系统，这类操作系统通常用在大、中、小型计算机或工作站中。

3. Windows 概述

微软公司推出的操作系统名为 Windows，中文名为"视窗"操作系统。随着硬件和软件系统的不断升级，微软的 Windows 操作系统也在不断升级，从 16 位、32 位到 64 位操作系统；从最初的 Windows1.0 到大家熟知的 Windows95、Windows98、Windows2000、Me、XP、Vista，Windows 7 等各种版本。

目前，广泛应用于个人电脑上的操作系统是 Windows XP，字母 XP 表示英文单词的"体验"（eXPerience）。Windows XP 是一款 32 位的图形接口（界面）操作系统，具备强大的网络功能和多媒体功能。本章将采用 Windows XP 版本介绍操作系统的使用方法。

4. WindowsXP 的启动和退出

一般而言，接通计算机电源，按下机箱上的电源按钮就意味着 Windows XP 的启动。在运行过程中还可以待机、关闭、重新启动计算机。单击"开始"按钮在弹出的菜单中单击"关闭计算机"按钮，就会弹出"关闭计算机"界面，如图 2-1 所示。

（1）待机：选择了这种方式，从表面上看计算机关闭了，而实际上在计算机上运行的所有程序并未关闭，只是所有运行的操作被暂停了，计算机的状态仍保存在内存中，一旦敲击键盘、移动鼠标或者按计算机上的电源就可以进入待机前的状态。

（2）关闭：在关闭计算机之前应先关闭所有正在运行的应用程序，这样被打开的文件才能被正确关闭，需要保存的内容才能被写入硬盘，切不可强行切断电源来关闭计算机。为了提高系统的运行效率，

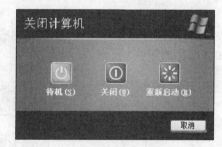

图 2-1　关闭计算机界面

Windows XP 在运行时会将大量的数据放入系统缓存而不是直接保存在硬盘中，强行切断电源可能会造成系统及应用程序的损坏。

（3）重新启动：在系统出现不正常的现象（如鼠标指针不能移动、按键盘上的键没有反应）或者安装某些硬件和软件后，须重新启动计算机，它相当于关机后再启动计算机，也可按主机面板上的 reset 按钮来冷启动计算机。

2.1.2 Windows XP 桌面及任务栏

1. Windows XP 桌面

启动 Windows XP 后，桌面如图 2-2 所示。所谓桌面是指 Windows XP 所占据的屏幕空间，

即整个屏幕背景。一台计算机为了完成某些工作，需要安装对应的软件，比如办公软件和通信软件。为了快速启动应用程序，可以将应用程序图标放置在桌面上，Windows XP 桌

面上除了有一些系统图标(如我的文档、我的电脑、网上邻居、IE 浏览器、回收站)外,还有一些应用软件的图标。

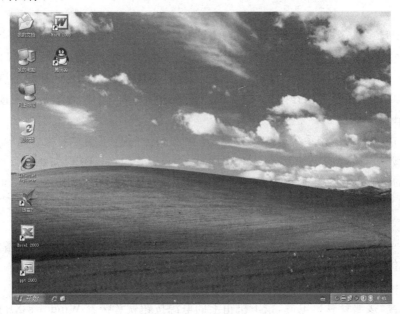

图 2-2 Windows XP 的桌面

2. 任务栏

(1)桌面的底部是任务栏:从左到右分别是"开始"按钮、快速启动区、任务按钮区域、通知区域。如图 2-3 所示。

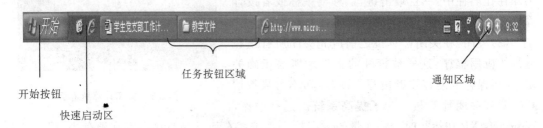

任务按钮区域

通知区域

开始按钮

快速启动区

图 2-3 任务栏

①"开始"按钮:单击该按钮会显示"开始"菜单,从中可以寻找并运行程序。它指向在计算机中的已安装的程序。

②快速启动区:该区域内有一些小图标,单击小图标可以运行相应的程序。可以用鼠标拖动的方法向该区域添加快速启动按钮或删除快速启动按钮。也可以通过设置任务栏属性显示或隐藏该区域。

③任务按钮区域:每个打开的窗口或者正在运行的程序在任务按钮区域都对应有一个方框,称为任务按钮。

④通知区域:该区域在任务栏的最右边,其中有网络连接状态的图标、数字时钟等,还有一些图标(如防病毒程序)代表后台运行的特殊程序。

（2）设置任务栏：右击任务栏，在弹出的快捷菜单中单击"属性"命令，在"任务栏和开始菜单属性"对话框中单击"任务栏"标签，"任务栏外观"和"通知区域"两个选项组中可以对任务栏进行相应设置，单击"确定"按钮，完成设置。

3."开始"菜单

（1）单击"开始"按钮，打开"开始"菜单，如图2-4所示。

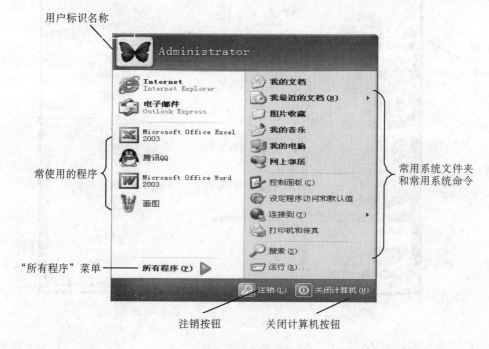

图 2-4　"开始"菜单

（2）设置"开始"菜单：右击任务栏，在弹出的快捷菜单中单击"属性"命令，单击"任务栏和开始菜单属性"对话框中的"开始菜单"标签，单击"开始菜单"右侧的自定义按钮，在弹出的"自定义开始菜单"对话框中选择相应的复选框和单选按钮后，单击"确定"按钮，完成设置。

2.1.3 窗口

当用户打开一个文件或者是应用程序时，都会出现一个窗口，窗口是用户进行操作时的重要组成部分，熟练地对窗口进行操作，会提高用户的工作效率。

1. 窗口的组成

窗口的组成因具体程序的不同而不同。一般窗口都包括：标题栏、菜单栏、工具栏、工作区、滚动条、最大化、最小化和关闭按钮等，如图2-5所示。

（1）标题栏：位于窗口的最上部，它标明了当前窗口的名称，左侧有控制菜单按钮，右侧有最小、最大化或还原以及关闭按钮。

（2）菜单栏：在标题栏的下面，菜单栏用于列出该程序可选用的菜单，每个菜单都包含一系列的菜单命令，通过这些菜单命令，用户可以完成各种操作。对应不同的应用程序，其菜单栏的内容是不同的。

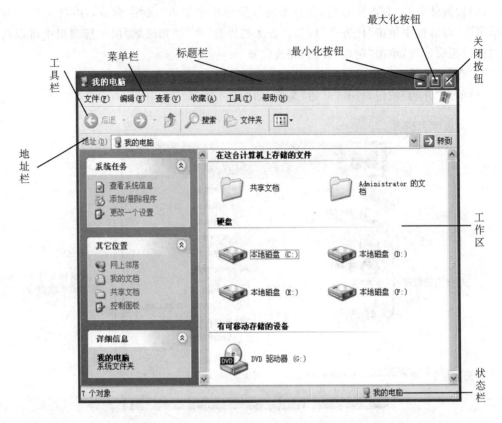

图 2-5 "我的电脑"窗口组成

（3）工具栏：在其中包括了一些常用的功能按钮，用户在使用时可以直接从上面选择各种工具。

（4）工作区：它在窗口中所占的比例最大，显示了应用程序界面或文件中的全部内容。

（5）状态栏：它在窗口的最下方，显示了当前有关操作对象的一些基本情况。

2．窗口的基本操作

（1）移动窗口：在窗口不是最大化时，可移动窗口。将鼠标指针移到标题栏上，按住左键不放，移动鼠标到所需要的位置，松开鼠标，窗口就被移动到了新的位置。

（2）改变窗口大小：将鼠标指针移到窗口的边框或角上，鼠标指针变成双向箭头时，按住左键拖动，就可以改变窗口大小。

（3）滚动窗口内容：将鼠标指针移动到窗口滚动条的滚动块上，按住左键拖动滚动块。单击滚动条上的上箭头或下箭头，可以上滚或下滚窗口内容一行。来回滚动鼠标的滚轮也可以滚动窗口中的内容。

（4）最小化、最大化、还原和关闭窗口：窗口的标题栏右上角有最小化、最大化（或还原）和关闭三个按钮，单击它们即可实现相应的操作。

（5）切换窗口：单击任务栏上的任务按钮，也可以用快捷键 Alt＋Esc 和 Alt＋Tab 来实现。

（6）排列窗口：窗口排列有层叠、横向平铺和纵向平铺三种方式。在任务栏空白处单击鼠标右键，在弹出的快捷菜单中单击选择一种排列方式。

3. 活动窗口的概念

Windows XP 可以同时打开多个窗口,但某个时刻只能对一个窗口进行操作,这个正在进行操作的窗口就称为活动窗口,其他窗口称为非活动窗口。活动窗口是排列在最前面的,标题栏是深蓝色,在任务栏上的按钮显示为凹下的。非活动窗口的标题栏是灰色,在任务栏上的按钮是凸起的。

2.1.4 菜单和工具栏

菜单和工具栏提供了快捷、方便的命令和选项,以被用户广泛接受。

1. 菜单

(1)打开菜单

①对于控制菜单,用鼠标单击标题栏左边的系统控制图标或用鼠标右键单击标题栏任何位置,如图 2-6 所示。

②对于菜单栏上的菜单,如图 2-7 所示,一般有 2 种方法打开、执行菜单命令。

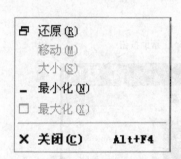

图 2-6　系统控制菜单

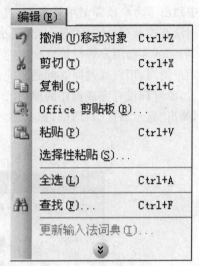

图 2-7　菜单

● 用鼠标单击菜单名,就可打开该菜单,再单击菜单中的相应命令即可执行该命令。

● 按住 Alt 键,接着按需要打开的菜单项后面括号中带下列线的字母键,然后松开 Alt 键,该菜单即被打开,按菜单命令后面括号中的字母键,即可执行指定的菜单命令。

除了上面 2 种方法外,有些菜单命令还可以通过快捷键执行。常用的快捷键有:

复制　Ctrl+C

粘贴　Ctrl+V

剪切　Ctrl+X

撤销　Ctrl+Z

全选　Ctrl+A

③对于快捷菜单,用鼠标右键单击对象即可打开包含作用于该对象的常用命令的快捷菜单。右击桌面图标"我的电脑",弹出"我的电脑"快捷菜单,如图 2-8 所示。使用快捷菜单是最常用的菜单操作。

（2）关闭菜单：打开菜单后，如果不想从菜单中选择命令或选项，就用鼠标单击菜单以外的任何地方或按 Esc 键。

2．工具栏

大多数 Windows 应用程序都有工具栏，工具栏上的按钮在菜单中都有对应的命令。Windows 将最常用的菜单命令以按钮的形式存放在工具栏上，单击这些按钮可执行相应的操作，避免了到菜单中去搜寻。在 Windows XP 中可以方便地显示或隐藏工具栏。单击菜单"视图"→"工具栏"命令，便可以打开所需要的工具栏。

2.1.5 对话框

Windows XP 中一些菜单项目后面带有"…"，当这样的命令被选中后，会在屏幕上弹出一个特殊的窗口，在该窗口中列出了命令所需的项目名称、提示信息及各种参数的可选项，这种窗口称为对话框，对话框没有控制菜单图标、最大化、最小化按钮，大小不能改变，但是可以移动和关闭。对话框是 Windows 和用户进行信息交流的一个平台，为了获得用户信息，Windows 会打开对话框向用户提问，用户通过回答问题来完成对话。Windows 也可以通过对话框显示附加信息和警告，或解释没有完成操作的原因。在桌面的空白处右击鼠标，在快捷菜单中单击"属性"命令，弹出"显示属性"对话框，如图 2-9 所示。

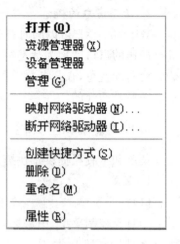

图 2-8　快捷菜单

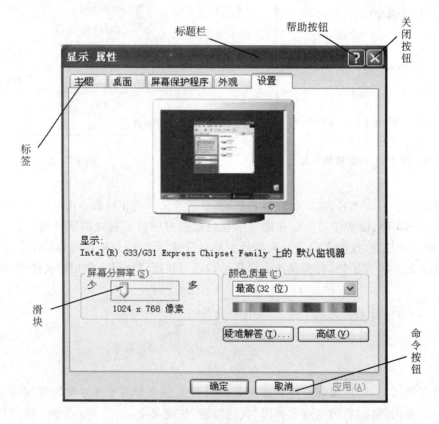

图 2-9　显示属性对话框

对话框中的常见元素有以下数个。

(1)标题栏:标题栏中包含了对话框的名称,对话框的标题栏中没有最大化、最小化按钮,因此大小不可改变,这是对话框与窗口的显著区别。

(2)标签:通过选择标签可以在对话框的几组功能中选择其中的一个。

(3)单选按钮:用来在一组选项中选择一个,且只能选择一个。被选中的按钮中会出现一个黑点。

(4)复选框:复选框列出可以选择的任选项,可以根据需要选择一个或多个选项。复选框被选中后,在框中会出现"√",再次单击被选中的复选框意味该项不选。

(5)文本框:文本框是用于输入文本信息的一块矩形区域。

(6)列表框:列表框显示多个选择项,由用户选择其中一项。当一次不能全部显示在列表框中,系统提供滚动条帮助用户快速查看。

(7)下拉列表框:单击下拉列表框右侧的向下箭头可以打开列表供用户选择,列表关闭时显示被选中的信息。

(8)滑块:左右拖动滑块可以改变数值大小,一般用于调整参数。

(9)数值框:单击数值框右边的箭头可以改变数值大小,也可以直接输入一个数值。

(10)命令按钮:选择命令按钮可立即执行一个命令。如果一个命令按钮后跟有省略号(…),表示将打开一个对话框。如果命令按钮呈暗淡色,表示该按钮是不可选的。

(11)帮助按钮

对话框的标题栏右侧有一个帮助按钮"?",单击该按钮,然后单击某个项目,就可以获得有关该项目的帮助信息。

【任务小结】

通过本节内容学习,要了解 Windows XP 操作系统和熟练掌握桌面、任务栏及窗口、菜单、工具栏和对话框的基本操作。

【任务扩展】

1. 自己尝试创建 Web 桌面。

2. 在桌面上创建文件夹或者文件的快捷方式。

3. 自定义"我的电脑"窗口的工具栏。

2.2 任务 2 使用资源管理器

【任务描述】

本次任务主要学习如何使用资源管理器查看本台电脑的所有资源,并在"资源管理器"中对文件进行各种操作,如:打开、复制、移动等。

2.2.1 资源管理器基础知识

Windows 资源管理器是 Windows XP 提供的一个查看和管理计算机上所有资源的应用程序,它是以树形层次结构的形式组织和管理计算机的资源。

1. 启动资源管理器窗口的三种方法

(1)右击"我的电脑"图标,在弹出的快捷菜单中,单击"资源管理器"命令。

(2)选择"开始"→"所有程序"→"附件"→"Windows 资源管理器"命令。

（3）用鼠标右击"开始"按钮，在弹出的快捷菜单中单击"资源管理器"命令。
资源管理器窗口，如图 2-10 所示。

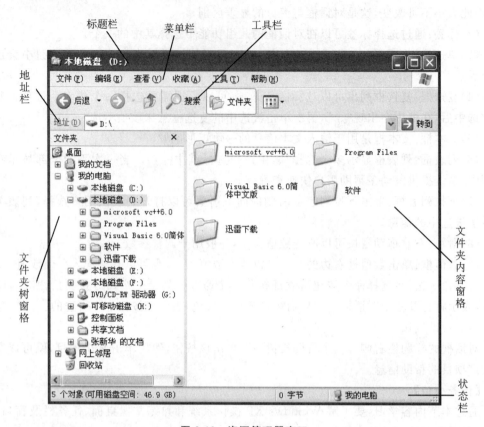

图 2-10　资源管理器窗口

　　资源管理器窗口上部依次是标题栏、菜单栏、工具栏和地址栏，窗口中部分为两个区域：文件夹树窗格和文件夹内容窗格。文件夹树窗格中有一棵文件夹树，显示计算机资源的组织结构，它的根是"桌面"。文件夹内容窗格中显示文件夹树窗格中选定的对象所包含的内容。窗口的底部是状态栏。

　　2. 资源管理器窗口操作

　　（1）隐藏或显示工具栏：单击菜单"查看"→"工具栏"命令，在级联子菜单中有三个选项：标准按钮、地址栏、链接。单击它们可以显示或隐藏该对象。

　　（2）查看磁盘空间：在文件夹树窗格中，右击某个盘符如 C 盘，在快捷菜单中单击"属性"命令，弹出磁盘属性对话框，如图 2-11 所示，从中可以看到有关 C 盘的信息，如类型、文件系统、总容量、已用空间和可用空间等。

　　（3）浏览文件夹中的内容：在文件夹树窗格中，单击一个文件夹，文件夹内容窗格中就显示该文件夹中所包含的文件和子文件夹。如果一个文件夹包含下一层的子文件夹，则在该文件夹的左边有一个"＋"或"－"。单击"＋"就会在目录树中展开该文件夹的子文件夹，此时"＋"变成"－"，如果再次单击"－"就会将子文件夹折叠起来，此时"－"变成"＋"。也可以用双击文件夹名或文件夹图标的方法来展开或折叠该文件夹的子文件夹。

　　（4）改变文件和文件夹的显示方式：文件和文件夹的显示方式有：缩略图、平铺、图标、列

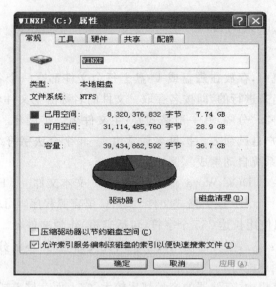

图 2-11 磁盘属性对话框

表、详细信息。可以通过单击菜单"查看"中的缩略图、平铺、图标、列表、详细信息命令来改变显示方式,也可以通过工具栏上的"查看"按钮来实现。

（5）改变文件和文件夹的排序方式：单击菜单"查看"→"排列图标"命令,在下级子菜单有：名称、类型、大小、可用空间、备注,5 种排序方式,单击所需排序方式,即可实现。

（6）设置查看选项：单击菜单"工具"→"文件夹选项"命令,在弹出的"文件夹选项"对话框中,可以设置查看方式。如：隐藏或显示已知文件类型的扩展名,是否显示所有的文件和文件夹等。如图 2-12 所示。

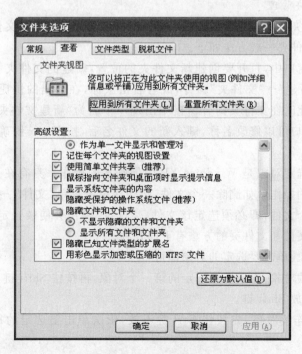

图 2-12 文件夹选项对话框

33

2.2.2 文件和文件夹的管理

1. 文件和文件夹

(1)文件:在计算机中,存放在磁盘或 U 盘上每个文件都有一个名称,对一个文件所有的操作都是通过文件名来进行的,即按名存取。文件的名称由主文件名和扩展名组成,主文件名和扩展名间用字符"."分隔,其一般格式是:主文件名.扩展名。主文件名表明了文件的一些基本信息,由用户自己命名。扩展名通常由 1~4 个合法字符组成,其作用是说明文件所属的类别,一般由系统自动生成。例如:

.EXE 可执行文件　　.DOC Word 文档　　.TXT 文本文件　　.HTML 网页文档

.SYS 系统文件　　　.ZIP 压缩格式文件　.C C 语言源程序　.JAVA Java 语言源程序

Windows XP 可以使用长达 255 个字符(包括空格)作为文件名。文件名不能包含以下 9 个字符:＊ ? " ＜ ＞:| \/,但可以使用汉字。用英文命名时,不区分英文字母大小写。在查找和显示时可以使用通配符"＊"和"?"。

(2)文件夹:在计算机中,存储器的容量都比较大,它上面存储着成千上万个文件。如果把这些文件存放在一起就会造成管理上的混乱。为了解决这一问题,人们引入了文件夹这一重要的概念。其基本思想如下:每一个存储器(磁盘、U 盘等)都只有一个根文件夹。可以在根文件夹中建立若干子文件夹,并在子文件夹中再建立若干子文件夹,可以无限制的建立下去。文件夹就是用来存放文件的夹子,它里面可以存放各种类型的文件,也可以创建属于它的下级文件夹。

(3)路径:在多级目录的文件系统中,用户要访问某个文件时,除了文件名外,通常还要提供找到该文件的路径信息。所谓文件的路径是指到达目标文件所经过的路途或途径,把路途或途径的各个分支子目录名(子文件夹)用分隔符"\"连接起来就形成了该文件的路径。

2. 文件和文件夹管理

(1)创建新文件夹:用户可以根据需要在磁盘上创建属于自己的文件夹,以保存自己的文件,创建一个新文件夹一般方法如下。

在资源管理器窗口中,打开要创建新文件夹的位置,新建的文件夹将位于此位置上,单击菜单"文件"→"新建"→"文件夹"命令,或者右击鼠标,在弹出的快捷菜单中选择"新建"→"文件夹"命令。此时在文件夹内容窗格中出现一个名为"新建文件夹"的文件夹,其名字被高亮显示,提醒用户可以修改名称,键入新的文件名后,按 Enter 键确认也可用鼠标在任意空白处单击。

(2)选定对象:选定对象是 Windows XP 中最基本的操作。只有在选定对象后,才可以对它们执行进一步的操作。如删除一个文件,必须在单击菜单"文件"→"删除"命令前告知操作系统删除哪一个文件,即必须选定该文件。"选定"操作会使被选定的对象的颜色变深加亮。用鼠标选定文件和文件夹的方法有下面几种。

①选定单个对象:单击要选定的对象即可。

②选定多个连续对象:先单击要选定的第一个对象,再按住 Shift 键,然后单击要选定的最后一个对象,再释放 Shift 键。

③选定多个不连续对象:先按住 Ctrl 键不放,依次单击要选定的每一个对象,再释放 Ctrl 键。

在菜单"编辑"中有两条用于选定对象的命令。

①全选：将窗口中的所有对象选中。

②反向选择：将窗口中那些没有被选中的对象选中，同时撤销已选中的对象。如果仅要撤销当前选定的对象，只要单击窗口中任一空白处即可。

（3）更改文件或文件夹的名称：更改文件或文件夹的名称一般有3种方法。

①菜单命令法：在资源管理器窗口中，选定要重命名的对象。单击菜单"文件"→"重命名"命令，输入新的名称，然后按 Enter 键。

②快捷菜单法：右击需要重命名的对象，在弹出的快捷菜单中单击"重命名"命令，此时被选定的对象名称反显高亮，提醒用户键入新的名称。输入新的名称，然后按 Enter 键。

③单击要重命名的对象，再次单击对象的名称，注意不是双击。输入新的名称后在任意空白处单击。

（4）复制文件或文件夹：复制对象是指把要复制的对象（源对象）复制成一个或多个副本（目标对象），这些副本和源对象除了所在位置不同外，其余都和源对象一模一样。

复制文件或文件夹的方法通常有以下几种。

①菜单命令法：选定要复制的文件或文件夹，选择菜单"编辑"→"复制"命令，打开目标盘或目标文件夹，选择菜单"编辑"→"粘贴"命令。

②鼠标拖动法：按住 Ctrl 键不放，选定要复制的文件或文件夹，拖曳鼠标到同一磁盘的目标文件夹中，在拖曳鼠标的过程中可以看到右下侧显示出一个带加号的小方框。

③快捷键法：选定要复制的文件或文件夹，按快捷键 Ctrl＋C 完成复制，打开目标盘或目标文件夹后按快捷键 Ctrl＋V 完成粘贴。

④快捷菜单法：选定要复制的文件或文件夹，右击鼠标在弹出的快捷菜单中选择"复制"命令，打开目标盘或目标文件夹后右击鼠标在弹出的快捷菜单中选择"粘贴"命令。

（5）移动文件或文件夹：移动对象是指把对象从一个位置（源位置）移到另一个位置（目标位置）。移动只是使对象的位置发生了改变，其余的一切都没有发生变化。

移动文件或文件夹的方法通常有以下几种。

①菜单命令法：选定要移动的文件或文件夹，选择菜单"编辑"→"剪切"命令，打开目标盘或目标文件夹，选择菜单"编辑"→"粘贴"命令。

②鼠标拖动法：选定要移动的文件或文件夹，拖曳鼠标到同一磁盘的目标文件夹中。

③快捷键法：选定要移动的文件或文件夹，按快捷键 Ctrl＋X 完成剪切，打开目标盘或目标文件夹后按快捷键 Ctrl＋V 完成粘贴。

④快捷菜单法：选定要移动的文件或文件夹，右击鼠标在弹出的快捷菜单中选择"剪切"命令，打开目标盘或目标文件夹后右击鼠标在弹出的快捷菜单中选择"粘贴"命令。

在用鼠标拖动法完成复制或移动操作时要注意：如果在相同盘符内操作，直接拖动是移动操作，按住 Ctrl 键拖动是复制操作。如果在异盘间操作，直接拖动是复制操作，按住 Shift 键拖动是移动操作。

剪贴板（clipboard）是内存中开辟的一块区域，是 Windows 内置的一个非常有用的工具，它使用系统的内部资源 RAM 或虚拟内存来临时保存复制或剪切的信息，可以存放的信息种类是多种多样的。复制或剪切时将对象信息保存在剪贴板上或在剪贴板上保留一个指针，这时，如果执行粘贴操作，该对象将被重新粘贴到指定的位置。只有在剪贴或复制另外的信息后，剪贴板中的内容才会更新。

（6）删除及恢复文件或文件夹：对于不再需要的文件或文件夹应及时删除，以释放被占用的磁盘空间。通常有以下几种方法来删除文件和文件夹。

①选定要删除的对象,然后单击菜单"文件"→"删除"命令。

②选定要删除的对象,然后单击工具栏上的"删除"按钮。

③选定要删除的对象,然后按 Delete 键。

④右击要删除的对象,在快捷菜单中单击"删除"命令。

执行了删除操作后,会出现"确认文件(夹)删除"对话框,单击"是"按钮,则可以将删除的对象送入回收站中。回收站是硬盘中的一块区域,用来存放用户临时删除的对象,可以通过以下几种方法删除回收站中的对象。

● 双击打开回收站窗口,单击菜单"文件"→"清空回收站"命令。

● 右击"回收站"图标,在快捷菜单中选择"清空回收站"命令。

如果要删除移动存储设备,如 U 盘中的对象,选定该对象后按 Delete 键,该对象将直接从移动存储设备中删除,不经过回收站。

如果要删除磁盘中的某个对象,选定该对象后,按 Shift+Delete 组合键,可以将该对象不经过回收站而直接删除。

在进行管理文件或文件夹时,难免会将有用的文件或文件夹误删除,可以通过回收站来将误删除的文件或文件夹恢复。双击打开回收站窗口,选中要恢复的对象,选择菜单"文件"→"还原"命令,也可以选择菜单"编辑"→"撤销删除"命令。

(7)设置文件和文件夹的属性:在 Windows 系统中,每一个文件或文件夹都有自身特有的信息,这些信息是文件或文件夹之间相互区别的重要特征,称之为文件或文件夹的属性。属性包括文件和文件夹的名字、类型、大小、修改时间、所占磁盘空间大小等很多信息。有时用户想了解一个文件或文件夹的属性,或者想修改其某些属性,如:把一个文件或文件夹设置为隐藏,使其不可见。操作步骤如下。

①在资源管理器窗口中,选定要设置的对象。

②右击选定对象在快捷菜单中或者单击菜单"文件"→"属性"命令,此时会出现该对象的属性对话框,如图 2-13 所示。

③单击"隐藏"复选框,单击"确定"按钮,完成设置。

在"常规"选项卡中有三个复选框,它们是文件或文件夹在磁盘中的存在方式。

● "只读"复选框:选中后的文件或文件夹具有只读属性,其文件或文件夹不能被修改。

● "隐藏"复选框:选中后文件或文件夹具有隐藏属性,通过设置查看选项可以将文件或文件夹隐藏起来,这样做可以起到保密和保护的作用,避免对其误操作。

● "存档"复选框:指定是否应该存档该文件或文件夹。一些程序用此选项来控制要备份哪些文件。如果选定多个文件或文件夹,则选中标志表示所有的文件

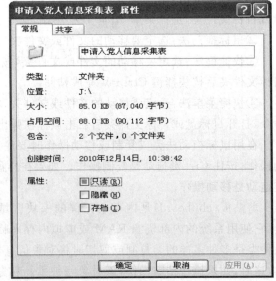

图 2-13　文件属性对话框

或文件夹都设置了存档属性。复选框为灰色则表示有些文件设置了存档属性,而其他文件则没有。

(8)搜索文件或文件夹:计算机上的文件或文件夹存放在磁盘的不同路径位置上,如要查找一个文件或文件夹时,可以使用 Windows XP 提供的"搜索"程序,在其中设置搜索条件,搜索所需要的文件或文件夹。如要查找电脑磁盘中所有扩展名为 doc 文件,操作步骤如下。

①打开"搜索"程序:执行菜单"开始"→"搜索"命令,或者在"我的电脑"中单击工具栏上的"搜索"按钮,都可以打开"搜索"程序。

②设置查找条件

● "要搜索的文件或文件夹名为"文本框:指定所要查找的文件或文件夹的名称。可以使用通配符"﹡"和"?"。其中"﹡"可以代替多个字符,"?"可以代替一个字符。

● "包含文字"文本框:输入文件包含的文字,可以缩小搜索范围。

● "搜索范围"下拉列表框:指定文件查找的位置。

在"要搜索的文件或文件夹名为"文本框中输入"﹡.doc",在"搜索范围"下拉列表框中选择"我的电脑"。

③执行文件查找:设置完查找条件后,单击"立即搜索"按钮执行搜索。搜索结束时,在"搜索结果"窗口中显示查找结果。如图 2-14 所示。

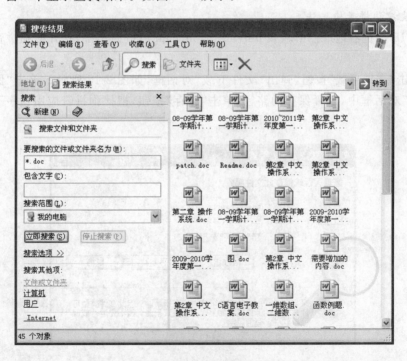

图 2-14　搜索结果窗口

【任务小结】

通过本节内容的学习,熟练掌握资源管理器的各项操作和如何管理磁盘上的文件和文件夹。

【任务扩展】

1.在电脑硬盘中查找所有扩展名是.txt 的文件。

2. 通过资源管理器完成以下操作。

(1)在 D 盘根目录下建立"学生"文件夹。

(2)在"学生"文件夹下建立"文科成绩""理科成绩""外语""数学""语文""物理""政治"7个子文件夹。

(3)将"外语"和"语文"文件夹移动到"文科成绩"文件夹中,将"数学"和"物理"文件夹复制到"理科成绩"文件夹中,将"外语"文件夹重命名为"英语",把"语文"文件夹的属性设置成隐藏。

(4)将"政治"文件夹删除到回收站后再将其恢复到原来的位置。

3. 压缩和解压文件或文件夹。

2.3 任务 3　使用控制面板

【任务描述】

如何使用控制面板。

2.3.1 安装和设置搜狗拼音输入法

1. 安装搜狗拼音输入法

(1)在 IE 浏览器地址栏中输入 pinyin.sogou.com 后按回车键,打开搜狗拼音输入法官方网站。

(2)单击"立即下载"按钮,弹出"文件下载"对话框,如图 2-15 所示。单击"保存"按钮,在"另存为"对话框中,设置保存的路径,单击"保存"按钮,把搜狗拼音应用程序下载到指定位置。

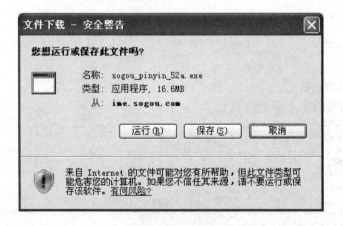

图 2-15　"文件下载"对话框

(3)在下载位置双击搜狗拼音应用程序,在安装步骤 1 中,单击"下一步"按钮,如图 2-16 所示。在安装步骤 2 中,单击"我接受",如图 2-17 所示。在安装步骤 3 中的"目标文件夹"文本框中输入应用程序安装位置,可以单击"浏览"按钮来更改安装位置,设置好安装位置后,单击"下一步"按钮,如图 2-18 所示。在安装步骤 4 中单击"安装"按钮,此时系统会将搜狗拼音应用程序安装到指定位置,如图 2-19 所示。安装完成结束后,出现如图 2-20 所示的对话框,单击"完成"按钮,完成搜狗拼音应用程序的安装。

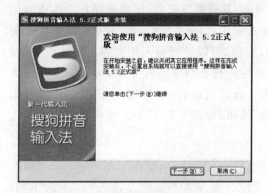

图 2-16 搜狗拼音安装步骤 1

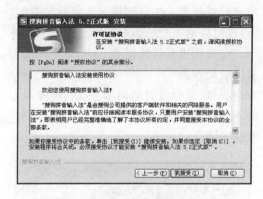

图 2-17 搜狗拼音安装步骤 2

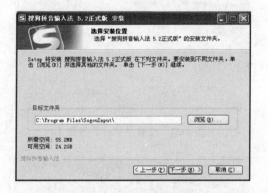

图 2-18 搜狗拼音安装步骤 3

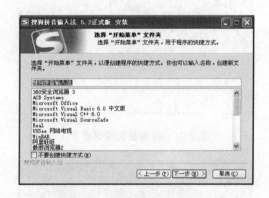

图 2-19 搜狗拼音安装步骤 4

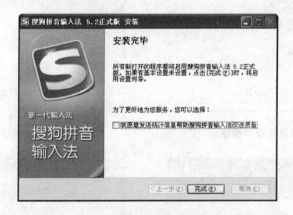

图 2-20 搜狗拼音安装步骤 5

2. 设置搜狗拼音输入法

安装完成后,会自动出现如图 2-21 所示的搜狗拼音设置步骤 1,该对话框是设置向导,介绍了设置的内容:设置输入法主要使用习惯、选择个性化皮肤、选择专业词库、使用输入法扩展功能、输入法账户登录。单击"下一步"按钮,出现如图 2-22 所示的搜狗拼音设置步骤 2,在该对话框中设置符合自己的输入习惯,设置完成后,单击"下一步"按钮。在搜狗拼音设置步骤 3 中的"请选择您喜欢的皮肤"列表框中选择自己喜欢的界面,当单击选择某一界面后右侧会出现界面的实际的效果,设置完成后,单击"下一步"按钮,如图 2-23 所示。在搜狗拼音设置步骤 4 中,在"请选择您所需要的细胞词库"复选列表框中,单击选择自己需要的词库,也可以通过"全选"和"反选"按钮来选择。设置完成后,单击"下一步"按钮,如图 2-24 所示。在搜狗拼音设置步骤 5 中,单击"立即启动"按钮,可以进行输入法扩展功能的设置,设置完成后单击"下一步"按钮,如图 2-25 所示。在搜狗拼音设置步骤 6 中,可以设置输入法账户登录,使你设置的词库、皮肤、配置永不丢失。设置完成后,单击"下一步"按钮,如图 2-26 所示。在搜狗拼音设置步骤 7 中,单击"完成"按钮,如图 2-27 所示。完成搜狗拼音输入法的设置。

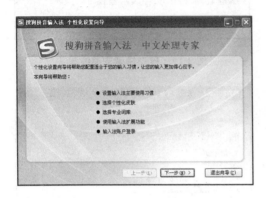

图 2-21　搜狗拼音设置步骤 1

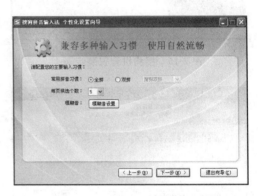

图 2-22　搜狗拼音设置步骤 2

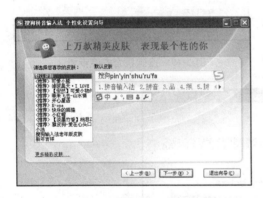

图 2-23　搜狗拼音设置步骤 3

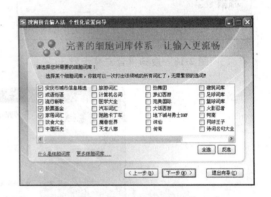

图 2-24　搜狗拼音设置步骤 4

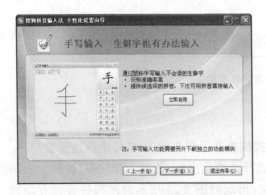

图 2-25　搜狗拼音设置步骤 5

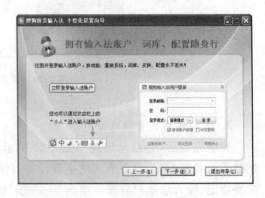

图 2-26　搜狗拼音设置步骤 6

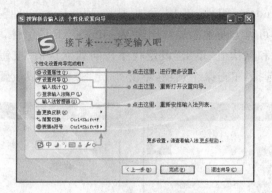

图 2-27　搜狗拼音设置步骤 7

2.3.2 添加或删除程序

"添加或删除程序"基本功能有以下两点。

1."添加或删除程序"可以帮助用户管理计算机上的程序,添加新程序或更改、删除已有程序。

2.可以使用"添加或删除程序"来添加选中的不包括在初始安装中的系统组件、程序。

执行步骤如下:

在"控制面板"中,双击"添加或删除程序"图标,打开"添加或删除程序"窗口,在窗口的左侧有 4 个选项。

(1)更改或删除程序:单击"更改或删除程序"按钮,在"当前安装的程序"列表框中,单击要删除或修改的程序旁边的"更改/删除"按钮,可以进行更改/删除,如图 2-28 所示。

(2)添加新程序:单击"添加新程序"按钮,单击"CD 或软盘"按钮可进行安装,并可单击"Windows Update"按钮进行网络安装 Windows 最新功能,如图 2-29 所示。

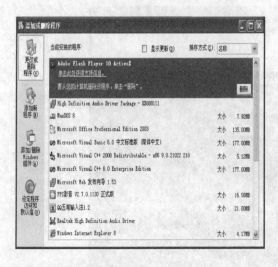

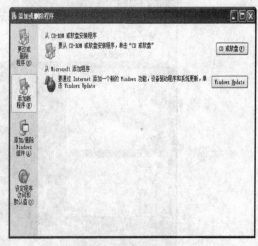

图 2-28　"添加删除程序"窗口　　　　　图 2-29　"添加新程序"窗口

(3)添加/删除 Windows 组件：单击"添加/删除 Windows 组件"按钮，启动 Windows 组件向导，按照向导提示可以方便地添加和删除 Windows XP 的组件，如图 2-30 所示。

(4)设定程序访问和默认值：单击"设定程序访问和默认值"按钮，在"选择配置"列表框中有四个单选项可以选择，单击某个选项，单击"确定"按钮，完成设置，如图 2-31 所示。

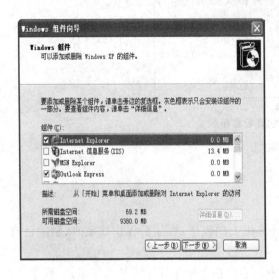
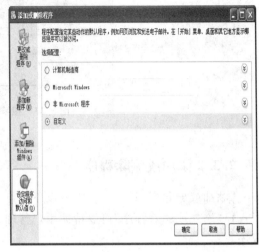

图 2-30 "Windows 组件"对话框   图 2-31 "设定程序访问默认值"窗口

2.3.3 添加打印机

在使用新的打印机之前需要将它连接到电脑并安装它。安装打印机时要按照打印机附带的说明书进行操作，需要首先安装打印机驱动程序。其安装步骤一般如下。

1. 打开控制面板，单击"打印机和其他硬件"图标，如图 2-32 所示。

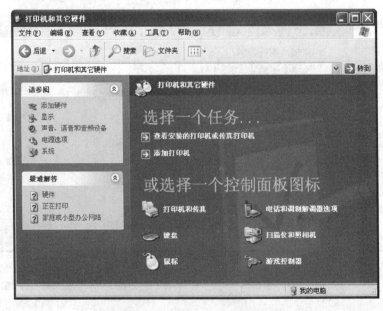

图 2-32 打印机和其他硬件窗口

2. 单击"添加打印机",进入"添加打印机向导"步骤 1 对话框,单击"下一步"按钮,如图 2-33 所示。进入"添加打印机向导"步骤 2 对话框,在选择使用的打印机的选项中单击"连接到此计算机的本地打印机"单选按钮,并选中"自动检测并安装即插即用打印机"复选框。单击"下一步"按钮,如图 2-34 所示。

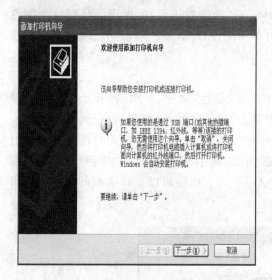
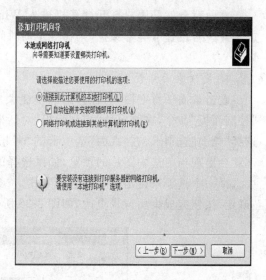

图 2-33 "添加打印机向导"步骤 1   图 2-34 "添加打印机向导"步骤 2

3. 在"添加打印机向导"步骤 3 对话框中,选择打印机端口。在"使用以下端口"下拉列表框中选择所需端口,大多数本地打印机都连接到 LPT1 端口上。也可以创建新的端口。单击"下一步"按钮,如图 2-35 所示。

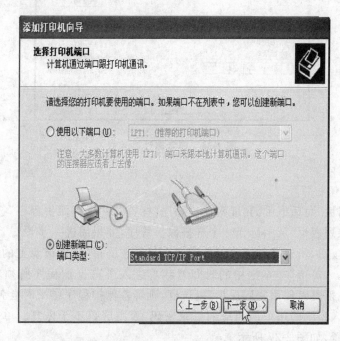

图 2-35 "添加打印机向导"步骤 3

4. 插入生产厂商提供的安装盘，单击"从磁盘安装"按钮，再根据系统的提示选择型号。按照提示的内容进行后面的驱动程序安装操作。

2.3.4 设置桌面背景及屏幕保护

桌面背景就是用户打开计算机进入 Windows XP 操作系统后，所出现的桌面背景颜色或图片。若设置了屏幕保护，则在规定的时间内不使用计算机，系统会自动启动屏幕保护程序。

1. 更改桌面背景

右击桌面任意空白处，在弹出的快捷菜单中选择"属性"命令，或单击"开始"按钮，选择"控制面板"命令，在弹出的"控制面板"对话框中双击"显示"图标。打开"显示属性"对话框，选择"桌面"选项卡，在"桌面"选项卡的"背景"列表框中，单击所需图片，此时在对话框的上部就会出现当前选中图片的预览，如果选择的图片比桌面小，那么可以从"位置"下拉列表框中选择一个选项来设定图片的显示方式。"颜色"下拉列表框中可以选择桌面的颜色。单击"确定"按钮完成桌面背景更改，如图 2-36 所示。

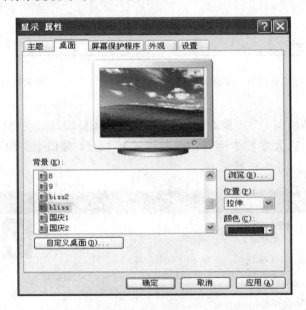

图 2-36 显示属性对话框

2. 设置屏幕保护程序

单击"显示属性"对话框中的"屏幕保护程序"标签，在"屏幕保护程序"选项卡中打开"屏幕保护程序"下拉列表框，从中选择一个屏幕保护程序，如果需进一步设置，可单击"设置"按钮。单击"预览"按钮，所选择的屏幕保护程序会显示在屏幕上，按键盘上的任一键或者移动鼠标可停止显示。"等待"文本框中的时间意味着进入屏幕保护程序所须经过的无操作时间。如果选中"在恢复时使用密码保护"复选框，则屏幕保护程序结束时会弹出一个登录框，须输入与此次进入系统的用户所对应的登录密码，否则屏幕不予恢复。单击"电源"按钮可进行电源管理设置，如图 2-37 所示。

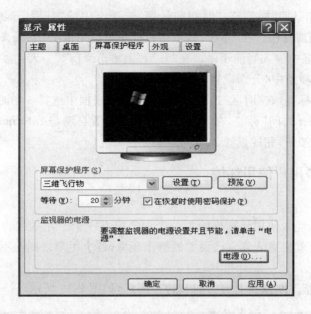

图 2-37 显示属性对话框

2.3.5 更改日期和时间

在安装 Windows XP 系统的过程中，可以对显示的日期和时间进行设置。也可以在安装系统完成后设置日期和时间，其具体设置方法如下。

1. 打开"控制面板"窗口，双击"日期和时间"图标或者双击任务栏通知区域中的时钟图标，都可以打开"日期和时间属性"对话框，如图 2-38 所示。

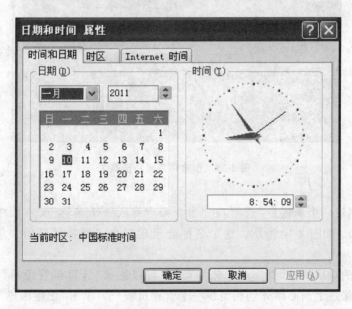

图 2-38 日期和时间属性对话框

2. 单击"时间和日期"标签,在"时间和日期"选项卡中的"日期"选项组中,单击"月份"下拉列表框,选择当前月份。在"年份"数值增减框中可以单击上、下箭头来实现年份的增减也可以直接在文本框中输入当前年份。在"日历"上单击当前某一天。

3. 在"时间"选项组中,分别设置小时、分钟、秒。

4. 单击"时区"标签,在"时区"选项卡中,从下拉列表框中选择一个时区。

5. 单击"Internet 时间"标签,在该选项卡中可以设置自动与 Internet 时间服务器同步。

6. 单击"确定"按钮,完成设置。

2.3.6 设置多用户使用环境

1. 创建多用户

为了安全起见,经常使用计算机的每一个用户应有一个专用的帐户。这样开机后单击自己的用户名,系统就会进入你自己设置的操作环境,各个用户之间互不干扰。添加新用户的操作步骤如下。

(1)在"控制面板"中,双击打开"用户帐户"图标,如图 2-39 所示。

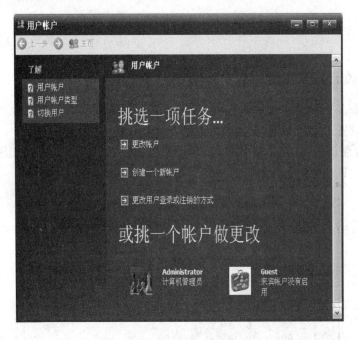

图 2-39　创建用户帐户步骤 1

(2)单击"创建一个新帐户"选项,在"为新帐户键入一个名称"文本框中输入新帐户名称,如 chuliuyue。如图 2-40 所示。这个名称会出现在欢迎屏幕和开始菜单中,单击"下一步"按钮。

(3)在弹出的对话框中,选择一个帐户类型(可以选择"计算机管理员"或者"受限",注意:在创建其他帐户之前必须先创建至少一个管理员帐户。)单击"创建帐户"按钮,完成新帐户的创建,如图 2-41 所示。

2. 用户之间进行切换

创建新帐户完成后,重新启动计算机,系统会出现登录界面,单击一个用户之后,系统会

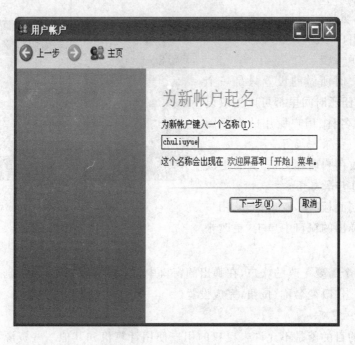

图 2-40　创建用户帐户步骤 2

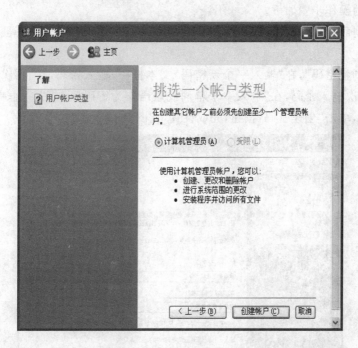

图 2-41　创建用户帐户步骤 3

加载该用户的设置进入 Windows XP 主界面。如果不想重启计算机来更改用户，可以执行下面的步骤。

（1）单击"开始"按钮，在"开始"菜单中，单击"注销"按钮，弹出"注销 Windows"对话框，单击"切换用户"按钮，如图 2-42 所示。

(2)单击要切换的用户,这样就可以切换到所需的用户了。

3. 更改用户设置

在创建用户时所做的设置只是一个开始,在以后的任意时间里都可以更改设置,包括用户的名称、用户所用的图标图片、用户的类型、登录密码等。

我们以更改用户名称为例,介绍更改用户设置的操作步骤如下。

(1)在"控制面板"中,双击打开"用户帐户"图标,在弹出的窗口中单击"更改帐户"。

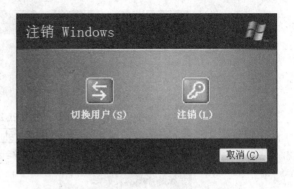

图 2-42　注销 Windows

(2)单击一个需要更改的帐户,在弹出的窗口中,单击"更改名称",为该帐户键入一个新的用户名称,单击"改变名称"按钮,完成设置。

4. 创建用户密码

使用密码的目的就是不允许未授权的用户使用计算机和其他一些资源,如果计算机需要安全保护,那么就设置密码,否则也可以不使用密码。

创建密码的操作步骤如下。

(1)在"控制面板"中,双击打开"用户帐户"图标,单击"更改帐户",选择要设置密码的帐户。

(2)单击"创建密码",在"输入一个新密码"文本框中,输入密码,在"再次输入密码以确认"文本框中再次输入密码,在"输入一个单词或短语作为密码提示"文本框中,输入密码提示,设置完成后,单击"创建密码"按钮,完成设置,如图 2-43 所示。

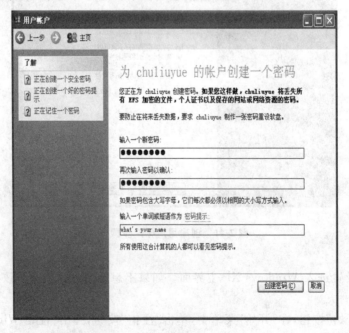

图 2-43　"创建密码"窗口

【任务小结】

通过本小节的内容学习，要熟练掌握有关控制面板的添加/删除软件，控制用户帐户等操作。

【任务扩展】

1. 检查并安装硬件驱动程序。

2. 下载安装 QQ 软件。

3. 设置屏幕保护程序，使用"飞跃星空"图案为屏幕保护程序，等待时间为"1 分钟"。设置完成后，等待 1 分钟观察屏幕保护的效果。

4. 创建一个"受限"类型的用户，用户名为"李雷"，为刚建立的用户"李雷"设置密码。设置完成后，采用"注销"方式启动计算机，选择该用户登录。

2.4 任务 4　使用 Windows XP 的实用程序

【任务描述】

如何使用 Windows XP 系统自带的应用程序。

2.4.1 使用画图工具

画图可以用来创建简单的曲线和各种形状组成的图画，还可以对图像进行一些特效处理。这个程序中并没有很多专业化程序所具有的功能，但是，如果要画很简单的图形，这个程序已经够用了。

打开"画图"的操作步骤：单击"开始"按钮，打开"开始"菜单，选择"所有程序"→"附件"→"画图"命令。打开后的"画图"窗口，如图 2-44 所示。

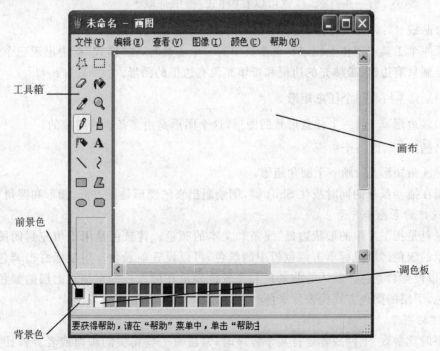

图 2-44　"画图"窗口

1."工具箱"中的画图工具

"工具箱"中共有16种画图工具,只需用鼠标单击即可在绘图区使用该工具完成相应的操作。

(1)任意形状的裁剪 ✂:裁剪一个任意形状,用鼠标拖动即可完成。剪切块可以被剪切或复制到剪贴板上。

(2)选定 ⬚:选择一个区域,但该区域只能是方形和矩形图块,功能和使用方法与裁剪相同。

(3)橡皮擦 ✐:可将图形擦除。橡皮擦的大小可在"样式"框中选取。

(4)用颜色填充 ▨:填充一个闭合的区域,用鼠标单击调色板中代表不同颜色的小色块,就可选定想要的颜色。

(5)取色 ✐:用鼠标单击画图工作区中的某种颜色,在此之后所作的任何绘图操作都是这种颜色,直到下一次取色为止。

(6)放大镜 🔍:把图形的任何一个部分放大方便细致的观察。

(7)铅笔 ✐:画一个任意形状,其颜色是前景色。

(8)刷子 🖌:拖动鼠标可以绘出任意形状的线段。刷子的大小可以在"样式"框中选取。

(9)喷枪 🖌:拖动鼠标时可以喷出当前前景色的雾状点,喷枪的大小可以在"样式"框中选取。

(10)文本 **A**:在图中添加文本,用鼠标单击需要插入文本的地方,在出现的虚框中键入文本即可。

(11)直线 ╲:画一条直线,线宽可以在"样式"框中选取。

(12)曲线 ⌇:和直线相似,只不过画出的是一条任意的曲线。

下面四个工具在操作上相似。单击其中的一个工具时,在"样式"框中出现三个选项:分别表示绘制只有边框、带填充的边框和带填充没有边框的图形。

(13)矩形 ▭:画一个任意矩形。

(14)多边形 ◿:画一个任意形状的图形,这个图形是由多条直线组成的。

(15)椭圆 ⬭:画一个椭圆。

(16)圆角矩形 ▢:画一个圆角矩形。

如果在拖动鼠标的同时按住 Shift 键,则绘制出来的图形是正方形、圆形和圆角正方形。

2. 选择前景色和背景色

前景色是指图片中的形状边框、线条和文本的颜色。背景色是用于填充封闭图形和文本框背景的颜色。用鼠标单击调色板中的颜色,可以设置前景色。用鼠标右击调色板中的颜色,可以设置背景色。默认的前景色和背景色显示在调色板的左侧。上层的颜色方块代表前景色,下层的颜色方块代表背景色。

3. 捕捉图像

在平时玩游戏、上网或者运行某个程序时,常常有一些精美的画面或者界面让人心动。要想抓住这些美丽的图片,可以利用"画图"程序就可以完成,操作步骤如下。

（1）在上网时，当看到屏幕上的某幅画面，如图 2-45 所示，需要抓取时，按下 Alt＋Print-Screen 组合键就会将当前活动窗口复制到剪贴板中。注意：如果只按 PrintScreen 键将会把当前整个电脑屏幕的画面复制到剪贴板中。

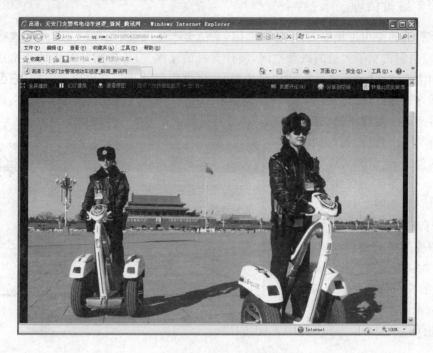

图 2-45　抓取的图片

（2）运行"画图"程序，单击菜单"编辑"→"粘贴"命令，此时剪贴板中的画面被粘贴到"画图"程序中，如图 2-46 所示。

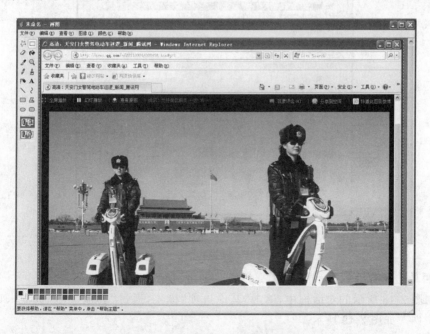

图 2-46　在"画图"中打开的抓取的图片

(3)单击菜单"文件"→"保存"命令,在弹出的"保存为"对话框中,设置保存的位置、名称和保存类型,将抓到的画面保存起来。

2.4.2 磁盘清理

在计算机的使用过程中,由于各种原因,系统会产生大量的临时文件,并且这些文件会越积越多,它们占据了大量的磁盘空间,使计算机的速度变慢,影响计算机的正常运行。所以要定期清除这些"垃圾文件"。"磁盘清理"程序可以帮助用户释放磁盘空间,它会自动搜索驱动器,然后列出临时文件、Internet 缓存文件和可以安全删除的不需要的文件,还可以把一些不再指向应用程序的快捷方式删除。进行磁盘清理的操作步骤如下。

1. 单击"开始"按钮,选择"程序"→"附件"→"系统工具"→"磁盘清理"命令,系统会弹出"选择驱动器"对话框,如图 2-47 所示。

2. 打开"驱动器"下拉列表框,选择要清理的驱动器,按"确定"按钮,打开"磁盘清理"对话框。在"要删除的文件"列表框中选中要删除的对象,单击"确定"按钮,如图 2-48 所示。

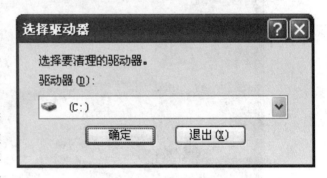

图 2-47 "选择驱动器"对话框

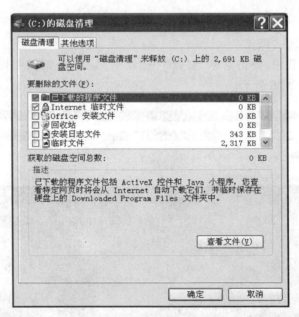

图 2-48 "磁盘清理"对话框

3. 再单击所弹出的提示框中的"是"按钮,即可清除所选文件。

在如图 2-48 所示的对话框中,单击"其他选项"标签,通过"其他选项"选项卡可以删除更多的文件。如图 2-49 所示。

(1)单击"Windows 组件"中的"清理"按钮,会打开"Windows 组件向导",在这里可以对

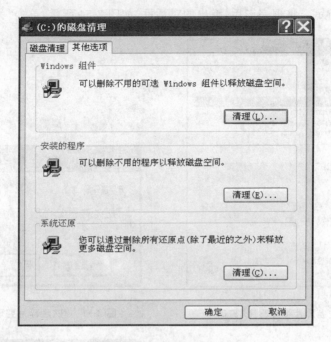

图 2-49 "其他选项"选项卡

Windows 组件进行删除。

　　(2)单击"安装的程序"中的"清理"按钮,会打开"添加或删除程序"对话框中的"更改或删除程序"选项卡,在这个选项卡中可以对已安装但不用的程序进行删除。

　　(3)单击"系统还原"中的"清理"按钮,会打开一个确认框,单击"是"按钮将删除最近的系统还原点以外的所有还原点。

2.4.3 磁盘碎片整理

　　扇区是磁盘存储文件的最小分配单元,一个扇区能容纳 512 字节信息。一般一个文件的大小都超过一个扇区的容量。因此,一个文件在磁盘上存储时是被分散到不同的扇区里,这些扇区在物理位置上可以是连续的,也可以是不连续的。一个文件的存放无论是连续的,还是不连续的,系统都能找到,但是找到的速度是不一样的,有快有慢。

　　"磁盘碎片整理程序"可以重新安排计算机硬盘上的文件、程序以及未使用的空间,以便程序运行得更快,文件打开得更快。在做碎片整理时,系统会使用一个特殊的程序重新组织硬盘中的内容,这样所有的文件都会按照顺序保存下来。当读文件时,硬盘的读/写头就可以在一个位置读写,而不需要来回跳动,速度也会加快。

　　磁盘碎片整理的操作步骤如下。

　　1. 执行"开始"菜单 →"所有程序"→"附件"→"系统工具"→"磁盘碎片整理程序"命令。

　　2. 单击需要整理的磁盘,如图 2-50 所示。

　　3. 单击"分析"按钮,检查是否需要整理。系统会对分析的结果给出"不需要对该卷进行碎片整理"或"您应该对该卷进行碎片整理"的提示,如图 2-51、图 2-52 所示。

　　4. 如果分析结果表明需要整理,就单击"碎片整理"按钮,系统将对此驱动器进行碎片整理,如图 2-53 所示。整理完毕后,弹出的对话框,如图 2-54 所示,单击"关闭"按钮。

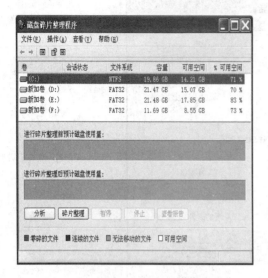

图 2-50 "磁盘碎片整理程序"窗口

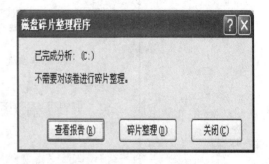

图 2-51 "磁盘碎片整理程序"对话框

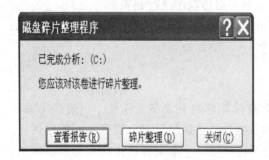

图 2-52 "磁盘碎片整理程序"对话框

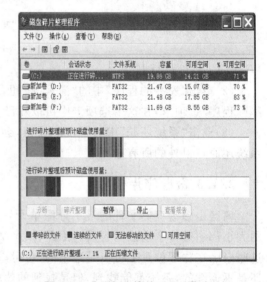

图 2-53 "磁盘碎片整理程序"对话框

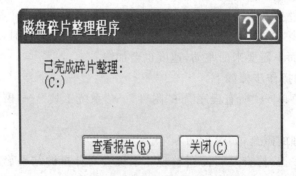

图 2-54 "磁盘碎片整理程序"对话框

【任务小结】

通过本节内容的学习,要熟练掌握 Windows XP 实用程序的操作方法。

【任务扩展】

1. 使用计算器来将十进制 123 数转换成二进制数,再将二进制数 11010 转换成十进制数。

2. 使用录音机来录制一段自己的声音,然后播放出来。

(光　峰　张新华)

第 3 章

文字处理软件 Word 2003

在工作中我们会遇到制作一份简单的通知，或者在毕业的时候我们撰写论文、计划、简历等。在当今发展与进步的社会，电脑、网络得到了大量应用，电脑与网络大大提高了我们的工作效率。Office 办公软件就是一个必不可少的好帮手。Word 2003 是 Office 办公软件里面的一个重要组件之一。本章以 Word 2003 为平台，通过任务导向对其使用方法进行讲述。

3.1 任务 1　制作通知

Word 2003 的主要功能就是对文件、文字进行处理，其文件的扩展名为".doc"，有了它可以帮助我们轻松地在电脑上完成对文件、文字等的处理工作。Word 2003 的主要特点有：所见即所得，操作直观，图文混排，强大的制表功能，模板的应用，打印和传真功能，提供了打印预览功能，强大的网络协作功能，提供了创建 WEB 文档和电子邮件的功能，可以很方便地把文档超级链接到因特网。除此之外，Word 2003 还有其他许多优秀功能。

【任务描述】

本次任务主要学习的是 Word 2003 的基本操作：Word 启动、窗口组成、视图方式、工具栏显示、新建、打开、保存、退出，文档简单排版，文字及特殊符号录入、选定、复制、移动、查找/替换、字符格式、段落格式。

现制作一"通知"，请完成以下的操作任务：

1. 正确启动 Word 2003，认识 Word 窗口组成及各种视图方式。

2. 录入"通知"中的内容，并对其中内容进行删除、复制、剪切等操作。

3. 将已复制在第二页的"通知""评选优秀班集体"替换为"评选三好学生"的开会通知。

4. 设置"通知"中的字体格式。

(1)标题"通知"设置字体为黑体，字号为"小初"，字间距加宽 8 磅；

(2)第一行"各班班长、团支部书记"，字体设置字形为加粗，字号为三号；

(3)将第二段(即"为了…会议")，字体设置为楷体，字号为三号。

5. 设置"通知"中的段落格式。

(1)标题"通知"居中，落款和日期右对齐；

(2)第二段设置"首行缩进"2 个字符；

(3)5-8 段设置"左缩进"2，"右缩进"36；日期"右缩进"36。

6. 将编辑后的"通知"保存。

"通知"的内容及编辑后的效果，如图 3-1 所示。

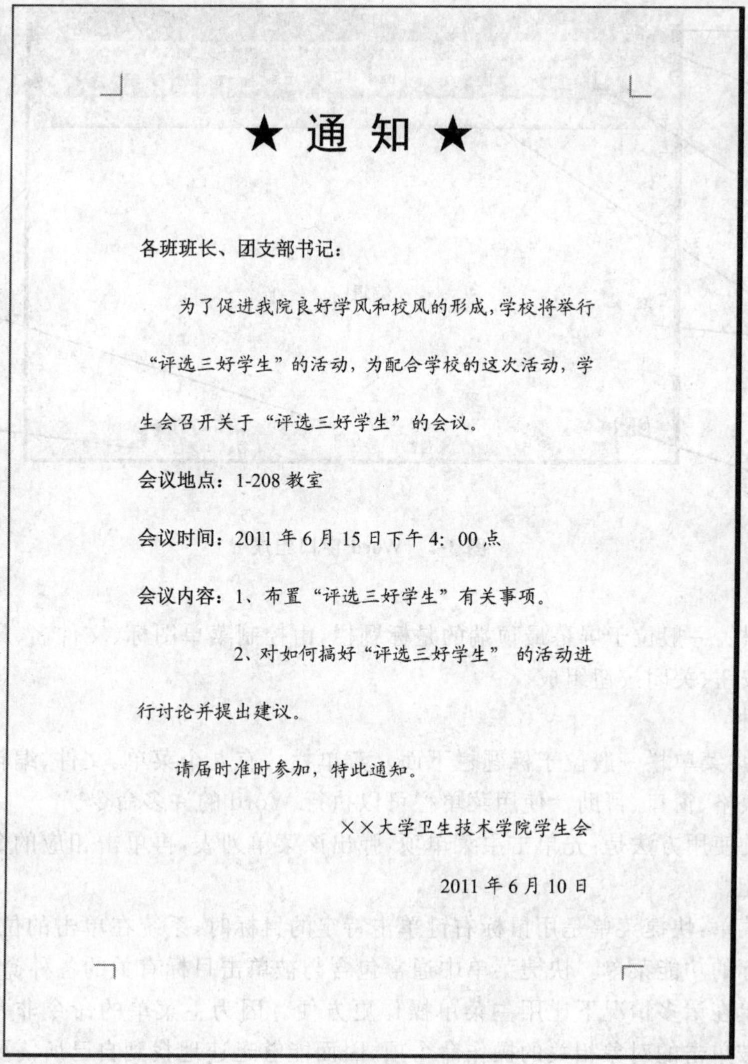

★ 通 知 ★

各班班长、团支部书记：

为了促进我院良好学风和校风的形成，学校将举行

"评选三好学生"的活动，为配合学校的这次活动，学

生会召开关于"评选三好学生"的会议。

会议地点：1-208 教室

会议时间：2011 年 6 月 15 日下午 4：00 点

会议内容：1、布置"评选三好学生"有关事项。

2、对如何搞好"评选三好学生"的活动进

行讨论并提出建议。

请届时准时参加，特此通知。

××大学卫生技术学院学生会

2011 年 6 月 10 日

图 3-1 "通知"效果图

3.1.1 Word 2003 的启动及窗口组成

1. Word 2003 的启动

Word 2003 的启动有多种方法，常用的有以下三种。

方法一：单击"开始"→"程序"→"Microsoft Office"→"Microsoft Office Word 2003"命令。

方法二：双击桌面上的 Word 图标。

方法三：双击资源管理器或"我的电脑"中的 C:\Program Files\Microsoft Office\Office11\winword. exe 程序。

2. Word 2003 的窗口组成

Word 启动后的窗口如图 3-2 所示。它是创建、编辑文档的基本操作环境。由标题栏、菜单栏、工具栏、状态栏、工作视图区和任务窗格等组成。

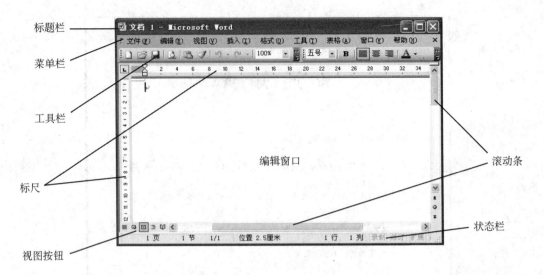

图 3-2　Word 窗口组成

（1）标题栏：一般位于屏幕最顶端的是标题栏，由控制菜单图标、文件名、最小化按钮、最大化（还原）按钮、关闭按钮组成。

（2）菜单栏

①主菜单：菜单栏一般位于标题栏下面。菜单栏共有九个菜单：文件、编辑、视图、插入、格式、工具、表格、窗口、帮助。使用菜单栏可以执行 Word 的许多命令。

主菜单的使用方法是：先单击主菜单项，弹出该菜单列表，再单击相应的命令项，即可执行对应的功能。

②快捷菜单：快捷菜单是用鼠标右键单击特定的目标时，系统在单击的位置处弹出的针对被单击目标的功能菜单。快捷菜单中通常包含与被单击目标有关的各种操作命令。

快捷菜单在诸多情况下比用主菜单操作更方便。因为主菜单的命令非常多，而快捷菜单中只有与被单击的对象相关的操作命令项，因而能够迅速地找到自己所需要的命令。

（3）工具栏：工具栏一般位于菜单栏下面，Word 以及其他许多应用程序中都将一些常用的功能命令（如新建文件、打印文件等）以按钮或列表框的形式放在一起方便用户的使用，相同类型的工具集合在一起就形成了工具栏。使用它们可以很方便地进行工作。

单击工具栏上的按钮，或是改变工具栏上列表的选项即可执行该工具项对应的功能，当工具按钮或列表框呈灰色时，其对应的功能不能被执行。

显示或隐藏工具栏：为了操作的方便，可以根据需要将某些工具栏显示出来，或是将某些工具栏隐藏起来。其操作方法有：

①单击菜单"视图"→"工具栏"命令，级联菜单中的每个命令对应着一个工具栏，单击相应的菜单命令可以显示或隐藏其对应的工具栏。

②将光标移至在屏幕上显示的任意工具栏，单击鼠标右键，在系统弹出的工具栏快捷菜单中，每一个菜单命令对应着一个工具栏，单击相应的菜单命令可以显示或隐藏其对应的工具栏。

③单击菜单"工具"→"自定义"命令，选择"工具栏"标签，选中或取消在对应命令项前的复选框，可以同时打开或隐藏多个工具栏。

默认情况下，Word 会显示"常用"和"格式"两个工具栏。

"常用"工具栏：新建、打开、复制、粘贴、打印、撤销、恢复等。

"格式"工具栏：字体、字号、下划线、边框、对齐方式等。

如果想了解工具栏上按钮的简单功能，只需将鼠标指针移到该按钮上，稍候旁边会出现一个小框，显示出按钮的名称或功能。

每一个工具栏都可以用鼠标拖动到屏幕的任意位置，所以又称为浮动工具栏。

（4）编辑窗口：中间空白区域就是 Word 的编辑窗口，输入的文字就显示在这里。文档中闪烁的竖线称为光标，代表文字的当前输入位置。

（5）标尺：在编辑窗口的上面和左面有一个标尺，分别为水平标尺和垂直标尺。水平标尺：用于缩进段落、调整页边距、设置制表位；垂直标尺：上、下边距和表格的行高。

（6）滚动条：在编辑窗口的右面和下面有滚动条，分别为垂直滚动条和水平滚动条，用来滚动文档，显示在屏幕中看不到的内容。可以单击滚动条中的按钮或者拖动滚动框来浏览文档。

（7）视图按钮：Word 的显示方式有 5 种：普通视图、Web 版式视图、页面视图、大纲视图、阅读版式等构成。

（8）状态栏：位于编辑窗口的下面一行，用来显示一些反映当前状态的信息，如光标所在行列情况、页号、节号、总页数、工作状态等。

3.1.2　Word 2003 的视图方式

视图是指工作区中文档的显示方式。Word 2003 提供了 5 种视图，用户可根据需要点击工作区左下方的 5 个视图按钮，切换不同的视图，以适应操作和查看文档的需要。

1．普通视图

普通视图适用于快速输入文本、图形及表格。当文本超过一面时，屏幕上出现的一条虚线表示分页符。在这种视图下，只显示文本、表格和嵌入文本的图片，不能显示和编辑页眉、页脚等，也不能显示分栏效果。在输入大量文字信息时，经常用这种视图模式。

2．页面视图

页面视图是 Word 最常用的视图，页面视图中的文档效果与打印出来的效果一致，具有"所见即所得"的显示效果，在页面视图下，页面区域模拟真实的纸张，使得用户在编辑阶段就可以看到文档的版面情况。

页面视图方式最适合对文档进行图文混排，可编辑和显示页眉、页脚、脚注及批注等。

3．Web 版式视图

可以显示页面背景，Web 版式视图保存的文档为 Web 页，并与在浏览器中打开看到的效果一致。

Web 版式视图使文档具有最佳屏幕外观，并自动选定适当的当前窗口，能更方便浏览联机文档和制作主页。

4．大纲视图

主要用于显示文档的结构，显示文本、表格和嵌入文本的图片，不显示段落的格式、页边距、页眉页脚、图片和页面背景。可以通过拖动标题来移动、复制和重新组织文本。

5．阅读版式

是 Word 2003 新增加的视图，该视图可把整篇文档分屏显示，增加可读性，以最适合屏幕阅读的方式显示文档,还可以方便地增大或减小文字的大小。

全屏显示:单击菜单"视图"→"全屏显示"命令可最大范围地显示文档内容。

改变显示比例:单击菜单"视图"→"显示比例"命令或工具栏中"显示比例"下拉列表框,可改变文档显示的比例。

3.1.3 Word 文档的建立和编辑

1. 新建 Word 文档

我们要制作一个"通知",首先要建一个新文档,可用下面的方法创建。

(1)创建新文档

①新建空白文档:Word 所创建的文档,其扩展名为.doc。当启动 Word 程序时,会自动创建一个空白新文档,并命名为"文档 1"。如运行 Word 期间需要再创建新文档,可单击菜单"文件"→"新建"命令或使用快捷键 Ctrl+N 创建一个空白新文档,Word 将按照创建的顺序自动命名为"文档 2""文档 3 等"。

②使用模板新建文档:单击菜单"文件"→"新建"命令,窗口右侧打开"新建文档"任务窗格,如图 3-3 所示。在此对话框中,除了可以选择创建空白新文档;也可以选择一种模板或向导,创建一个有预设格式及内容的新文档。向导是指通过逐步提示用户输入一些信息并自动创建固定格式的文档;模板是指程序附带的,定义了各类标题格式、背景图案或通用文字的样本文档,模板文件的扩展名为.dot。可以在模板基础上生成外观统一的文档,用户也可根据需要自己创建模板。

实际上任何 Word 文档都是基于某一个模板的,以默认方式创建的空白新文档所使用的是通用模板,其文件名为 normal.dot。

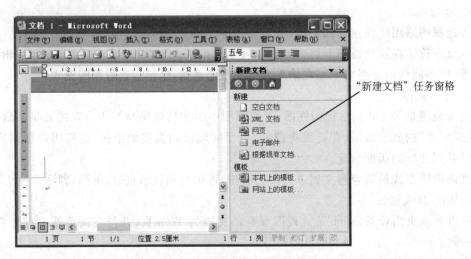

图 3-3 "新建文档"任务窗格

(2)打开现有文档:在文件夹列表中找到所需文件,双击即可在工作区中打开。已在 Word 窗口状态下如果要打开另一个现有的文档,可单击常用工具栏上的"打开"按钮,或单击菜单"文件"→"打开"命令,弹出"打开"对话框。最新打开过的 4 个文档会在菜单栏中的"文件"菜单保存为菜单项,可直接点击打开。

(3)保存文档:文档内容输入完毕后,应当及时保存。

方法一：

①单击菜单"文件"→"保存"命令，弹出"另存为"对话框。

②在"保存位置"下拉框中选择文件保存的位置，在"文件名"文本框内输入"通知"作为文件名，如图 3-4 所示。

③单击"保存"按钮。

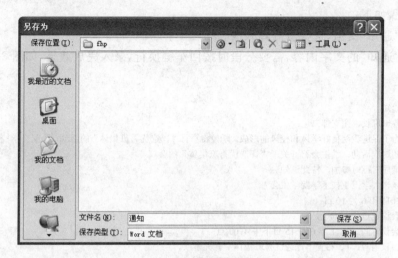

图 3-4 "另存为"对话框

方法二：点击常用工具栏的"保存"按钮。

方法三：按快捷键 Ctrl＋S。

提示：如果是刚创建的新文档，将出现"另存为"对话框，并将文档的第一行内容作为默认的文件名，如果是空文档默认的文件名是 doc1。

如果文档是一个已编辑过的文档，现想要按新名字、新格式或新位置保存，可以单击菜单"文件"→"另存为"命令，系统也将弹出"另存为"对话框。

文档的保存类型包括 Word 文档（＊.doc）、网页、文档模板（＊.dot）、RTF 格式（＊.rtf）、纯文本（＊.txt）等。

默认情况下 Word 程序每隔 10 分钟会对正在编辑的文档进行自动保存，如果需要修改自动保存的时间间隔，单击菜单"工具"→"选项"命令，在"保存"选项卡中进行设置即可。在"安全性"选项卡中可对文档加密。

单击菜单"工具"→"选项"→"安全性"命令对文档加密，保存文档。

（4）退出 Word：用以下退出 Word 的三种方法之一，可以退出"通知"文档的编辑。

方法一：单击菜单"文件"→"退出"命令；

方法二：单击 Word 标题栏右端的"关闭"按钮；

方法三：使用键盘快捷键 Alt＋F4。

2. 文本的录入和编辑

打开"通知"文档，我们可以在文档窗口中对"通知"进行录入、修改等操作。

（1）录入文字：录入文字时，插入点向右移动，移至行尾时会自动换行，并调整文字间距以保持文本两端对齐。录入文本时先不必考虑格式要求，对于中文文本，段落开始可先空两个汉字即输入 4 个半角空格。当输入完一个自然段内容后，按回车键可分段即插入一个段落标记。如果前一段的开头输入了空格,段落首行将自动缩进。输入满一页会自动分页,如果对页面内容进行了增删,这些文本会在页面间重新调整;按 Ctrl＋回车键可强制分页,即加入了一个分页符,确保文档在此处分页,例如一个章节的结束。

Word 2003 还具有"即点即输"功能,在页面的空白处双击鼠标,即可将插入点定位到指定的位置进行输入。

操作步骤如下:

①打开"通知"文档,选择所需输入法。

②录入"通知"的文字内容,需要分段时按回车键换行,录入完成效果,如图 3-5 所示。

通知

各班班长、团支部书记:

为了促进我院良好学风和校风的形成,学校将举行"评选优秀班集体"的活动,为配合学校的这次活动,学生会召开关于"评选优秀班集体"的会议。

请届时准时参加,特此通知。

××大学卫生技术学院学生会

2011 年 6 月 10 日

会议地点:1-208 教室

会议时间:2011 年 6 月 15 日下午 4:00 点

会议内容:1、布置"评选优秀班集体"有关事项。

2、对如何搞好"评选优秀班集体"提出建议。

图 3-5　录入"通知"内容

提示:对于刚输入的文字,点击"常用"工具栏上的"撤销"按钮或按快捷键 Ctrl＋Z 可以撤销输入;点击"恢复"按钮或快捷键 Ctrl＋Y 可以恢复输入或重复输入刚输入的字或词。

(2)插入特殊字符:在录入文档时,有时需要输入一些键盘上没有的特殊符号,如①②③★☆✍☎等,这里,我们在标题"通知"的前后各插入一个"★"符号。操作步骤如下。

①将光标定位至标题"通知"的前面。

②单击菜单"插入"→"符号"命令,打开"符号"对话框。

③单击"特殊符号"选项卡,选择"★"符号,如图 3-6 所示,单击"确定"按钮。

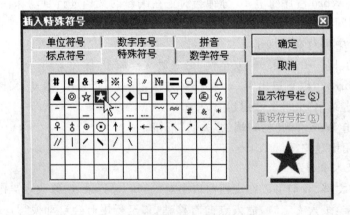

图 3-6　插入"特殊符号"

④用同样方法在标题"通知"的后面插入一个"★"符号。

（3）文本的辅助输入：Word 提供了一些快速输入文本的方法。如果需要插入当前日期和时间，可单击菜单"插入"→"日期和时间"命令，在打开的对话框中选择一种要用的格式，点击"确定"即可，如果选择了"自动更新"选项，则每次打开文档会自动更新为当前日期。

Word 附带了大量不同类别的常用词句，如称呼用语、问候用语等，称为"自动图文集"。单击菜单"插入"→"自动图文集"命令，点击相应类别的级联菜单项即可插入；用户还可以打开"自动图文集"工具栏，快速选择所需词条，如图 3-7 所示；打开"自动图文集"的"自动更正"对话框，还可在对话框中添加用户自己的常用词条。

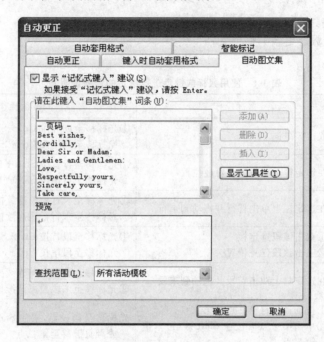

图 3-7　自动图文集

在完成全部文本的输入后，还需要添加文本可以使用键盘的方向键、翻页键（PageUp 或 PageDown）或用鼠标操作改变插入点的位置，鼠标单击可将插入点移动到所需的位置并添加新文本，添加文本时，Word 自动调整段落的其余部分以容纳新文本。如果要使新添加的文本覆盖原有文本，可以将默认的"插入"状态变为"改写"状态，方法是双击状态栏中的"改写"标记或按 Insert 键，这时"改写"标记从灰色文本变为黑色文本。再次双击"改写"标记可恢复"插入"状态。

（4）文本的选定：在对文本进行复制、设置格式等操作之前，都需要先选定文本，被选定的文本，文字与背景均为反色。以下是几种常用的文本选定方法。

①拖动鼠标选定：拖动鼠标选定是最常用的方法，将鼠标移到起始位置，按下左键拖动到结束位置为止，将选中起始位置到结束位置之间的所有文本。

选定矩形框范围内的文本，先按住 Alt 键拖动鼠标从起始位置到结束位置即可。

②点击鼠标选定：在文本上双击鼠标将选定一个词，三击则可选定当前段落。

③利用选定栏：编辑区左侧的页面空白部分称为选定栏，将鼠标移动到文档选定区，单击可选定当前行，拖动鼠标可选定多行，双击可选定当前段落，三击则可选定整个文档。

④利用键盘选定：熟悉使用键盘可以高效率地进行选定操作。

快捷键功能：

Shift ＋↑或↓ 向上或向下选定一行字符

Shift ＋ ←或→ 向左或向右选定一个字符

Shift ＋Home 或 End 选定插入点至行首或行尾

Shift ＋Page Up 或 Page Down 向上或向下选定一屏

Shift ＋Ctrl＋Home 或 End 选至文档开头或结尾

Shift ＋Ctrl＋↑或↓ 选至段落开头或结尾

Shift ＋Ctrl＋ ←或→ 选至词头或词尾

Ctrl＋A 或 5（数字键盘） 整个文档

表 3-1 使用鼠标或键盘进行选定的详细说明表

选定项目	鼠标操作	键盘操作
单词	双击该单词	①光标移至词首按 Ctrl+Shift+→ ②光标移至词尾按 Ctrl+Shift+←
一行	在选定栏上单击该行对应位置	①光标移至行首按 Shift+End ②光标移至行尾按 Shift+Home
连续多行	在选定栏上单击首行并拖动到末行	①光标移至首行行首连续按 Shift+↓ ②光标移至末行行尾连续按 Shift+↑
一个段落	①双击该段选定栏 ②三击该段任意位置	①光标移至段首按 Ctrl+Shift+↓ ②光标移至段尾按 Ctrl+Shift+↑
连续多段	在选定栏上双击首段并拖动到末段	①光标移至首段段首连续按 Ctrl+Shift+↓ ②光标移至末段段尾连续按 Ctrl+Shift+↑
任意两点间内容	①拖动鼠标自第一点至第二点 ②单击第一点后按住 Shift 键，再单击第二点	光标移至第一点，按住 Shift 键并使用方向键或翻页键移至第二点
整个文件	①在选定栏上三击 ②单击菜单栏"编辑"→"全选"	①按 Ctrl+A ②按 Ctrl+5（数字小键盘）
一个图形	单击该图形	
页眉或页脚	在页面视图下双击页眉或页脚	
矩形文本块	按住 Alt 键，拖动鼠标	

被选定了的文本，可进行删除、复制、移动、粘贴等操作。

（5）文本的复制：将"通知"全部内容，复制到"通知"的第二页第一行。操作步骤如下。

方法一：拖动鼠标的方法。选定文本，然后将鼠标指向该文本块的任意位置，鼠标光标变成一个空心的箭头，然后在按住 Ctrl 键的同时拖动鼠标到第二页第一行后再松开 Ctrl 键和鼠标。

方法二：利用"复制"命令。选定文本，单击"常用"工具栏"复制"按钮，将光标定位至第二页第一行，再单击工具栏"粘贴"按钮。

（6）文本的删除：若要删除文字，可先将光标定位至指定位置，按退格键（Backspace）可删除光标前面的字符，按 Delete 键可删除插入点后面的字符。删除刚才复制的内容，其操作步骤如下。

①选定刚才复制到第 2 页的所有内容。

②按"Delete"键即可删除。

(7)文本的移动

方法一：

①选定"通知"文档的最后 4 段文本。

②将鼠标指向该文本块的任意位置，鼠标光标变成一个空心的箭头，然后按鼠标左键拖动鼠标至第 5 段段首，松开鼠标。

方法二：

①选定"通知"文档的最后 4 段文本。

②单击"常用"工具栏"剪切"按钮或执行快捷键"Ctrl＋X"。

③将光标定位至要粘贴的位置，再单击"常用"工具栏"粘贴"按钮或执行快捷键"Ctrl＋V"。

3. 文本的查找、替换

在 Word 2003 中可以在文档中搜索指定的内容，并可将搜索到的内容替换为别的内容。使用查找与替换，可以在选定区域或整个文档范围内快速编辑和修改文本，单击菜单"编辑"→"查找"或"替换"命令，都将弹出"查找和替换"对话框，如图 3-8 所示。

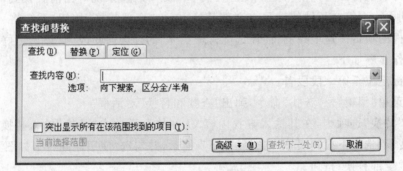

图 3-8 "查找和替换"对话框

在"查找"选项卡中，可以根据需要对搜索的范围、选项及格式等进行相应的设置，点击"高级"按钮将打开更多的选项，可以执行更特殊的查找功能。

(1)查找内容：在"查找内容"下拉列表框中可输入要查询的信息，保存在剪贴板上的内容也可用快捷键 Ctrl＋V 直接粘贴进来。

(2)搜索范围：在"查找和替换"对话框中单击"高级"按钮，在"搜索选项"下拉列表框中有"全部""向上""向下"三个选项。"全部"指在整个文档范围内查找；如果预先选定了文本，则先在选定文本范围内查找，再提示是否搜索文档的其余部分。"向上"和"向下"指从插入点开始查找到文档的起点或终点。

(3)高级查找替换：Word 2003 的查找和替换功能是非常强大的，除了查找一般的字符串之外，还可以查找特殊符号或具备某种特定格式的文本，并可以设置一系列的选项对查找替换的过程进行各种控制。方法：单击"查找和替换"对话框中的"高级"按钮可以在对话框中显示出高级选项，使用这些选项可以进行查找特殊符号、按格式查找以及使用通配符查找等特殊查找。

搜索选项：

区分大小写：查找时是否区分英文字母的大小写。

全字匹配：以空格分隔的西文单词须完全匹配。如查找 ever 时，将忽略 never 等单词。

使用通配符：通配符可以实现模糊查找，例如"?"仅代表任意一个字符。查找"第？节"时"第一节""第 8 节"均符合要求，而"第 10 节"则不符合要求。"＊"代表任意多个字符。

区分全/半角：查找时是否区分全角或半角字符。

（4）格式：单击"格式"按钮，在弹出的菜单中可以进一步限定查找替换文本的格式，例如可使用这一功能只搜索同一文本中被设置了某种格式的文本。

（5）特殊字符：单击"特殊字符"按钮，在弹出的菜单中可以选择查找制表符、段落标记等非文字字符。

（6）不限定格式：如果设置了格式，单击"不限定格式"按钮可以取消所设置的格式。

（7）查找下一项：单击"查找下一项"，系统根据限定条件找到一个完全符合的内容并将找到的字串反白显示，再次单击可以继续查找。

（8）替换：文本的替换是在查找功能的基础上进行的，利用替换功能，可对找到的对象进行成批的更改。切换到"替换"选项卡中，可以看到在查找选项的基础上增加了一些替换选项，替换：单击"替换"按钮，程序将找到第一个符合条件的项目并替换其内容，然后定位到下一个符合条件的项目。查找下一处：单击"查找下一处"按钮，系统对当前查找到的内容不做处理，定位到下一个符合条件的项目。全部替换：单击"全部替换"按钮，系统将一次性替换全部符合条件的项目。这里我们将"评选优秀班集体"的开会通知改为"评选三好学生"的开会通知。操作步骤如下。

①将光标定位至第一段段首。

②单击菜单"编辑"→"查找"命令，弹出"查找和替换"对话框。

③单击"替换"选项卡，在其输入查找内容"优＊体"，再单击"替换"输入替换内容"三好学生"，在"搜索"选项下拉列表框中选择"向下"搜索，并勾选"使用通配符"，如图 3-9 所示。

④单击"全部替换"按钮。

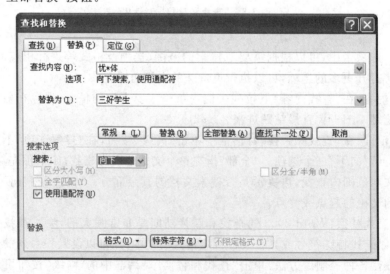

图 3-9 "替换"选项卡的高级模式

3.1.4 字符格式的设置

文档输入完以后,可对文档中的字符进行有关的格式设置,如对字符进行字体、字形、字号等设置。

字体的设置:Word 提供了多种字体,常用的字体有宋体、仿宋体、楷体、黑体、隶书、幼圆等。

字形设置:字形是指加于字符的一些属性。常用的有加粗、斜体、下划线等。

字号设置:字号的设置是指字符的大小。常用的有:一号到八号字,5 磅到 72 磅。一号字比八号字大得多,5 磅字比 72 磅字小得多。

默认字形、字体和字号是常规、宋体、5 号字,段落文本两端对齐。可以使用菜单栏中的"格式"菜单的"字体"对话框对输入的文本进行基本的格式设置,如图 3-10 所示,或者是用工具栏中的字体按钮、下拉列表框、快捷菜单、格式刷对字体进行设置。

(1)"字体"选项卡:用于对中文字体、西文字体、字形、字号、字体颜色、下划线样式、着重号,以及删除线、上标、下标、阴影、空心等文字效果进行调整。例如输入"m2",选定"2",打开字体对话框勾选"上标"复选钮,文本格式将成为"m^2"。

(2)"字符间距"选项卡:用于调整字符间的水平和垂直距离。字符间距有标准、加宽和紧缩 3 种选择;位置有标准、提升和降低 3 种选择。还可以在"磅值"框内精确设置字符间距。

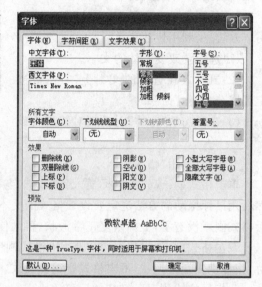

图 3-10 "字体"对话框

(3)"文字效果"选项卡:用于设置文字的动态效果例如"赤水情深""亦真亦幻"等,动态效果只用于屏幕显示,不影响打印输出。

下面我们用"菜单"的方法设置字符格式。操作步骤如下:

①选定"通知"文档的第 1 段。

②单击菜单"格式"→"字体"命令,弹出"字体"对话框。

③在"字体"选项卡中设置字体为黑体,字号为"小初",在"字符间距"选项卡中加宽字符间距为 8 磅,如图 3-11 所示。

④为"通知"文档的第 2 段"各班班长、团支部书记"设置字形为加粗,字号为三号。

⑤为"通知"文档的第 3 段(即"为了…会议")设置字体为楷体,字号为三号。

⑥保存文档。

字形设置除用菜单方法外,还可用快捷键的方法:

①设置加粗字体,按快捷 Ctrl+B 键。

②设置斜体字体,按快捷 Ctrl+I 键。

③设置下划线,按快捷 Ctrl+U 键。

几种常用设置字符格式的方法如下:

方法一：利用菜单栏

(1)选定要改变字体的文本。

(2)单击菜单"格式"→"字体"命令。

(3)在弹出的"字体"对话框内对字符进行设置。

方法二：利用工具栏

(1)选定要改变字体的文本。

(2)单击"格式"工具栏的"字体""字号"下拉列表或"字形"按钮。

(3)从列表中选择所需"字体""字号"。

方法三：利用快捷菜单

(1)选定要改变字体的文本。

(2)鼠标放在选定的文本上,右击被选定区域→"字体"命令。

(3)在弹出的"字体"对话框对符进行设置。

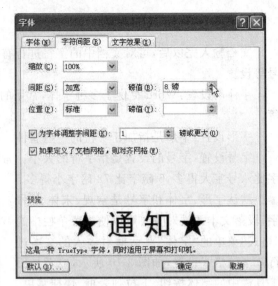

图 3-11　加宽"字符间距"

方法四：利用"格式刷"

单击格式刷:首先将鼠标插入到(或选定)已设置好字体的文本,单击工具栏"格式刷",然后用鼠标拖动的方法选定要设置格式的文本,则后者与前者的字体完全相同,单击完成之后格式刷就没有了,鼠标恢复正常形状,再次使用还需要再次单击格式刷图标。

双击格式刷:如果想要重复使用"格式刷",可双击工具栏"格式刷"。再单击格式刷图标,鼠标恢复正常形状,退出格式刷编辑模式。

我们用格式刷对"通知"的后面几段进行设置：

①选定"通知"内容的第一段("各班班长、团支部书记")或光标定位至该行。

②鼠标双击工具栏中的"格式刷"。

③用格式刷将"会议地点""会议时间""会议内容"也设置为宋体、加粗。

④鼠标光标定位至第二段,重复以上②③步的操作,将其余的文本设置为楷体,三号字。

⑤保存文档。

3.1.5 段落格式的设置

Word 中"段落"是文本、图形、对象或其他项目等的集合,后面跟有一个段落标记即一个回车符。段落格式设置就是对段落进行格式编排,包括文字对齐方式、缩进、行间距、段间距、项目符号和编号方式等。段落标记不仅标识一个段落的结束,还存贮了该段落的格式信息。删除了段落标记也就删除了段落的格式。

需要设置特殊段落格式,可单击菜单"格式"→"段落"命令,打开"段落"对话框,在该对话框中也有三个选项卡,如图 3-12 所示。

缩进和间距选项:设置段落的对齐方式、左缩进、右缩进、首行缩进、悬挂缩进、段前间距、段后间距、行间距、大纲级别等。正在进行段落设置的段落以加黑的文本显示在对话框的"预览"区内,以便在确定应用段落格式之前看到设置的效果。

换行和分页选项:设置段落的换行和分页选项。例如用户可以勾选"段中不分页"复选钮,防止同一段落的文本被分成两页。

中文版式选项:设置中文版式,例如中文标点在行首尾时的断行方式,自动调整中文和西文之间的距离等。

设置段落格式除了用菜单的方法以外还常用:工具栏中的格式工具、标尺、格式刷。

为了使"通知"在整个页面的布局合理,我们要对"通知"文档进行段落的缩进、调整行距、对齐等设置。

1. 缩进和间距

(1)设置段落对齐方式

①选中"通知"文档的第 1 段或将光标定位至第 1 段中任意位置。

②单击菜单"格式"→"段落"命令,弹出"段落"对话框。

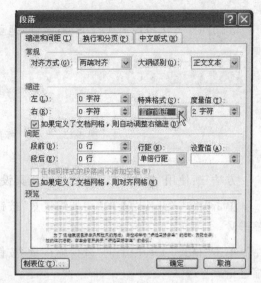

图 3-12 "段落"对话框

③在"缩进和间距"选项卡的"对齐方式"下拉列表中选择"居中",单击"确定"按钮。

④用同样方法为最后 2 段设置"对齐方式"为"右对齐"。

提示:"格式"工具栏上也有设置段落对齐方式的按钮。▤两端对齐,▤居中,▤右对齐,▤分散对齐。

(2)设置段落缩进:段落缩进是段落中的文本相对于纸张的左或右页边距的距离。在文档操作中,经常需要让某段落缩进一些距离。比如我们通常都习惯在中文每一段落的首行缩进 2 个字符,这些设置都需要用到段落缩进设置。段落的缩进的距离称为缩进量。

首行缩进:控制段落中的第一行的缩进量。

悬挂缩进:控制段落中的除第一行的其余行的缩进量。

左缩进:控制整个段落与左边界距离的缩进量。

右缩进:控制整个段落与右边界距离的缩进量。

方法一:使用"格式"菜单中的"段落"命令来设置段落缩进,操作步骤如下。

①将光标定位至"通知"文档的第 3 段。

②单击菜单"格式"→"段落"命令,弹出"段落"对话框。

③在"缩进和间距"选项卡的"特殊格式"框选择"首行缩进"设置的缩进量 2 个字符,在"预览"框中可以看到设置后的效果,如图 3-12 所示。

④单击"确定"按钮。

方法二:使用水平标尺设置段落缩进

水平标尺如图 3-13 所示,拖动标尺上的"左缩进"按钮、"右缩进"按钮及"首行缩进"滑块,可以对段落设置左缩进、右缩进、首行缩进和悬挂缩进。

这里,对"通知"文档操作步骤如下:

①全"通知"文档的 5-8 段(即"会议地点……并提出建议")。

②按住鼠标左键将标尺上的"左缩进"和"右缩进"滑块分别拖动至标尺的"2"和"36"位

置。

③用同样方法将最后 1 段的"右缩进"拖动至标尺上的"36"位置。

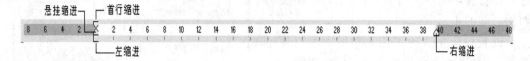

图 3-13　"水平"标尺上的 4 个缩进滑块

方法三：使用"格式"工具栏的格式工具设置段落缩进

单击"格式"工具栏上的"增加缩进量"按钮 ，将增大选定段落或插入点所在段落的左缩进量。

单击"格式"工具栏上的"减少缩进量"按钮 ，将减少选定段落或插入点所在段落的左缩进量。

通过拖动横向标尺上的缩进按钮进行设置，缩进量不准确，易造成文字错位，所以缩进最好采用"段落"对话框进行设置。

2. 调整行距和段落间距

行距是指段落中相邻两行文字之间的距离，段落间距则是指相邻两个段落之间的距离。我们制作的"通知"在整个页面的布局并不合理，要想合理布局，操作步骤如下。

(1)设置行距

①选定"通知"文档除标题外的全部内容。

②单击菜单"格式"→"段落"命令，弹出"段落"对话框。

③在"缩进和间距"选项卡的"行距"下拉列表框中设置"通知"文档行距为"多倍行距"设置值为 3。

④单击"确定"按钮。

提示：如果选择的是"固定值"或"最小值"，还需在"设置值"文本框中键入或选择具体的行距值。如果选择的是多倍行距，则应在"设置值"文本框中键入或设置相应倍数。

(2)设置段前段后距离

①将光标定位至"通知"文档的第 2 段(即"各班班长、团支部书记:")。

②单击菜单"格式"→"段落"命令，弹出"段落"对话框。

③在"缩进和间距"选项卡的"间距"选项组中，设置"段前"的值为"3 行"。

④单击"确定"按钮。

3.1.6 文档的打印

1. 打印预览

打印文档是文字处理的最后一个环节，在打印之前，我们往往会先看看文档的排版效果再打印。打印预览能使用户在打印文档前真实地看到打印后的效果，在 Word 2003 中，即使尚未安装打印机也可以进行打印预览。

方法一：单击"常用"工具栏的"打印预览"按钮 即可进入打印预览模式，默认显示当前页的打印效果。

70

方法二：单击菜单"文件"→"打印预览"命令。

打开"通知"文档，单击打印预览按钮，我们可以全面看到"通知"在页面的整体效果。

当鼠标指针移到页面上时会变成一个带加号的放大镜，单击将页面放大到100％的实际大小，再次单击将恢复整页显示。

可以按翻页键查看其他页面，点击打印预览工具栏的"多页"按钮可在窗口中同时显示多页的内容。

2. 打印输出

要将当前文档直接打印输出，只需单击常用工具栏的"打印"按钮，即可按默认设置将整个文档打印一份。如果有特殊打印要求，选择"文件"菜单下的"打印"或按快捷键 Ctrl+P 将可以打开"打印"对话框自行设置打印方式。可以选择要使用的打印机、打印页面范围（奇、偶数页）、打印份数和打印的内容等，单击"确定"按钮即可开始打印，如图 3-14 所示。

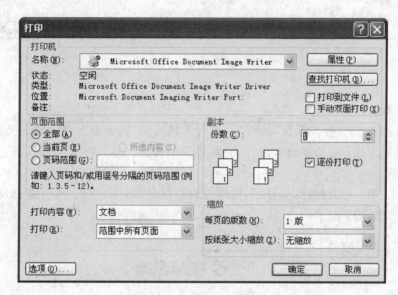

图 3-14 "打印"对话框

如果只需要打印文档中的几页文本，可在打印对话框中的"页面范围"选项组中选择"页码范围"单选按钮，然后在其后的文本框中输入页码。若页码不连续，可用逗号分隔；若页码连续，可用连字符连接，如要打印 5 至 30 页，输入"5-30"。

如果是一个已编辑好的 Word 文档，直接在文件夹窗口选定要打印的文件，单击右键，在快捷菜单中选择"打印"。

Word 还可以一次打印多个文档，其方法是：

（1）单击常用工具栏上的"打开"按钮，弹出"打开"对话框。

（2）在文件列表中按住 Ctrl 键和 Shift 键不放，同时选取多个文件。

（3）单击"打开"对话框中的"工具"按钮，将出现一个下拉菜单，选择其中的"打印"命令，将开始打印所有被选取的文档，如图 3-15 所示。

【任务小结】

本次任务是通过学习制作"通知"，初步掌握了 Word 文本编辑的基本操作，也是我们学习 Word 的基本功。

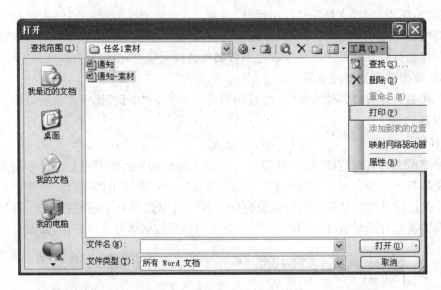

图 3-15 "打开"对话框

【任务扩展】

1. 录入李白"登金陵凤凰台"的诗"凤凰台上凤凰游,凤去台空江自流。吴宫花草埋幽径,晋代衣冠成古丘。三山半落青天外,一水中分白鹭洲。总为浮云能蔽日,长安不见使人愁"。

排版要求:第一行是标题,一号字、楷体、加粗、绿色、居中,诗三号字、蓝色、楷体、居中。排版后效果如图 3-16 所示:

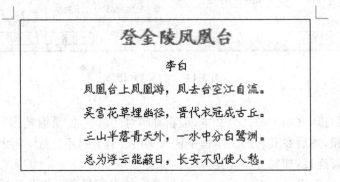

图 3-16 "登金陵凤凰台"排版效果

2. 录入李白的诗"长相思":"长相思,在长安。络纬秋啼金井阑,微霜凄凄簟色寒。孤灯不明思欲绝,卷帷望月空长叹。美人如花隔云端,上有青冥之长天,下有渌水之波澜。天长路远魂飞苦,梦魂不到关山难。长相思,摧心肝。"

排版要求:第一行是标题,标题一号字、宋体、加粗、深红、居中,诗小三号字、蓝色、楷体、左缩进 6 个字符。

操作提示:在第三行开始,可将诗在一个自然段里输入完,然后选定这个自然段,单击"编辑"菜单下的替换,在查找中输入句号:"。"号,在替换窗口输入:"。"再接着单击"高级"→

"特殊字符"→"段落标记"(或在英文状态下输入^p)。排版后效果如图3-17所示:

长相思

李白

长相思,在长安。

络纬秋啼金井阑,微霜凄凄簟色寒。

孤灯不明思欲绝,卷帷望月空长叹。

美人如花隔云端,上有青冥之长天,下有渌水之波澜。

天长路远魂飞苦,梦魂不到关山难。

长相思,摧心肝。

图 3-17 "长相思"排版效果

3. 我们有时需要在一张 A4 的纸中打印出一个大的字,比如"学",怎样把字体放大?

操作提示:首先输入"学"并选定,然后按住 Ctrl+} 即可。可以通过缩进标尺调整字的缩进量,使"学"字的位置居中,再通过打印预览观看效果。

4. 在电脑上进行汉字输入时,有时会遇到某些汉字打不出来,比如"牙合(he),女华(hua)韦华(wei)"等字用五笔和搜狗拼音都打不出来。解决方法有以下几种:

(1)用 Windows 造字程序。

(2)下载安装 QQ 输入法,它有很多自造字。

以上两种方法的特点是移植性差,当文件移到别的没有装 QQ 输入法的电脑上时,自造字不能显示出来。

(3)我们就在 Word 里造字,首先输入"牙合"两字,再选定这两字,单击菜单"格式"→"调整宽度"命令,在新文字宽度里输入 1 字符,确定即可,这样造的字不管移植到哪台电脑都可以显示出来。试试看。

5. 首先单击菜单"插入"→"符号"命令,插入▆§ ☆★☺♥‰. 等符号,然后参考图3-6、图3-7所示,综合运用复制、插入、粘贴等操作,用字符组合成图3-18、图3-19所示的两幅图画。

6. 用查找替换的方法,将图 3-18 中的"▆"替换为"‰",如图 3-20。

操作提示:先选定"▆"符号,再单击菜单"编辑"→"替换"命令,在替换窗口从键盘输入上档符"‰"。

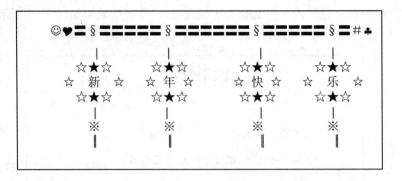

图 3-18　字符组合图"挂饰"

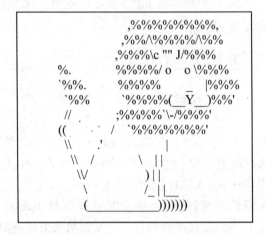

图 3-19　字符组合图"狮子"

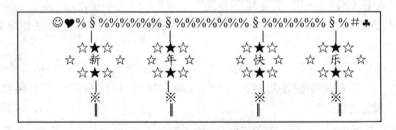

图 3-20　替换后的"挂饰"字符组合图

3.2 任务 2　制作求职简历

　　表格是一种简明、扼要的表示信息的方式,它具有层次清晰、直观、逻辑性强等特点,是文档中常见的形式。在我们的日常生活中,经常使用到表格,如通讯录、课程表、求职简历等。Word 2003 提供了强大的表格制作功能,可以制作出满足各种要求的复杂表格。

　　【任务描述】

　　本次任务在了解表格的组成及掌握表格的建立、表格与文本的相互转换、表格的各种编辑方式及表格的排序与计算方法的基础上,创建一个求职简历,最终效果如图 3-21 所示。

求职简历表

姓名	李红梅	性别	女	籍贯	广东广州	出生年月	1989.3	
政治面目	团员	入党/团时间	2002.7	身高	162cm	健康状况	良好	贴相片处
通信地址	西海市人民中路 120 号					邮编	590000	
联系电话	13507045329		电子邮箱		Lhm_89@126.com			
学历	大专	专业	护理	毕业学校	西海市卫生职业技术学院	毕业时间	2010.7	
英语水平	大学英语四级	计算机水平	VFP二级	爱好特长	羽毛球，弹钢琴，画画			
学习经历	1995.9—2001.7　就读于西海市育才实验小学 2001.9—2007.7　就读于西海市培英中学 2007.9—2010.7　就读于西海市卫生职业技术学院							
获奖情况	2008、2009学年荣获西海市卫生职业技术学院"优秀学生干部" 2007、2008、2009学年荣获学校一等奖学金； 2008.5.　在学院技"英语口语"技能竞赛中荣获"二等奖"； 2008.10.　在西海市卫生职业技术学院护理学院运动会获女子100米短跑"第一名"； 2009.3.　在省卫生高职学校护理竞赛中获"无菌操作"第一名； 2008.3.　在校园文化艺术节之 "手抄报"比赛荣获"二等奖"； 2010.6.　荣获西海市卫生职业技术学院"优秀毕业生"称号。							
工作经历	2008.2.---2009.7.　在西海市东山区东华街参加社区援助； 2008.7.---2008.8.　参加西海市运动会青年志愿者工作； 2007.9.---2010.7.　担任班长； 2008.2.---2009.7.　担任护理学院的学生会副主席； 2009.9.---2010.6.　在西海市第一人民医院实习。							
自我评价	本人吃苦耐劳、谦虚谨慎、工作认真负责，具有较强的协调、沟通能力和团队协作精神和，人际关系好，热爱运动和艺术。 　　在大学里，我得到了全面系统的学习和综合能力的锻炼，较好地掌握了所学专业的基础知识和实操技能，成绩优良。在实习期间能虚心向学，遵守规章制度，受到带教老师的一致好评。 　　目前，我所获得了英语四级证书、计算机二级 VFP 机试合格证书、护理执业资格证书。能用英语进行日常交流；熟悉 office 办公软件操作。							
毕业考试成绩	理论综合		整体护理综合		总分		操作	
	90		92		182		优秀	

图 3-21　求职简历表

制作要求：

1. 录入文字内容"求职简历表"并设置字符格式，作为表格的标题。

2. 在标题下另起行并创建一个 9 行 8 列的表格，在表格中录入简历内容，如图 3-22 所示。

3. 对表格进行编辑

（1）插入/删除表格的行、列：在最后一列右侧插入一列，用于放照片；在表格最后一行增加两行，用于输入"毕业考试成绩"。

（2）调整表格行高和列宽：设置第一、四、六列列宽为 2 厘米，第五、八列列宽 2.8 厘米，第一行至第六行、第十一至第十二行行高为 1.2 厘米，第七行行高为 2.5 厘米，其余行的行高为 4 厘米。

姓名		性别		籍贯		出生年月	
政治面目		入党/团时间		身高		健康状况	
通信地址						邮编	
联系电话				电子邮箱			
学历		专业		毕业学校		毕业时间	
英语水平		计算机水平		爱好特长			
学习经历							
获奖情况							
工作经历							
自我评价							

图 3-22　求职简历表 1

(3)合并/拆分单元格:将"通信地址""联系电话""电子邮箱""爱好特长""学习经历""获奖情况""工作经历""自我评价""贴照片处""毕业考试成绩"等对应的单元格分别进行合并单元格;将 B11:I12 两行的单元格拆分为两行 4 列,并将具体个人情况内容录入对应的单元格,如图 3-23 所示。

姓名	李红梅	性别	女	籍贯	广东广州	出生年月	1989.3	贴相片处
政治面目	团员	入党/团时间	2002.7	身高	162cm	健康状况	良好	
通信地址	西海市人民中路 120 号					邮编	590000	
联系电话	13507045329			电子邮箱	Lhm_89@126.com			
学历	大专	专业	护理	毕业学校	西海市卫生职业技术学院	毕业时间	2010.7	
英语水平	大学英语四级	计算机水平	VFP二级	爱好特长	羽毛球,弹钢琴,画画			
学习经历	1995.9—2001.7　就读于西海市育才实验小学 2001.9—2007.7　就读于西海市培英中学 2007.9—2010.7　就读于西海市卫生职业技术学院							
获奖情况	2008、2009学年荣获西海市卫生职业技术学院"优秀学生干部" 2007、2008、2009学年荣获学校一等奖学金; 2008.5.　在学院技"英语口语"技能竞赛中荣获"二等奖" 2008.10.　在西海市卫生职业技术学院护理学院运动会获女子 100 米短跑"第一名"; 2009.3.　在省卫生高职学校护理竞赛中获"无菌操作"第一名; 2008.3.　在校园文化艺术节之"手抄报"比赛荣获"二等奖" 2010.6.　荣获西海市卫生职业技术学院"优秀毕业生"称号。							
工作经历	2008.2.---2009.7.　在西海市东山区东华街参加社区援助; 2008.7.---2008.8.　参加西海市运动会青年志愿者工作; 2007.9.---2010.7.　担任班长; 2008.2.---2009.7.　担任护理学院的学生会副主席; 2009.9.---2010.6.　在西海市第一人民医院实习。							
自我评价	本人吃苦耐劳、谦虚谨慎、工作认真负责,具有较强的协调、沟通能力和团队协作精神和,人际关系良好,热爱运动和艺术。 　　在大学里,我得到了全面系统的学习和综合能力的锻炼,较好地掌握了所学专业的基础知识和实操技能,成绩优良。在实习期间能虚心向学,遵守规章制度,受到带教老师的一致好评。 　　目前,我所获得了英语四级证书、计算机二级 VFP 机试合格证书、护理执业资格证书。能用英语进行日常交流;熟悉 office 办公软件操作。							
毕业考试成绩	理论综合		整体护理综合		总分		操作	
	90		92		182		优秀	

图 3-23　求职简历表 2

4. 对表格进行格式化,要求如下。

(1)单元格对齐方式:所有单元格对齐方式为中部居中。

(2)字体、字形设置:第一列单元格字体为宋体,加粗;"性别""籍贯""出生年月""政治面貌""入党/团时间""身高""健康状况""通信地址""邮编""联系电话""电子邮箱""学历""专业""毕业学校""毕业时间""英语水平""计算机水平""爱好特长"字体为宋体,加粗;其余单元格字体为楷体。

(3)行间距:单元格文字行间距为 1.5 倍距。

(4)边框和底纹:表格外边框为黑色 1/2 磅双线,内框线为 1/2 磅黑色单线;第一列底纹为图案样式 5%。

5. 对表格中的数据进行计算:计算毕业考试两科成绩的总分。最后以文件名为"求职简历.doc"保存。

3.2.1 表格的建立

1. 表格的组成

表格是由多个"行"和多个"列"组合而成,如图 3-20 所示,这表格就是由 9 行 8 列所组成的,我们则称这表格是"9×8 表格"。行与列交叉处的矩形框称为单元格,每个单元格都有自己的地址名称。表格中的"行"是从上到下的,位置名称依次为 1,2,3……"列"是从左到右的,位置名称依次为 A、B、C……例如:A3 表示在第一列第三行的单元格,即表格中的"性别"。

通常用对角的单元格表示某一矩形位置的所有单元格,如 B11:E12 表示以 B11 与 E12 为对角的矩形内的所有单元格,共有 8 个单元格。

2. 表格的建立

Word 2003 中创建表格的方法有很多,如我们现要建立一个 9×8 表格,常见有如下两种方法。

方法一:利用菜单创建表格

操作步骤如下:

(1)将光标移到定位至需要插入表格的位置。

(2)单击菜单"表格"→"插入"→"表格"命令,打开"插入表格"对话框。

(3)在"插入表格"对话框中设置所需的列数和行数(例如 9 行和 8 列),如图 3-24 所示。

(4)单击"确定"按钮,就在当前光标处插入一张 9 行 8 列的表格。

注意:在"插入表格"对话框中,单击"自动套用格式",可直接选择某一种特定表格格式。

方法二:利用按钮创建表格

操作步骤如下:

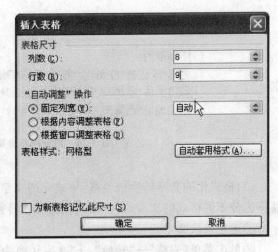

图 3-24 "插入表格"对话框

（1）将光标移到定位至需要插入表格的位置。

（2）单击"常用"工具栏中的"插入表格"按钮。

（3）在表格框中用鼠标拖曳以选取所需的9行8列，如图3-25所示，然后释放鼠标按钮，可得到一个9×8的表格。

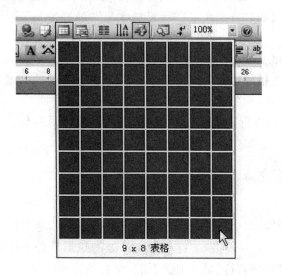

图3-25　利用"插入表格"按钮创建表格

3. 文字与表格的转换

若求职简历中的个人资料已有格式化的文本，如图3-26所示。现为了清晰明了，将其制作成表格，又如何进行操作呢？在Word 2003中，文本与表格可以方便地相互转换。

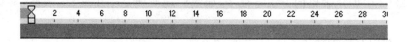

求职简历↵
姓名*李红梅*性别*女*籍贯*广东广州*出生年月*1989.3↵
政治面目*团员*入党团时间*2002.7*身高*162cm*健康状况*良好↵
通信地址*西海市人民中路120号*****邮编*590000↵

图3-26　用分隔符分隔成格式化文字

（1）格式化的文字转换成表格：格式化的文字是用段落标记、制表符、逗号或其他符号分隔符区分不同格式的文本，要将格式化的文本转换成表格，操作步骤如下。

①选定该段文本。

②单击菜单"表格"→"转换"→"文字转换为表格"命令，输入分隔符为"＊"，列数、行数和列宽框的数值都将根据所选文本数据项的多少自动生成，如图3-27所示。

③单击按"确定"按钮,便将选定文本转换成表格了。

(2)将表格转换为文字:首先选定要转换的表格,如选定刚转换的表格,选择单击菜单"表格"→"转换"→"文字转换为表格"命令,这时系统便弹出"表格转换成文本"对话框,根据需要,选择文本的分隔符,如图 3-28 所示,单击"确定"按钮,便实现了转换。

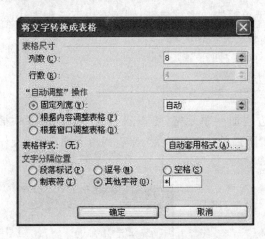

图 3-27 "将文字转换成表格"对话框

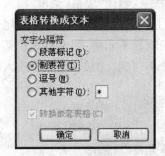

图 3-28 "表格转换成文本"对话框

3.2.2 表格的编辑

上述只是建立了简单的、基础的表格,还要对其进行编辑。这节我们主要是学习如何对表格进行编辑。

1. 选定行、列、单元格或整个表格

对表格操作也必须遵循"先选定,后操作"的原则。操作方法有如下两种。

(1)利用菜单操作的方法:将光标定位至表格内某一单元格中,单击菜单"表格"→"选择"命令,在弹出的级联菜单中选择单元格、行、列或整个表格。

(2)利用鼠标直接选定的操作方法

①选定一行或多行:将鼠标指针移至表格左侧,当指针变成向右上黑色箭头指针时,单击可选定相应的一行,拖动可选定连续多行。

②选定一列或多列:将鼠标指针移至表格某列的顶端,当指针变成向下黑色粗箭头指针时,单击左键可选定该一列,拖动可选定连续多列。

③选定一个或多个单元格:将鼠标指针移至单元格左内侧,当指针变成向右上黑色粗箭头指针时,单击左键可选定该单元格;拖动鼠标可选定连续多个单元格;或者先选定某一单元格内,然后按住 Shift 键再行选另一单元格,即可选定以这两个单元格为对角点的多个单元格。不连续单元格的选择是先选定某一单元格后,按 Ctrl 键不放,再选其他的单元格。

④选定整个表格:将光标移定位至表格内任一单元格后,单击表格左上角的内有花十字形的控制柄,就可选定整个表格;或者选定表格所有的行或列也可选定整个表格。

2. 插入/删除行、列或单元格

通过自动方式建立的表格,有时还需经过一定的修改,才符合要求。

(1)插入列:如在这表格中,在最后一列右侧插入一列,用于放照片,操作步骤如下。

①选定第8列。

②单击菜单"表格"→"插入"子菜单→"列(在右侧)"命令即可插入一列。

若插入一行的操作步骤是：选定行→单击菜单"表格"→"插入"子菜单→"行(在上方)/(在下方)"命令就可插入一行。

(2) 在表尾增加一行：如表尾增加一行用于填写毕业考试成绩，则可有以下三种方法。

方法一：将光标定位至最后一个单元格内，按一下"Tab"键。

方法二：将光标定位至最后一个单元格以外，按"回车"键。

方法三：利用"表格"菜单"插入一行(在下方)"命令。

按上述方法按两次就可在表尾增加两行了。

(3)增加单元格：如果只想在某一单元格边增加一单元格，可以通过菜单"表格"→"插入"命令来完成。例如：如想新插入的单元格在原来单元格的位置，原有的单元格下移，操作步骤如下。

①选定这一单元格。

②单击菜单"表格"→"插入"→"单元格"命令，出现"插入单元格"对话框。

③选择"活动单元格下移"，如图3-29所示。

④单击"确定"按钮。

(4)删除行、列或单元格：删除行、列或单元格的操作与增加操作相似，只需将前面介绍的操作中的"插入"二字改为"删除"二字即可。行、列或单元格中内容将同时删除。

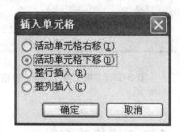

图 3-29 "插入单元格"对话框

若只需删除其中的内容，则按键盘上的"Delete"键。

3. 调整行高和列宽

表格建立后，将光标定位至表中任意位置，在页面视图下水平标尺和垂直标尺上便会出现列标记和行标记，这些行标记和列标记反映了表格的行列空间及行高和列宽。

现要将刚建立的表格的行高和列宽进行如下的调整：设置第一、四、六列列宽为2厘米，第五、八列列宽2.8厘米，第一行至第六行、第十一至第十二行行高为最小值1.3厘米，第七行行高为最小值3厘米，其余行的行高为最小值4厘米设置第一、四、六列列宽为2厘米，第五、八列列宽2.8厘米，第一行至第六行行高为1.3厘米，第七行行高为3厘米，其余行的行高为4厘米。

调整表格行高和列宽有以下两种方法。

(1)利用鼠标操作：选中表格对象后，拖动标尺上的表格行高或列宽标记，可以快速设置行高和列宽。若拖动时按住Alt键，标尺中将显示行高和列宽值，可以进行精确的调整。

注意：可通过单击菜单"工具"→"选项"→"常规"→"度量单位"改为"厘米"，将"使用字符单位"的复选框去掉。

当不需要太精确的调整时，可将鼠标指针移到表格竖线上变成带左右双向箭头的双竖线 ✛ 时，水平拖动鼠标，将改变该竖线前后两列的宽度。将鼠标指针移到表格横线上变成带上下双向箭头的双线 ✛，垂直拖动鼠标，将改变该横线上一行的高度。

(2)利用"表格"菜单：先选定表格需要调整的表格区域，如第一行至第六行，然后单击菜单"表格"→"表格属性"命令,打开"表格属性"对话框,对行选项卡进行参数值设置,指定高度为 1.2 厘米,行高值为最小值即可,如图 3-30 所示。

单击"下一行"就对第七行进行新的设置了。如此类推,就可按任务描述的要求对其他行的行高进行设置。

列宽的设置与行高的设置类同,在此不再赘述。

注意:单击菜单"表格"→"自动调整"命令,Word 会根据内容与窗口调整表格,或固定列宽,或平均分布各行各列。

当表格的行高、列宽设定后就可录入个人资料了。

4. 拆分与合并单元格

(1)合并单元格:合并单元格是将多个单元格合并成一个单元格。如将"通信地址"对应的单元格进行合并单元格,操作步骤如下。

①选定要合并的单元格 B3:F3。

②单击菜单"表格"→"合并单元格"命令。

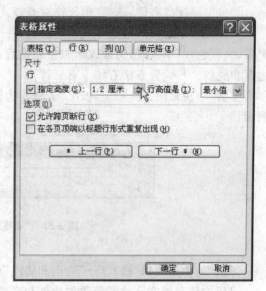

图 3-30　"表格属性"行设置对话框

"联系电话""电子邮箱""爱好特长""学习经历""获奖情况""工作经历""自我评价""贴照片处""毕业考试成绩"等后面相应的单元格进行合并的方法与上相同。

(2)拆分单元格:拆分单元格是将一个单元格或几个单元格拆分成更多的单元格。现将"毕业考试成绩"这两行拆分为 2 行 4 列,其操作步骤如下。

①选定要拆分的单元格 B11:I12。

②单击菜单"表格"→"拆分单元格"命令,打开"拆分单元格"对话框。

③根据拆分的需要,在"列数"数值框中输入或选择相应的数值 4、"行数"数值框中输入或选择相应的数值 2,如图 3-31 所示。

④单击"确定"按钮。

注意:拆分表格时,将光标移到要作为新表格的第一行,然后单击菜单"表格"→"拆分表格"命令即可。

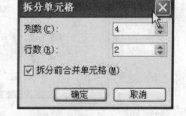

图 3-31　"拆分单元格"对话框

5. 表格的格式设定

将表格进行适当格式化后,可以按需要改变表格外观,从而起美化表格作用。

(1)表格中文本格式化:表格中文本处理方式与文档中普通文本处理方式相同。

如选定第一列的所有字符,单击菜单"格式"→"字体"→"中文字体"→"宋体",再选择"字形"→"加粗"即可。其他字体设置类同。

选定第七至第九行,单击菜单"格式"→"段落"→"行距"→"1.5 倍"即可将文字的行间距设置为 1.5 倍。

(2)单元格对齐方式的设置:单元格的对齐方式是指单元格内的文本相对于单元格的对

齐方式,默认是左上方对齐。现要求"所有单元格对齐方式为中部居中"的操作步骤如下。

①选定要设置对齐方式的单元格。

②单击鼠标的右键,选择"单元格对齐方式"→"中部对齐"命令即可。

(3)表格/单元格的边框和底纹的设置:在 Word 2003 文档中,所有表格的默认有 1/2 磅宽自动(颜色)的单实线,无底纹。表格创建后,用户可根据各自需要为表格设计各种形式的边框和底纹。其设置方法有如下有三种。

方法一:在常用工具栏上,按下"表格与边框"按钮,打开"表格和边框"工具栏,如图 3-32 所示。

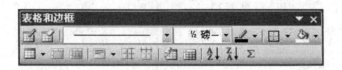

图 3-32 "表格和边框"工具栏

方法二:单击菜单"格式"→"边框和底纹"命令,弹出"边框和底纹"对话框,如图 3-33 所示。设置方法与给文字或段落添加边框和底纹的方法相同。

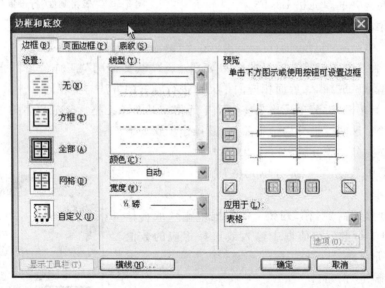

图 3-33 "边框和底纹"对话框

注意:"应用于"设置为"表格"或"单元格"。

方法三:单击菜单"表格"→"表格属性"→"表格"选项卡→"边框和底纹"命令的对话框进行相关的设置即可。

3.2.3 表格的计算与排序

利用 Word 2003 制作的表格也可进行简单的计算和排序。

表格的计算

(1)求和:如要计算毕业考试"理论综合"与"整体护理综合"两科总分的计算方法有两种。

方法一：将光标移至单元格 F12，单击"表格和边框"工具栏上的"自动求和"按钮 $\boldsymbol{\Sigma}$ ，则可得到这两科的总分 182。

方法二：利用公式

将光标移至单元格 F12，单击菜单"表格"→"公式"命令，在弹出的"公式"对话框中输入"公式"为"＝SUM(LEFT)"，其中 SUM 表示求和函数，LEFT 表示求和的范围为此单元格左边的数据，如图 3-34 所示。

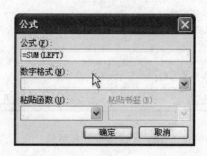

图 3-34 "公式"对话框

单击"确定"按钮，就可计算左边两科成绩的总分。

注意：利用公式除了可以求和外，还可以利用在"粘贴函数"中的其他函数，如求平均数可用函数 AVERAGE 等。

(2)排序：如有一成绩表，如图 3-35 所示。

姓名＼课程	英语	语文	数学	总分
李修虹	63	73	89	225
张丽华	85	95	84	264
吴大伟	75	87	86	248
李小建	93	89	86	268
平均分	79	86	86.25	

图 3-35 表格的数值排序(一)

现要将每位同学的总分从高分到低分进行排序，则选择 A2:E5 单元格，单击菜单"表格"→"排序"命令，弹出"排序"对话框。因为"总分"在第五列，所以在对话框中设置"主要关键字"为"列 5""类型"为"数字"的"降序"，如图 3-36 所示。

单击"确定"按钮，则可将这几名学生按总分的从高分到低分排序。排序的结果如图 3-37 所示。

【任务小结】

通过本任务的实施，我们学习了表格的创建方法，表格的基本编辑方法及表格的计算与排序。通过完成本任务，还可以制作成绩表、课程表等表格。

【任务扩展】

1. 新建 Word 文档，制作一个 5×5 表格，如图 3-38 所示。

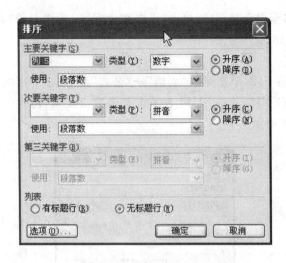

图 3-36　"排序"对话框

姓名\课程	英语	语文	数学	总分
李小建	93	89	86	268
张丽华	85	95	84	264
吴大伟	75	87	86	248
李修虹	63	73	89	225
平均分	79	86	86.25	

图 3-37　表格的数值排序(二)

某药房 2010 年一季度药品销售表

	单价(元)	一月销售量	二月销售量	三月销售量	
利君沙	13.00	120	108	95	
康泰克	8.00	180	163	128	
感康	12.00	96	87	93	
布洛芬	4.50	56	63	45	

图 3-38　药品销售表 1

2. 对表格进行编辑操作,编辑要求:将表格第一行行高设置为 2 厘米,其余行高列宽选择默认。在标题行下方插入 1 行、表格最后插入 1 列,并输入如图 3-39 所示的内容,按图示合并和拆分单元格、绘制斜线表头。

3. 修饰表格,效果如图 3-40 所示。

修饰要求:将标题文字设置为:黑体、加粗、三号字、居中对齐。将表格中文字对齐方式设置为:中部居中,将 B1 单元格中的文字"单价(元)"的文字方向设置为:竖向。将表格外框线设置为上粗下细 3 磅线,内框线设置为细实线 1 磅,表头下框线设置为双线。设置表头行

某药房 2010 年一季度药品销售表

药品名称＼销售量	单价（元）	一季度销售量			一季度销售总量
		一月销售量	二月销售量	三月销售量	
利巴韦林	15.00	115	125	90	
利君沙	13.00	120	108	95	
康泰克	8.00	180	163	128	
感康	12.00	96	87	93	
布洛芬	4.50	56	63	45	

图 3-39　药品销售表 2

某药房 2010 年一季度药品销售表

药品名称＼销售量	单价（元）	一季度销售量			一季度销售总量
		一月销售量	二月销售量	三月销售量	
利巴韦林	15.00	115	125	90	
利君沙	13.00	120	108	95	
康泰克	8.00	180	163	128	
感康	12.00	96	87	93	
布洛芬	4.50	56	63	45	

图 3-40　药品销售表 3

（第 1 行）底纹为："灰—25％"。保存文档。

4. 表格计算，将上述表格中第 2 列删除，然后计算表格中各种药品一季度销售总量，最后另存为"表格计算.doc"。如图 3-41 药品销售表 4 所示。

某药房 2010 年一季度药品销售表

药品名称＼销售量	一季度销售量			一季度销售总量
	一月销售量	二月销售量	三月销售量	
利巴韦林	115	125	90	330
利君沙	120	108	95	323
康泰克	180	163	128	471
感康	96	87	93	276
布洛芬	56	63	45	164

图 3-41　药品销售表 4

3.3 任务 3　制作电子版报

在文档中添加一些图片、图形、艺术字和文本框等，可使文档图文并茂，更加生动形象，使文档更具感染力。

【任务描述】

本次任务学习的是将文档分栏、图片、图形、艺术字和文本框的插入与编辑,以便制作宣传海报及健康宣教资料等。如现要制作一电子版报,如图3-42所示。

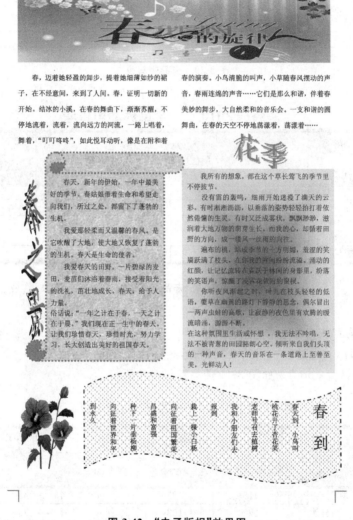

图3-42 "电子版报"效果图

制作要求:

1. 启动 Word 2003,将页面设置为:纸张大小是纵向的 A4,上下、左右页边距为2厘米。

2. 将文件"春的旋律.txt"的内容复制到这一新建文档,设置字体为蓝色宋体五号字,1.5 行距。

3. 将刚复制的内容设定分栏格式,分为两相等栏宽。

4. 插入图片

(1)插入来自文件的图片:本章素材文件夹中"春的旋律.jpg"。

(2)插入一剪切画:在"植物"中搜索,搜索的图形见图3-42中的"花朵"。

（3）插入自选图形：一是插入"星与旗帜"中的"竖卷形"，在其添加文字为素材文件夹中"春之景.txt"内容，设置字体为"粉红色""宋体""五号"，单倍行距；二是插入"星与旗帜"中的"波形"，在其添加文字为素材文件夹中"春到.txt"内容，设置文字方向为"竖向""春到"两字为"宋体小一号""加粗""绿色"字体，其余文字为"褐色""宋体""五号""两倍行距"。

5. 插入艺术字

（1）选择艺术字库 4 行 6 列样式，并输入文字"春之景"，设置"40 磅""加粗""楷体GB2312"。

（2）选择艺术字库 3 行 5 列样式，并输入文字"花季"，设置为"40 磅""加粗""宋体"。

6. 插入文本框：插入横排文本框，将"花朵.txt"内容复制在框内，设置为"宋体""五号""加粗""海绿色""单倍行距"。

7. 图文混排

（1）图片的裁剪：将图片"春的旋律.jpg"中的文字裁剪掉。

（2）图片大小的设置：将图片"春的旋律.jpg"大小设置为高度 3.52 厘米，宽度 17 厘米；用鼠标拖动调整两自选图形和文本框的大小，并使文字全部在框内。

（3）图片版式的设置：将所有的图形、文本框、艺术字的版式设置为"紧密型"。

（4）图片位置的设置：将来自剪切画的"花朵"位置水平对齐为绝对位置的页边距 0 厘米，垂直对齐为绝对位置的页边距 20.4 厘米。

（5）图片颜色与线条的设置：自选图形"星与旗帜"中的"竖卷形"填充颜色为"纹理"中的"蓝色面巾纸"，线条是"浅绿色""2.5 磅"的方点；"星与旗帜"的波形的填充颜色是前景色为"玫瑰红"1 行 8 列的图案，线条是蓝色 1.5 磅的划线一点；"花季"的艺术字的颜色为玫瑰红，无线条颜色；文本框填充颜色为绿黄双色，底纹样式为中心辐射，并去掉文本框线条。

（6）将用鼠标拖动上述的各种图形至合适的位置、大小。

（7）将上述的各种图形组合为一整体图形。

3.3.1 页面设置

1. 设置页边距和页面方向

页边距：指页面四周的空白区域。通俗理解是页面边线到文字的距离。通常，可在页边距内可打印区域中插入文字和图形，也可以将某些项目放置在页边距区域中，如页眉、页脚和页码等。操作步骤如下。

（1）单击菜单"文件"→"页面设置"命令，打开"页面设置"对话框。

（2）在"页面设置"对话框的"页边距"选项卡中，分别将上下页边距设置为 2 厘米，左右页边距设置为 2 厘米，单击"方向"选项组中的"纵向"（Word 中默认页面方向为"纵向"），如图 3-43 所示。

2. 设置纸张大小

操作步骤如下。

（1）在"页面设置"对话框中单击"纸张"选项卡。

（2）在"纸张大小"下拉框中选择"A4"（Word 中默认纸张大小为"A4"），如图 3-44 所示。

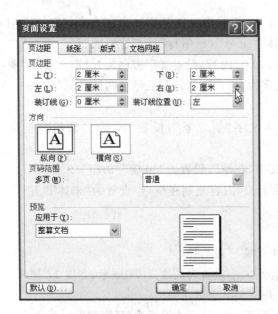
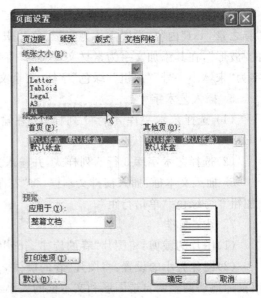

图 3-43　"页面设置"对话框的"页边距"选项卡　　图 3-44　"页面设置"对话框的"纸张"选项卡

3.3.2 分栏

在报纸或杂志上,我们常常看到文章分成若干个小块,看起来层次分明,引人注目,这种排版效果叫"分栏"。Word 2003 可设置相等宽的栏和不等宽的多栏。

1. 创建相等宽度的栏

操作步骤如下。

(1)选择将要分栏的文本,即第一段"春之旋律.txt"内容,单击菜单"格式"→"分栏"命令,弹出"分栏"对话框。

(2)在"预设"选项设置所需的栏数,选择"栏宽相等"复选框,如图 3-45 所示。

(3) 单击"确定"按钮。

注意:若选择"分隔线"复选框,则可在栏与栏之间添加分隔线。

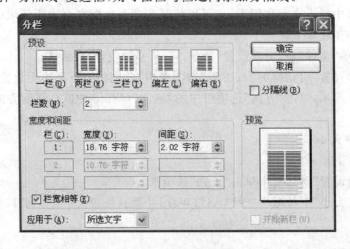

图 3-45　"分栏"对话框

2. 创建不等宽的多栏

Word 2003 在"分栏"对话框中提供不等宽栏的两种预置的格式,即"偏左"和"偏右"两种格式。不等宽的多栏设置是选择将要分栏的文本,单击菜单"格式"→"分栏" →"预设" →选定"偏左"或"偏右" →在"栏数"选择/键入栏数→"确定"按钮即可。

注意:宽栏都是窄栏的 2 倍。

3. 更改栏宽与栏间距

更改栏宽与栏间距有两种方法。

方法一:在页面视图中,拖动水平标尺上的栏标记,可调整栏宽或栏间距。

方法二:使用菜单"格式"→"分栏"命令,可指定栏宽和栏间距的精确尺寸。

若栏宽相等,只需更改一栏目的宽度,Word 自动更改所有栏的宽度,并且调整栏间距。如栏宽不等,Word 只更改正在调整的栏宽或间距。Word 自动调整栏宽以使文本适合左右页边界之间的宽度。

3.3.3 插入图片与艺术字

1. 图片的插入

Word 2003 中使用的图形,可以从 Word 2003 本身提供的图片中获取,也可从许多图形软件中转换过来,这些图片在 Word 可以插入到文档中的任何位置,并对其进行大小调整、裁剪等。插入的图片既可以嵌入文字中间,也可以浮在文字的上、下方。

(1)插入来自文件的图片

来自文件的图片是用户根据自己的需要在别的图片库中获取的,如现要插入来自 D:\第三章素材\春的旋律 .jpg,其操作步骤如下。

①将光标定位至要插入图片的位置,如第一行。

②单击菜单"插入"→"图片"→"来自文件"命令,弹出"插入图片"对话框。

③在"查找范围"中输入要插入的图片文件的路径 D:\第三章素材,选择图片春的主旋律 .jpg,如图 3-46 所示。

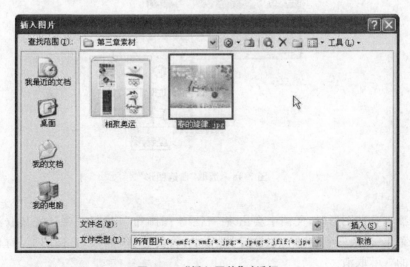

图 3-46 "插入图片"对话框

④单击"插入"按钮,即在文档的当前光标处插入所选的图片。

(2)插入剪切画

剪贴画是指 Word 2003 提供的图片库中的图片,操作步骤如下。

①将光标定位至第二段段首。

②单击菜单"插入"→"图片"→"剪贴画"命令或单击"绘图"工具栏中的"插入剪贴画"按钮,窗口右侧显示"插入剪贴画"任务窗格,如图 3-47 所示。

③在"搜索文字"栏内输入内容(如"植物")。

④单击"搜索"按钮,则在搜索结果栏内会显示所有符合条件的剪贴画。

⑤单击所需剪贴画,即在文档的当前插入点处插入了所选的剪贴画,关闭对话框。

2. 自选图形的绘制

自选图形是指几组加工好的图形,包括线条、连接符、基本形状、箭头总汇、流程图、星与旗帜、标注等。绘制一些个性化的自选图形,会使文档更生动。

(1)自选图形的绘制:现要插入自选图形"星与旗帜"中的竖卷形,操作步骤如下。

①将光标定位至要插入自选图形的位置。

②打开"绘图"工具栏,单击"绘图"工具栏中的"自选图形"按钮,在弹出的菜单中选择所需要的图形。

或者单击菜单"插入"→"图片"→"自选图形"命令,弹出"自选图形"工具栏,选择所需要的图形"星与旗帜"→"竖卷形",如图 3-48 所示。

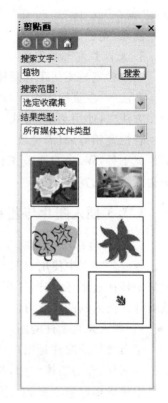

图 3-47 "剪贴画"任务窗格

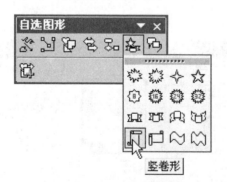

图 3-48 选取"自选图形"

注意:插入自选图形时,文档中会出现一个"绘图画布",若不需要可将其取消。操作方法是:单击菜单"工具"→"选项"→"常规"选项卡,将复选框"插入'自选图形'时自动创建绘图画面"前的"√"取消。

(2)自选图形中添加/编辑文字:选择文档中自选图形的"竖卷形",单击鼠标右键→"添加文字",将"春之景.txt"内容复制到该自选图形上。同样地选择文档中自选图形的"波形",单击鼠标右键→"添加文字",将"花季.txt"内容复制即可。

自选图形中的文字与段落格式的设置与文档的格式设置相同。

3. 艺术字的插入

艺术字是具有艺术效果的文字图形。Word 2003 提供了艺术字功能,可以方便地做出造型优美的特殊文字。

(1)艺术字的插入:操作步骤如下。

①将光标定位至要插入艺术字的位置。

②单击菜单"插入"→"图片"→"艺术字"命令或单击"绘图"工具栏上的"插入艺术字"按钮,弹出"艺术字库"对话框,如图 3-49 所示。

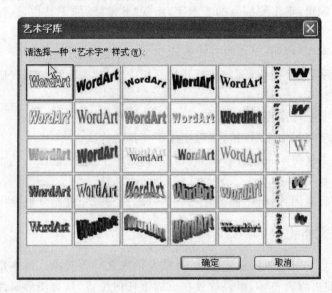

图 3-49 "艺术字库"对话框

③选择 4 行 6 列艺术字样式,单击"确定"按钮,弹出"编辑艺术字文字"对话框。

④在"编辑'艺术字'文字"对话框中,输入要设置为"艺术字"格式的文字"春之景",设置字体、字号等,设置字体为楷体_GB2312,字号为 40,加粗,如图 3-50 所示。

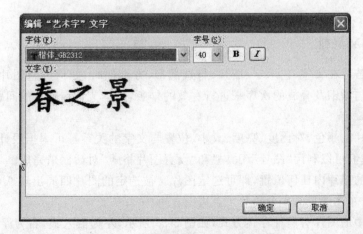

图 3-50 "编辑'艺术字'文字"对话框

⑤单击"确定"按钮,即在文档中插入了艺术字。

同时出现"艺术字"工具栏,用于编辑、修饰艺术字,如图 3-51 所示。

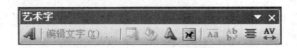

图 3-51 "艺术字"工具栏

同样也可插入 3 行 5 列艺术字样式,"40 磅""加粗""宋体"艺术字"花季"。

(2)艺术字的编辑:单击要编辑的艺术字,出现"艺术字"的工具栏,这时可对艺术字进行相应的编辑。

①单击"艺术字库"按钮,可以打开"'艺术字'库"对话框。

②单击"艺术字形状"按钮,例如从打开的面板中选择"细上弯弧",我们就把这个艺术字的形状变成了弧形。

③单击"艺术字字母高度相同"按钮,所有字母的高度就一样了。

④单击"艺术字竖排文字"按钮,字母变成了竖排的样式。

⑤单击"艺术字字符间距"按钮,例如从弹出的菜单中选择"很松",艺术字中间的间距就变大了。

注意:艺术字具有图片属性,同图片一样可以缩放、移动、复制及删除操作。

3.3.4 插入文本框

文本框和文档页一样,可以插入图形、表格及输入文字等对象。文本框及其上的对象是独立于其他文本的可编辑整体,可以放置在页面上任何位置,具有图形属性。

文本框的插入操作步骤如下。

(1)将光标定位至要插入文本框的位置。

(2)单击菜单"插入"→"文本框"→"横排"(或"竖排")命令,此时鼠标指针变成十字形。

(3)拖动鼠标从插入点到要创建文本框的右下角位置,即创建出一个空白文本框。

(4)在文本框中输入文字等内容,如将"春到.txt"内容复制在框内,并按要求设置字体与段落的格式。

3.3.5 图文混排

在文档中若存在文字、艺术字、图片、自选图形、方本框时,如何调整图片的大小、定位、多图形的组合与撤销及叠放的次序来进行有效的排版,是本节重点解决的问题。

1. 图片的选择

插入的图片的颜色、对比度、亮度、大小、位置与文字的关系等可根据设计的需要作进一步调整,这时我们可以利用"图片"工具栏和"设置图片格式"对话框来完成。

单击所需的图片内任何位置,即可选定图片。被选定的图片四周出现八个小方块,称为控制点,它们分布在图片的 4 个角和 4 条边上。

插入文档中的图片有两种存在方式,如图 3-52 所示,左为嵌入式,右为浮动式。

嵌入式图片是将图片直接嵌入文本中,作为一个字符出现在文档中,其周边控制点为

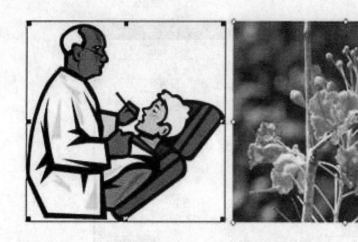

图 3-52　图片的嵌入式与浮动式

"黑色实心"小方块,用户处理该图片就像处理普通文字一样。嵌入式是图片的默认方式。浮动式图片其周边控制点为"空心"小圆圈,此时图片的位置不随文字的变化而变化,它既可以浮于文字上方,也可以衬于文字下方。

　　选定的图片可进行移动、复制、删除和编辑的操作。

　　2. 图片的裁剪

　　插入图片后可以裁剪图片,使其合乎文档设计的需要。裁剪图片的方法有以下两种。

　　(1)使用鼠标在屏幕上裁剪

　　①选定要裁剪的图片春的旋律.jpg,使之出现八个控制点,同时会出现如图 3-53 所示的"图片"工具栏。

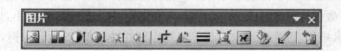

图 3-53　"图片"工具栏

　　②单击"图片"工具栏上的裁剪按钮,图标指针变为 ⌐,放在图片的控制点上,拖动控制点就可以将上面的文字进行裁剪。

　　(2)使用菜单精确裁剪:与图片的大小可以调整一样,图片的裁剪也可用菜单命令做精确裁剪。其操作步骤如下。

　　①将光标定位至要裁剪的图片上,单击鼠标右键选择"设置图片格式"的"图片"选项卡,如图 3-54 所示。

　　②在"图片"选项卡中的"裁剪"区的四个选框:"左""右""上"和"下",分别输入将要裁剪图片左边、右边、上边和下边裁剪的厘米数即可。

　　★"图像控制"即可对图像的"颜色""亮度""对比度"进行设置,其中"颜色"的设置包括"自动""灰度""黑白"及"冲蚀"。

　　★当单击"图片"标签中的"重新设置",就能将"裁剪"区的四个选框设置为"0 厘米",即

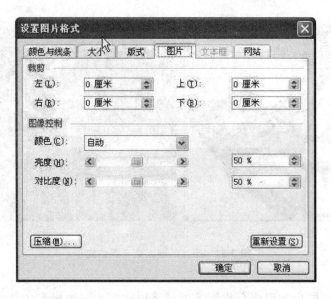

图 3-54　"设置图片格式"对话框"图片"选项卡

将图片恢复到原来的大小。

3. 图片大小的设置

图片、艺术字、文本框和自绘图形都具有图形性质,在设置其大小时,方法是类同的。现已设置图片大小为例进行说明。

插入的图片其大小不满足版面要求,可用以下两种方法进行调整。

(1)使用鼠标拖曳调整:单击要调整的图片,例如单击艺术字"春之景",拖动图片四角的控制点可以按纵横比例缩放,而拖动图片某一边的控制点时,只能在其方向上缩放。

(2)使用菜单命令精确调整:利用鼠标拖动控制点可以改变图片大小,但不能精确控制比例缩放。要精确缩放,用菜单可以实现。如现以图片春的旋律.jpg 为例,操作步骤如下。

①选中图片春的旋律.jpg。

②单击鼠标右键,选择"设置图片格式",弹出相应的对话框。

③单击"大小"选项卡→"尺寸与旋转"区域中高度输入高度 3.52厘米,宽度 17 厘米,如图 3-55 所示。

④单击"确定"按钮,就可精确地调整图片的大小。

● "缩放"区域:"高度"和"宽度"用百分比(如 27%)来调整到原来图形的倍数。"锁定纵横比"选项是用于限制所选图形的高度和宽度,以保持原始的比例。如果选择了"与图片原始尺寸相关",系统

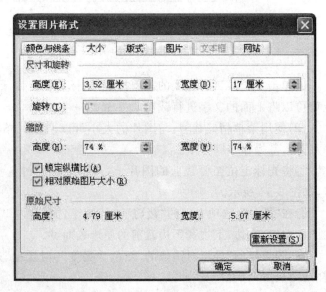

图 3-55　"设置图片格式"对话框的"大小"选项卡

将根据所选图片的原始尺寸来计算"高度"和"宽度"框内的百分比。调整原始的尺寸。

● 如是要恢复原来大小,则可使"缩放"区域的"高度"和"宽度"框变成100％,这样"尺寸与旋转"区域中相应框内的厘米数也将做相应调整。不管如何调整,按下"重新设置"按钮,都能将图片恢复到原始大小。

4. 图片版式的设置

图片的版式有"嵌入型""四周型""紧密型""衬于文字下方"和"浮于文字上方",如要设置艺术字"春之景,"为"紧密型"版式,其设置步骤如下。

把光标定位至艺术字"春之景"上,单击鼠标右键选择"设置艺术字格式"→"版式"选项卡→"紧密型"→"确定"。

其余艺术字"花季"、自选图形"竖卷形""波形"剪切画"花朵"设置为"紧密型"版式方法类同。

5. 图片位置的设置

要设置图片在文档中的精确位置,如将来自剪切画的"花朵"定位,操作步骤如下。

(1)将光标定位至"花朵"的图片上,单击鼠标右键选择"设置图片格式",打开相应的对话框。

(2)单击"版式"选项卡→"紧密型"(或"四周型")→"高级"→"图片位置"选项卡→水平对齐→绝对位置→页边距→0厘米,垂直对齐→绝对位置→页边距→20.4厘米,如图3-56所示。

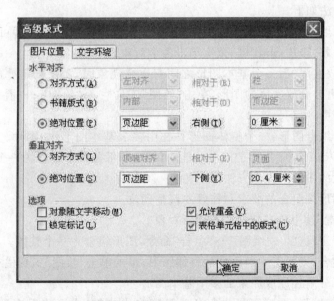

图3-56 "图片位置"设置对话框

(3)单击"确定"按钮。

注意:此"高级版式"设置中,选择"文字环绕"选项卡,可设置文字与图形的"环绕方式"和"文字环绕"等。其中"环绕方式"有:"四周型""紧密型""穿越型""上下型""衬于文字下方""浮于文字上方""嵌入型"等。

设置图片颜色与线条能使版面颜色丰富多彩,富有动感。

如现要"设置自选图形'波形'的填充颜色是前景色为玫瑰红1行8列的图案,线条是蓝色 1.5 磅的划线一点。"的操作步骤如下。

（1）把光标定位至自选图形"波形"上，单击鼠标右键选择"设置自选图形格式"，打开相应的对话框。

（2）单击"颜色与线条"选项卡→"填充"→"颜色"下拉列表→"填充效果"→"图案"选项卡→选择 1 行 8 列的图案→"前景"下拉列表→设置颜色为"玫瑰红"→单击"确定"按钮。

（3）返回"颜色与线条"→"线条"→"颜色"下拉列表→设置"蓝色"→单击"虚实"下拉列表选择→选择"划线一点"→设置"粗细"为 1.5 磅→单击"确定"按钮 2 次即可。

注意：

①在设置图形的填充颜色时，可用"透明度"的滑条改变图片颜色的透明度。

②设置"填充效果"时有"渐变""纹理""图案"和"图片"等选择，可根据对话框的内容进行设置。

③去掉文本框线条：将光标置于文本框"花季"的边框上，当鼠标变成十字形，单击鼠标右键，选择"设置文本框格式"→"颜色与线条"选项卡→"线条颜色"下拉列表→"无线条颜色"即可。

文档中自选图形"竖卷形"的颜色与线条的设置与文本框的颜色与线条的设置类同，在此不再重述。

6. 关于图片的编辑与修饰的几点补充说明

（1）图形对象的选择：在图文混排操作中，要进行图形对象的对齐、组合前，应先选中对象。选择图形的方法如下。

①选定一个图形对象：当鼠标移过对象时，指针会变成十字形，单击即可选定这一对象。

②选定多个对象：按住 Shift 键，依次单击各个对象。

（2）图形的叠放次序：当多个基本图形之间有重叠现象时，需要确定叠放次序。其操作步骤是：选中需要更改叠放次序的图形，单击"绘图"工具栏→"绘图"→"叠放次序"命令，选定需要叠放方式即可。

（3）组合/取消组合图形：一个整体图形往往由多个基本图形（如图片、文本框或自选图形等）组成，利用 Word 2003 提供的组合功能，可以将分散的图形组合为一个整体图形，成为具有整体编辑属性的图形。操作方法如下。

①把单个的图形按组合的要求制作好并调整到位。

②按住 Shift 键，逐个单击选定基本图形对象。

③单击"绘图"工具栏→"绘图"→"组合"命令，图形组合为一个整体。

若要取消其组合，则可选中组合成的整体图形，单击单击"绘图"工具栏→"绘图"→"取消组合"，图形即可分解还原成原来的多个基本图形。

（4）旋转和翻转图形：图形可以进行任意角度自由旋转、水平或垂直翻转，操作步骤如下。

①选定需要旋转或翻转的图形。

②单击"绘图"工具栏→"绘图"→"旋转或翻转"命令，选择需要翻转的方式即可。

（5）图形的微调：在进行图形操作时，经常需要精确地调整图形的大小、位置等，首先选定需要调整的对象，按住 Alt 键，用鼠标拖动图形，即可精确调整图形的位置。

【任务小结】

通过本任务的实施，我们学习了图片、艺术字、自选图形及文本框的插入与编辑，主要用到了"图片""艺术字""绘图"工具栏和"设置图片/艺术字/自选图形/文本框格式"对话框中各选项卡的使用功能。

【任务扩展】

1. 打开第三章素材中"相聚奥运"的素材包,按图片相聚奥运样版.jpg的格式及提供的素材进行排版。

2. 搜集关于"糖尿病病因、病症""糖尿病人的护理""糖尿病病人饮食注意的问题"和"糖尿病的预防"等资料,用A4纸制作一份关于"糖尿病健康宣传"的资料。要求:使用艺术字、文本框、自选图形、图片等多种文档的修饰手法增强文档的可读性和感染力。

3.4 任务4 编排论文

【任务描述】

撰写毕业论文是在校大学生最后一次知识的全面检验,它是大学生完成学业的标志性作业,是在教师指导下所取得的科研成果的文字记录,也是检验学生掌握知识的程度、分析问题和解决问题能力的一份综合答卷。临近毕业,你将如何按照学校给出的以下具体要求完成你的论文呢?下面我们以某单位的毕业论文为例进行论文编排。

××职业技术学院毕业论文撰写要求

1. 页面设置

A4纸,上下页边距2.5厘米、左右边距2.0厘米,页眉页脚1.5厘米,每页30行,每行35字。

2. 整体结构

中文题目后紧接作者信息、摘要、关键词;英文题目另起页,紧接英文作者信息、摘要、关键词;目录、正文、致谢、参考文献均另起奇数页。

3. 页眉页脚

奇数页的页眉内容为论文题目,偶数页的页眉内容为作者信息,论文第1页的页眉无内容;页脚除页码外无其他内容。

4. 页码

在页脚的外侧设置页码,题目至目录设置页码格式为"Ⅰ、Ⅱ、Ⅲ……",正文至论文末尾设置页码格式为"1、2、3……"。

5. 文字格式

①论文题目:中文黑体、英文 Times New Roman、二号加粗、居中,1.5倍行距。

②作者信息:分3行填写"专业""撰写人""导师"3项内容,中文宋体、英文 Times New Roman、四号加粗、居中,1.5倍行距,文字前加项目符号"●"。

③摘要和关键词:中文黑体、英文 Arial、小四号,无首行缩进,段前1行、段后0.5行。

④摘要和关键词内容:同"正文文字"格式。

⑤目录:黑体三号,居中,目录内容根据论文标题自动生成。

⑥正文文字:宋体小四号,首行缩进2字符,单倍行距。

⑦正文文中标题

一级标题:标题序号为"1.",黑体三号,独占行,居中,无首行缩进,末尾不加标点符号,1.5倍行距。

二级标题:标题序号为"1.1",黑体小三号,独占行,左对齐,无首行缩进,末尾不加标点符号,1.5 倍行距。

三级标题:标题序号为"1.1.1",左对齐,无首行缩进,黑体四号,1.5 倍行距。

四级标题:标题序号为"1.1.1.1",同"正文文字"格式。

⑧参考文献:同"一级标题"格式,参考文献内容同"正文文字"格式。典型文献著作格式如下。

1 作者．书名．版次．出版者,出版年:引用部分起止页码

2 作者．文章名．学术刊物名．年,卷(期):引用部分起止页码

⑨致谢:同"一级标题"格式,致谢内容同"正文文字"格式。

6. 其他

论文总字数 2 万字左右(包括标点符号、图表等),论文中如涉及公式请使用公式编辑器准确录入。

编排后的效果图如图 3-57 所示。

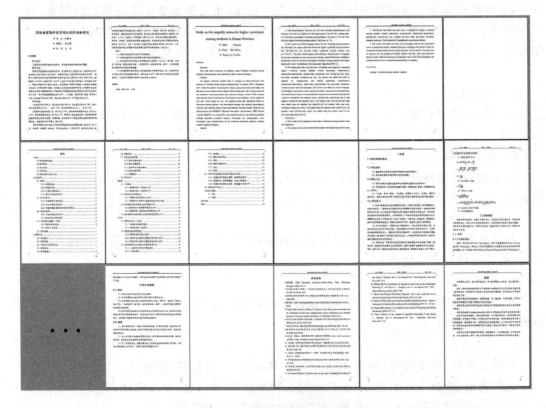

图 3-57 论文排版后的打印预览缩略图

3.4.1 样式和格式

样式:是专门制作的格式包,它同时包含很多属性。大家都习惯从菜单和工具栏直接应用所有格式,有了"样式"则不必单独应用每个格式,只需应用一次"样式"就可以完成多个格式设置的操作。

Word 中有 4 种样式类型。了解这些样式类型有助于理解在样式列表中看到的内容、新建样式时可供选择的选项以及样式对文档中文字的影响。

①段落样式：不仅包含字体和字号，还包含整个段落的文本位置和间距等格式。一种段落样式可以应用于一个或多个段落。在任务窗格中，段落样式旁有一个段落图标 ↵。段落样式的格式将应用于指针所处位置的段落结束标记范围内的所有文本。

②字符样式：在字符级别（单词或字母块）而不是段落级别应用这些样式。可以在应用段落样式的同时应用字符样式。在任务窗格中，字符样式旁有字符图标 a。

③列表样式：为列表提供一致的外观，在任务窗格中，列表样式旁有列表图标 三。

④表格样式：为表格提供一致的外观，在任务窗格中，列表样式旁表格图标 田。

1．"样式"的位置

为了便于访问，在"格式"工具栏上的"样式"下拉框中便能快速找到样式列表，如图 3-58 所示。

还可以单击菜单"格式"→"样式和格式"命令，在 Word 窗口的右侧显示"样式和格式"任务窗格，在这窗格中有更多的视图和选项，将鼠标移至列表中某一样式上，则可查看该样式的详细信息，如图 3-59 所示。

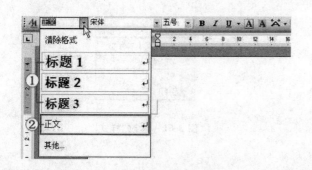

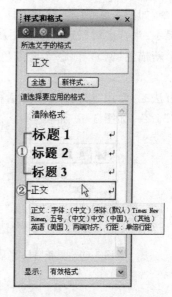

图 3-58　"格式"工具栏上的"样式"列表　　　　**图 3-59　"样式和格式"任务窗格**

图 3-58 和图 3-59 中的样式列表是为新建空白文档显示的常用列表，该列表包含三种标题样式和名称为"正文"的默认段落样式，"正文"样式呈选中状态，说明文档中光标所在位置的文字为该样式，默认情况下，新建文档中的所有文字都使用"正文"样式。Word 中还有其他很多样式可供选择，只是默认视图中并未显示这些样式，在"格式"工具栏的"样式"列表中单击"其他"或在"样式和格式"任务窗格最下面的"显示"下拉列表中选择"所有样式"即可显示全部样式。

2．样式的使用

样式最大的优势在于，同时选中多个不同的对象，然后单击一次样式即可同时将该样式应用于选中的所有对象,如修改该样式,具有该样式的所有文字则会立即得到更新。撤销样式和删除样式也极为方便。

(1)应用样式

①选定论文中的一级标题"1. 前言""2. 文献回顾""3. 研究方法""4. 结果""5. 讨论""6. 结论与展望"。

②单击菜单"格式"→"样式和格式",打开"样式和格式"任务窗格。

③单击"样式和格式"任务窗格中名称为"标题1"的样式,将名称为"标题1"的样式套用到这一级标题上。

④用同样方法,将论文中的二级标题"1.1 研究背景和意义""1.2 研究目的""1.3 研究内容"……"6.2 展望"套用"样式和格式"任务窗格中名称为"标题2"的样式。

⑤用同样方法,将论文中的三级标题"2.1.1 共情的概念""2.1.2 共情的内涵""2.1.3 共情的测量工具"……"5.4.3 加强护生特殊群体教育,提高整体共情水平"套用"样式和格式"任务窗格中名称为"标题3"的样式。

(2)修改样式

方法一:基于文档中的实际格式更新样式。修改某种样式,比较快捷的方法就是,选择使用该样式的一个对象,直接更改某些格式。然后单击该样式下拉菜单下的"更新以匹配选择"命令,如图 3-60 所示,具有该样式的所有内容都将更新以体现更改。

提示:当首次对所选文字应用新格式时,Word 将其解释为直接格式,并在任务窗格中包含一个新描述(例如"标题 2+ 红色"),但更新现有样式后,该描述将会消失,原样式也被修改。

方法二:使用"修改样式"对话框更改样式。单击列表中某样式打开其下拉菜单,选择"修改"命令,如图 3-61 所示。

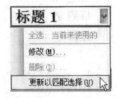

图 3-60　更新"样式"

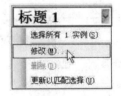

图 3-61　修改"样式"

在弹出的"修改样式"对话框中进行所需的更改,单击"确定"按钮。除了进行所需的格式更改,还有很多其他选项,其中包括:样式名称、样式类型、样式基于、添加到模板(模板:指一个或多个作为文档样式基础的文件,其中所包含的结构和工具构成了已完成文件的样式和页面布局等元素。该文件作为独立的文件存在,与文档结合在一起运行,不过该文件始终在后台运行)、自动更新等选项,还可以单击"格式"按钮,有"制表位""边框""编号"等更多的格式选项可供修改。如图 3-62 所示。

提示:对于内置样式,新名称不能覆盖旧名称,重命名后名称将被添加到旧名称中。例如,如果为"标题1"重命名为"顶部标题",在"样式和格式"任务窗格中,您将看到"标题1,顶部标题"。

按照任务描述中"5. 文字格式"的第⑥和第⑦条要求,论文各级标题及正文文字的格式与我们刚才应用的 Word 内置样式中标题和正文样式有相同之处也有不同之处，所以我们将内置样式中的 3 个标题样式（标题样式：应用于标题的格式设置，Word 有"标题 1"到"标题 9"9 个不同的内置标题样式）和一个默认段落样式按照要求稍做修改。步骤如下。

　　①在"样式和格式"任务窗格中，右击"标题 1"样式，选择"修改"命令，弹出"修改样式"对话框。

　　②在"修改样式"对话框中设置"样式名称"为"一级标题"，"样式基于"为"无样式"；单击"格式"按钮，在"字体"对话框中设置"中文黑体、英文 Arial、三号"，在"段落"对话框中设置"对齐方式居中、首行缩进无、段前段后 0、1.5 倍行距、大纲级别 1 级"；单击"确定"按钮，如图 3-63 所示，再次单击"确定"按钮。

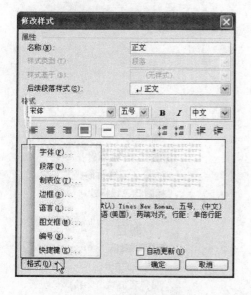

图 3-62　修改"样式"的格式

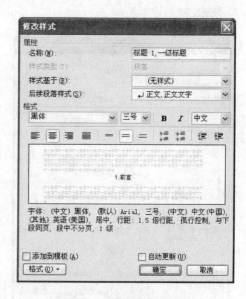

图 3-63　修改"标题 1"样式

　　③按照以上步骤，将"标题 2"样式修改为任务描述中"二级标题"的格式，将"标题 3"样式修改为任务描述中"三级标题"的格式，将"正文"修改为"正文文字"的格式，样式修改后列表如图 3-64 所示。

　　④按照任务描述，将修改好的 3 个标题样式应用于"毕业论文"中相应文字内容。

　　提示：在"修改样式"对话框中，右下角有一个称为"自动更新"的复选框。如果选中了该复选框，以后对使用该样式的某对象应用直接格式，则其他应用此样式的对象也会同时更新为此格式。

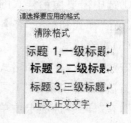

图 3-64　样式修改后的样式列表

　　（3）新建样式：如果要改变样式并用于其他文档，但不想永久性地改变文档模板中的原始样式，请新建样式。按照任务描述中"5. 文字格式"的要求，我们已经有了 3 个标题样式和一个段落样式，现在我们还需要新建几个样式。步骤如下。

　　①选中论文的中文题目。

　　②利用"字体"和"段落"对话框或"格式"工具栏，为选中的对象设置"中文黑体、英文

Times New Roman、二号加粗、居中，1.5 倍行距"等格式。

③在"样式和格式"任务窗格中单击"新样式"按钮，如图 3-65 所示，弹出"新建样式"对话框。

④在"新建样式"对话框中，键入样式的新名称"题目"，如图 3-66 所示，单击"确定"按钮（此处选项与"修改样式"对话框中的选项基本相同）。

⑤按照以上方法继续新建"作者信息""摘要和关键词""目录"自定义样式，新建样式后的样式列表如图 3-67 所示。

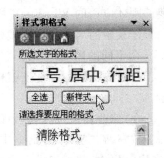

图 3-65　新建样式

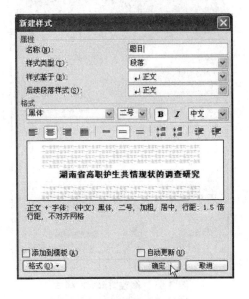

图 3-66　"新建样式"对话框

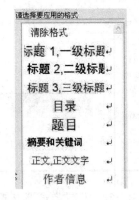

图 3-67　新建样式后的样式列表

⑥按照任务描述，将新建的样式应用于"毕业论文"中相应文字内容。

（4）撤销样式

①选中需要撤销样式的对象。

②在"样式和格式"任务窗格中单击"清除格式"命令。

（5）删除样式

方法一：在"样式和格式"任务窗格中，右击要删除的样式，再单击"删除"。

方法二：单击菜单"工具"→"模板和加载项"命令，打开"模板和加载项"对话框，单击"管理器"，在"样式"选项卡中单击要删除的项目，然后单击"删除"。

3.4.2 分隔符的使用

1. 分节符的使用

节是文档格式化的最大单位（或指一种排版格式的范围）。默认方式下，Word 将整个文档视为一"节"，故对文档的页面设置是应用于整篇文档的。若需要在一页之内或多页之间采用不同的版面布局，只需插入"分节符"将文档分成几"节"，然后根据需要在每"节"中设置不同的页面格式即可,例如边距、纸型或方向、打印机纸张来源、页面边框、垂直对齐方式、页眉和页脚、分栏、页码编排、行号及脚注和尾注。注意:分节符是一个"节"的结束符号,插入分节符后,分节符中存储了"节"的格式设置信息,只控制它前面文字的格式。可插入的分节符类型有如下几种。

①"下一页":插入一个分节符,新节从下一页开始。

②"连续":插入一个分节符,新节从同一页开始。

③"奇数页":插入一个分节符,新节从下一个奇数页开始

④"偶数页":插入一个分节符,新节从下一个偶数页开始。

(1)插入分节符:按照任务描述中"2. 整体结构"的要求,我们应在目录、正文、致谢、参考文献前插入分节符,将文档分为 5 节。步骤如下。

①将光标定位于"目录"的前面。

②单击菜单"插入"→"分隔符"命令,弹出"分隔符"对话框。

③在"分隔符"对话框中选择"分节符类型"为"奇数页",如图 3-68 所示,单击"确定"按钮。

④重复以上步骤,依次在正文、致谢、参考文献前面插入"奇数页"分节符,将论文分成 5 节。

(2)改变分节符类型:如插入的分节符不合适,或需要修改分节符的类型,步骤如下。

①将光标定位于需要修改的节中。

②单击菜单"文件"→"页面设置"命令,弹出"页面设置"对话框。

③在"页面设置"对话框中单击"版式"选项卡,在"节的起始位置"下拉框中,选择描述当前节起始位置的选项,单击"确定"按钮。

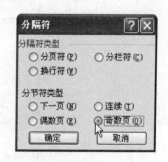

图 3-68　插入"奇数页"分节符

(3)删除分节符:删除分节符的同时也删除了节中文本的格式,文本将成为下一节的一部分,并采用该节的格式设置。删除分节符的步骤如下。

①选择要删除的分节符。

②按键盘上的 Delete 键。

提示:如果是在页面视图或大纲视图中,看不到分节符,请单击"常用"工具栏上的 ¶ "显示/隐藏编辑标记"按钮,即可看到分节符标记、分页符标记、空格标记等非打印字符。

2. 分页符的使用

分页符,即上一页结束以及下一页开始的位置。Word 中,当文字或图形填满一页时,会插入一个"自动分页符(软分页符)",如需在指定位置开始新的一页,可以通过插入"手动分页符(硬分页符)"来控制分页。

(1)插入分页符:按照任务描述中"2. 整体结构"的要求,我们还需将毕业论文的中文题目、摘要、关键字部分和英文题目、摘要、关键字部分进行分页处理,步骤如下。

①将光标定位于英文题目前,单击菜单"插入"→"分隔符"命令,弹出"分隔符"对话框。

②在"分隔符"对话框中选择"分页符"选项,单击"确定"按钮,如图 3-69 所示,文档便从英文题目处另起一页。

(2)控制分页符:通过设置分页选项,可控制自动分页符的位置。步骤如下。

①将光标定位于需要控制分页符的段落中,单击菜单"格式"→"段落"命令,弹出"段落"对话框。

②在"段落"对话框中单击"换行和分页"选项卡,根据需要选择"与下段同页""段中不分页""段前分页""孤行控制"复选框,单击"确定"按钮,如图 3-70 所示。

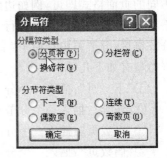

图 3-69　插入"分页符"

(3)删除分页符:通过删除页结尾处的分页符,可以删除 Word 文档中的空白页,或合并分页符前后的两页。步骤如下。

①选择页结尾处的分页符。

②按键盘上的 Delete 键。

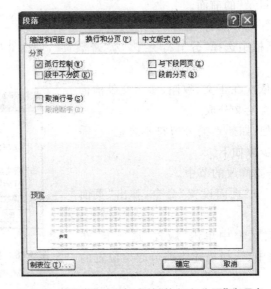

图 3-70　"段落"对话框中的"换行和分页"选项卡

3.4.3 项目符号与编号

可以快速地将项目符号或编号添加到现有的行或文字,也可以在您键入时自动创建列表。如需撤销列表,操作方法是,单击在列表旁出现的"自动更正选项"按钮 ⧉ ,选择"撤销自动编号"。

1. 项目符号

放在文本前以添加强调效果的点或其他符号。

(1)添加项目符号:按照任务描述,为"专业""撰写人""导师"3 项作者信息文字前加项目符号"●"。步骤如下。

①选中需要添加项目符号的内容,这里我们可以利用"Ctrl+鼠标拖放"同时选中中文和英文的作者信息共 6 行,以便为它们同时添加项目符号。

②单击菜单"格式"→"项目符号和编号"命令,打开"项目符号和编号"对话框。

③在"项目符号和编号"对话框的"项目符号"选项卡中,选择所需的项目符号"●",如图 3-71 所示,单击"确定"按钮。项目符号效果如图 3-72 所示。

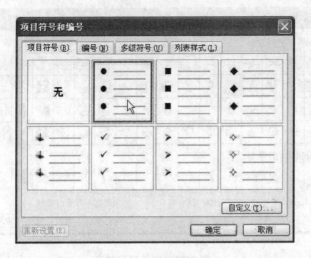

图 3-71　添加项目符号

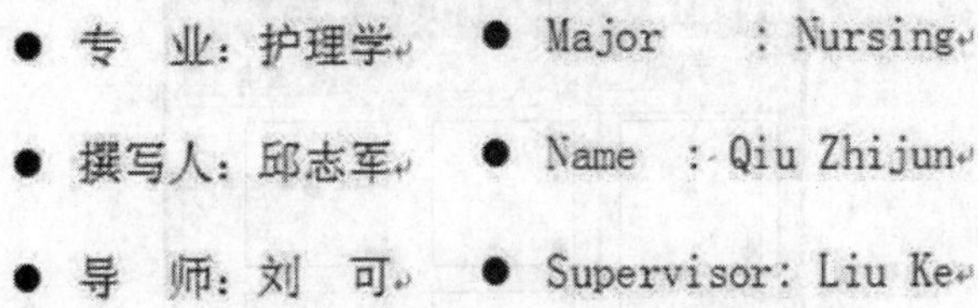

● 专　业：护理学
● 撰写人：邱志军
● 导　师：刘　可

● Major　　：Nursing
● Name　：Qiu Zhijun
● Supervisor: Liu Ke

图 3-72　添加项目符号后效果图

（2）修改项目符号

①选中需要修改项目符号的内容。

②单击菜单"格式"→"项目符号和编号"命令，打开"项目符号和编号"对话框。

③在"项目符号和编号"对话框的"项目符号"选项卡中，单击"自定义"按钮，弹出"自定义项目符号列表"对话框，在"项目符号位置"和"文字位置"选项下面可以调整项目符号的缩进位置、文字的制表位位置和缩进位置，如图 3-73 所示，在"项目符号字符"选项下面单击"字体"按钮，可以对项目符号的格式进行设置，单击"字符"或"图片"按钮，将出现更多的字符和图片可供选择。如图 3-74 和图 3-75 所示。

（3）取消项目符号

①选中需要修改项目符号的内容。

②单击菜单"格式"→"项目符号和编号"命令，打开"项目符号和编号"对话框。

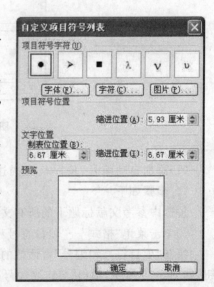

图 3-73　"自定义项目符号列表"对话框

③在"项目符号和编号"对话框的"项目符号"选项卡中，选择"无"，单击"确定"按钮。

2．编号

编号：放在文本前表示一定顺序的数字编号或其他编号。

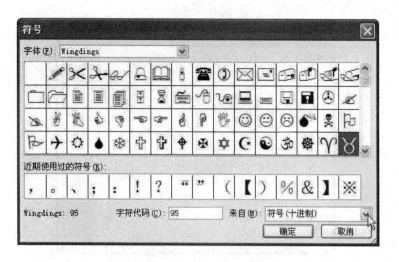

图 3-74　字符项目符号

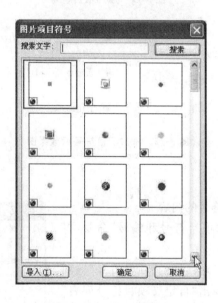

图 3-75　图片项目符号

（1）添加自动编号：按照任务描述，我们为毕业论文的参考文献添加自动编号"1，2，3……"。步骤如下。

①选中参考文献标题下的所有文字内容。

②单击菜单"格式"→"项目符号和编号"命令，打开"项目符号和编号"对话框。

③在"项目符号和编号"对话框的"编号"选项卡中，选择"1.2.3."编号，单击"自定义"按钮，如图 3-76 所示，弹出"自定义编号列表"对话框。

④在"自定义编号列表"对话框中的"编号格式"文本框中，删除"1"后面的点"."（任务描述中参考文献前面的编号只有数字没有点），"编号样式"使用默认的"1，2，3……""起始编号"使用默认的"1"，"编号位置"使用默认的"左对齐"，编号"对齐位置"调整为 2 字符（任务描述中参考文献文字内容首行缩进 2 字符），文字"制表位位置"调整为"2 字符"，文字"缩进位置"调整为"3 字符"，如图 3-77 所示，单击"确定"按钮。效果如图 3-78 所示。

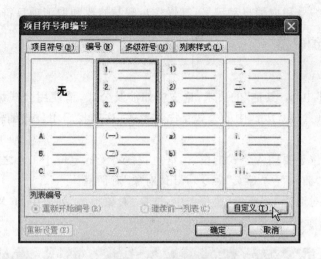

图 3-76 添加自动编号

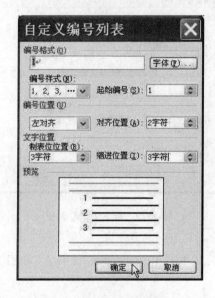

图 3-77 自定义编号格式

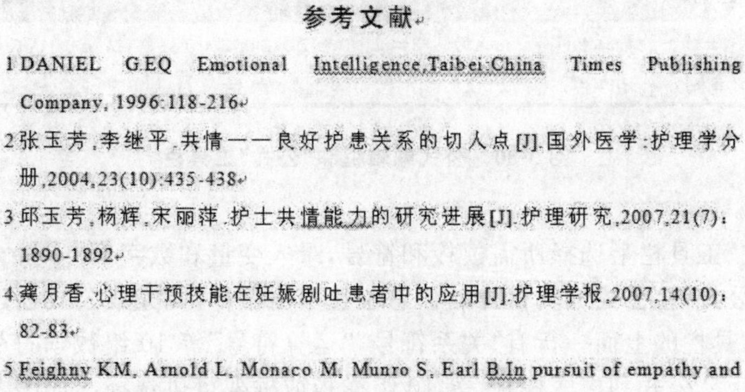

参考文献

1 DANIEL G.EQ Emotional Intelligence.Taibei:China Times Publishing Company, 1996:118-216

2 张玉芳,李继平.共情——良好护患关系的切入点[J].国外医学:护理学分册,2004,23(10):435-438

3 邱玉芳,杨辉,宋丽萍.护士共情能力的研究进展[J].护理研究,2007,21(7):1890-1892

4 龚月香.心理干预技能在妊娠剧吐患者中的应用[J].护理学报,2007,14(10):82-83

5 Feighny KM, Arnold L, Monaco M, Munro S, Earl B.In pursuit of empathy and

图 3-78 为参考文献添加自动编号

(2)修改自动编号和取消自动编号,其操作步骤与修改和取消项目符号的步骤相同。

3.4.4 公式编辑器

1. 插入公式

按照任务描述中"6. 其他"的要求,论文中如涉及公式,请使用公式编辑器准确录入,而我们的"毕业论文(素材). doc"中的公式是图片形式,这里我们用公式编辑器重新录入公式。操作步骤如下。

(1)将光标定位于要插入公式的位置,这里我们将光标定位于1.5之后。

(2)单击菜单"插入"→"对象"命令,弹出"对象"对话框。

(3)在"对象"对话框的"新建"选项卡中,选择"对象类型"列表中的"Microsoft 公式 3.0"选项,如图 3-79 所示。

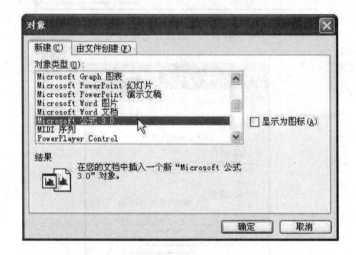

图 3-79　插入"公式 3.0"

单击"确定"按钮,出现公式编辑区域和"公式"工具栏,如图 3-80 所示。

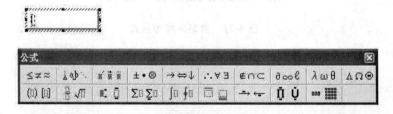

图 3-80　公式编辑框和"公式"工具栏

(4)在"公式"工具栏上选择所需模板和符号,录入变量和数字。

(5)录入完公式,在公式编辑框外的任意位置单击鼠标,则完成公式创建。

在"公式"工具栏的上面一行有"关系符号""运算符号"等 10 组数学符号可供选择,下面一行有"围栏模板""公式和根式模板"等 10 组样板或框架可供选择。如图 3-81 所示。

2. 修改公式

(1)双击公式,出现公式编辑框和"公式"工具栏。

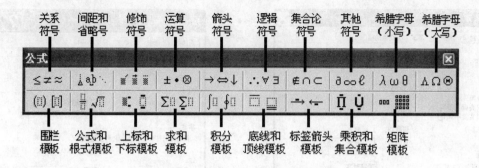

关系 间距和 修饰 运算 箭头 逻辑 集合论 其他 希腊字母 希腊字母
符号 省略号 符号 符号 符号 符号 符号 符号 （小写） （大写）

围栏 公式和 上标和 求和 积分 底线和 标签箭头 乘积和 矩阵
模板 根式模板 下标模板 模板 模板 顶线模板 模板 集合模板 模板

图 3-81 "公式"工具栏各按钮功能说明

(2)将光标定位于需要修改的部分,利用"公式"工具栏上的符号和模板对公式进行修改。

3. 删除公式

(1)删除整体公式:单击公式即可选中公式,按键盘上的 Delete 键。

(2)删除部分公式:双击公式,在公式编辑框中选中需要删除的部分,按键盘上的 Delete 键。

3.4.5 页面、页眉页脚、页码的设置

1. 页面设置

打开素材文件"毕业论文(素材).doc",按照任务描述中"1. 页面设置"的要求,将毕业论文整篇文档的页面设置为 A4 纸,上下页边距 2.5 厘米、左右边距 2.0 厘米、页眉页脚 1.5 厘米,每页 30 行,每行 35 字。步骤如下。

(1)设置页边距和纸张:用前面所学将论文的页边距和纸张大小按任务描述中"1. 页面设置"的要求进行设置。

(2)设置页眉和页脚距边界的距离

①在"页面设置"对话框中单击"版式"选项卡。

②在"页眉和页脚"选项组中分别设置页眉和页脚距边界的距离为 1.5 厘米。如图 3-82 所示。

(3)设置文档网格

①在"页面设置"对话框中单击"文档网格"选项卡。

②在"网格"选项组中选择"指定行和字符网格",在"字符"和"行"选项中分别设置每行 35 字、每页 30 行,如图 3-83 所示。单击"确定"按钮。

2. 页眉页脚的设置

页眉和页脚是页面的两个特殊区域,位于文档中每个页面页边距的顶部和底部区域。通常显示文档的附加信息,常用来插入时间、日期、页码、单位名称、微标等。

(1)插入页眉和页脚:按照任务描述中"3. 页眉页脚"的要求,奇数页的页眉内容为论文题目,偶数页的页眉内容为作者信息;页脚除页码外无其他内容。操作步骤如下。

①单击菜单"视图"→"页眉和页脚"命令,出现页眉和页脚区域和"页眉和页脚"工具栏。如图 3-84 所示。

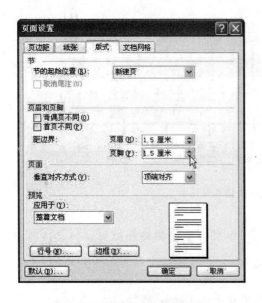

图 3-82　设置页眉和页脚边距　　　　　　　　图 3-83　设置文档网格

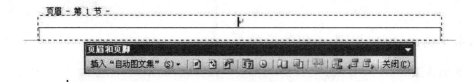

图 3-84　页眉页脚区域和"页眉和页脚"工具栏

②在"页眉和页脚"工具栏上，单击 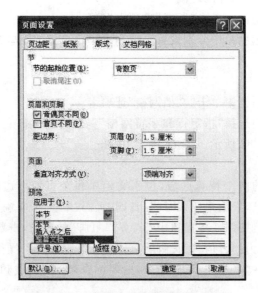 "页面设置"按钮，弹出"页面设置"对话框。

③在"页面设置"对话框中，单击"版式"选项卡，选中"奇偶页不同"复选框，在"预览"选项中应用于"整篇文档"，单击"确定"按钮。如图 3-85 所示。

图 3-85　设置页眉和页脚的奇偶页不同

④单击"页眉和页脚"工具栏上的 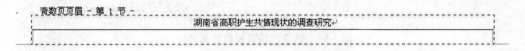"显示前一项"或 "显示下一项"以移动到奇数页或偶数页的页眉或页脚区域。

⑤按照任务描述的要求,在"奇数页页眉"区域为奇数页录入毕业论文的题目作为页眉内容,如图 3-86 所示。

图 3-86　录入奇数页的页眉内容

在"偶数页页眉"区域录入作者信息作为页面内容,如图 3-87 所示,页脚不录入任何内容。

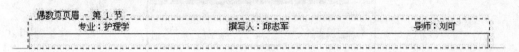

图 3-87　录入偶数页的页眉内容

⑥单击"页眉和页脚"工具栏上的"关闭"按钮,如图 3-88 所示,或在页眉页脚区域外双击鼠标左键,退出页眉和页脚编辑状态。

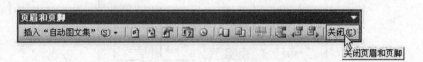

图 3-88　退出页眉页脚编辑状态

(2)更改页眉和页脚:按照任务描述中"3.页眉页脚"的要求,毕业论文的第 1 页无页眉内容,故需要更改第 1 节的页眉。步骤如下。

①将光标定位至第 2 节。

②单击菜单"视图"→"页眉和页脚"命令,出现第 2 节页眉区域,区域右上角标注着"与上一节相同"。如图 3-89 所示。

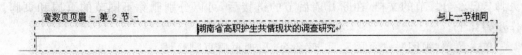

图 3-89　第 2 节页眉区域

③在"页眉和页脚"工具栏中,单击"链接到前一个"按钮,断开当前节和前一节中页眉和页脚之间的链接,页眉区域右上角"与上一节相同"的标注随即消失。如图 3-90 所示。

④将光标定位至第 1 节,在"页眉和页脚"工具栏中单击"页面设置"按钮,弹出"页面设

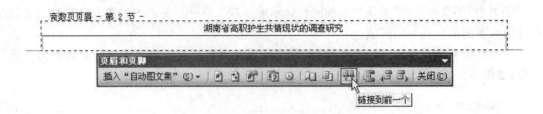

图 3-90 断开前后节间的页眉链接

置"对话框。

⑤在"页面设置"对话框中单击"版式"选项卡,选中"首页不同"复选框,在"预览"选项中选择应用于"本节",单击"确定"按钮,如图 3-91 所示。

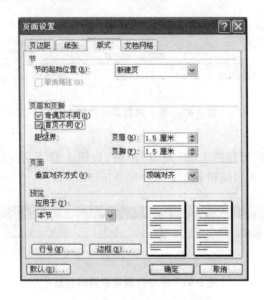

图 3-91 设置页眉和页脚的首页不同

⑥首页页眉不录入任何内容,在"页眉和页脚"工具栏中单击"关闭"按钮,或在页眉页脚区域外双击鼠标左键,退出页眉和页脚的编辑状态。

提示:如需删除页眉中的横线,在"样式和格式"任务窗格中单击"清除格式"即可。

(3)删除页眉和页脚:删除一个页眉或页脚时,通常会自动删除整篇文档中相同的页眉或页脚。已经分好节的文档,在断开前后节的链接后,可以分别删除不同节的页眉和页脚。操作步骤如下。

①单击菜单"视图"→"页眉和页脚"命令,出现页眉页脚区域。

②在页眉或页脚区域中,全选要删除的文字或图形。

③在键盘上按 Delete 键。

④在"页眉和页脚"工具栏中单击"关闭"按钮,或在页眉页脚区域外双击鼠标左键,退出页眉和页脚的编辑状态。

3.页码的设置

页码用来表示每页在文档中的顺序。Word 可以快速地给文档添加页码,并且页码本身会随文档内容的增删而自动更新。按照任务描述中"4.页码"的要求,在页脚的外侧设置页码。步骤如下。

(1)添加页码

①将光标定位至第1节中,先为第1节添加页码。

②于单击菜单"插入"→"页码"命令,弹出"页码"对话框。

③在"页码"对话框中的"位置"下拉框中选择"页面底端(页脚)"选项、"对齐方式"下拉框中选择"外侧"选项。如图3-92所示。

④单击"确定"按钮,即为全文添加页码从1开始的页码(如首页须显示页码,勾选"首页显示页码"复选框)。

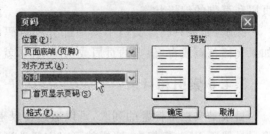

图3-92 添加页码

(2)修改页码格式:按照任务描述的要求,题目至目录设置页码格式为"Ⅰ、Ⅱ、Ⅲ……",正文至论文末尾设置页码格式为"1、2、3……"。步骤如下。

①将光标定位至第1节中,为第1节修改页码。

②单击菜单"插入"→"页码"命令,弹出"页码"对话框。

③在"页码"对话框中单击"格式"按钮,弹出"页码格式"对话框。

④在"页码格式"对话框的"数字格式"下拉框中选择"Ⅰ,Ⅱ,Ⅲ……"格式,如图3-93所示,两次单击"确定"按钮。

⑤将光标定位于第2节中,用同样方法将第2节的页码修改为"Ⅰ,Ⅱ,Ⅲ……"格式。

⑥将光标定位于第3节中,为第3节修改页码。

⑦单击菜单"插入"→"页码"命令,弹出"页码"对话框。

⑧在"页码"对话框中单击"格式"按钮,弹出"页码格式"对话框。

⑨在"页码格式"对话框的"数字格式"下拉框中选择"1,2,3……"格式、"页码编排"选项中选择起始页码为1,如图3-94所示,两次单击"确定"按钮。

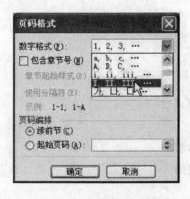

图3-93 修改页码格式

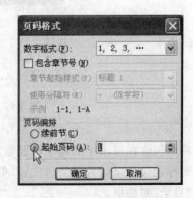

图3-94 修改页码起始值

提示:只有事先分好"节"的文档,才能分别为不同的节设置不同格式的页码和重新编号的页码,如已经添加页码的文档,在没有修改其页码格式的情况下,则默认与上一节的页码格式相同,并且页码编排为"续前节"。

(3)删除页码

①将光标定位至需要删除页码的节。

②单击菜单"视图"→"页眉和页脚"命令,出现页眉页脚区域。

③在页眉或页脚中找到页码并选定页码周围的图文框。

④按键盘上的"Delete"键。

⑤在"页眉和页脚"工具栏中单击"关闭"按钮,或在页眉页脚区域外双击鼠标左键,退出页眉和页脚的编辑状态。

提示:如果只删除文档中某一部分的页码,就必须将文档分节,并断开节之间的连接。如果文档首页或奇、偶页的页眉或页脚不同,就必须分别删除不同的页眉或页脚。

3.4.6 索引和目录

目录是文档中标题的列表,可以通过目录来浏览文档。如果为网站创建了一篇文档,可将目录置于 Web 框架中,这样就可以方便地浏览全文了。

1. 创建目录

编制目录最简单的方法是使用 Word 中的内置标题样式和大纲级别的段落格式来创建目录。在指定了要包含的标题之后,可以选择一种设计好的目录格式,生成目录时,Word 会搜索指定标题,按标题级别对它们进行排序,并将目录按选择好的格式显示在文档,如果想使用自己的标题格式,则可以应用自定义标题样式。

(1)用"大纲级别"创建目录

①单击菜单"视图"→"工具栏"→"大纲"命令,调出"大纲"工具栏。

②选择希望在目录中显示的第一个标题,在"大纲"工具栏上的"大纲级别"下拉框中,选择与选定段落相关的大纲级别(1 级至 9 级)。如图 3-95 所示。

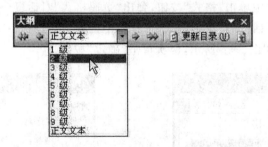

图 3-95 "大纲"工具栏

③对希望包含在目录中的每个标题重复进行步骤②。

④将光标定位于要插入目录的位置,单击菜单"插入"→"引用"→"索引和目录"命令,弹出"索引和目录"对话框。

⑤在"索引和目录"对话框中单击"目录"选项卡。如图 3-96 所示。

⑥若要使用设计好的目录样式,在"常规"选项组的"格式"下拉框中选择"古典、优雅、流行、现代、正式、简单"等设计样式。

⑦根据需要选择其他与目录有关的选项,单击"确定"按钮。

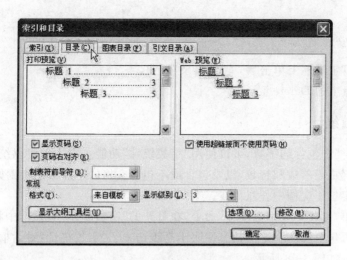

图 3-96 "索引和目录"对话框的"目录"选项卡

(2)用"自定义样式"创建目录:如果已将自定义样式应用于标题,则可以指定在编制目录时使用的样式设置。根据排版步骤,我们已经为"毕业论文"的各级标题定义好不同的自定义样式,按照任务描述中"5. 文字格式"的第⑥条要求,所以我们使用"自定义样式"来创建目录。步骤如下。

①将光标定位于"目录"标题的下方,单击菜单"插入"→"引用"→"索引和目录"命令,弹出"索引和目录"对话框。

②在"索引和目录"对话框中单击"目录"选项卡,在"常规"选项组的"格式"下拉框中选择选择"来自模板"。

③根据需要选择其他与目录有关的选项,单击"确定"按钮,效果如图 3-97 所示。

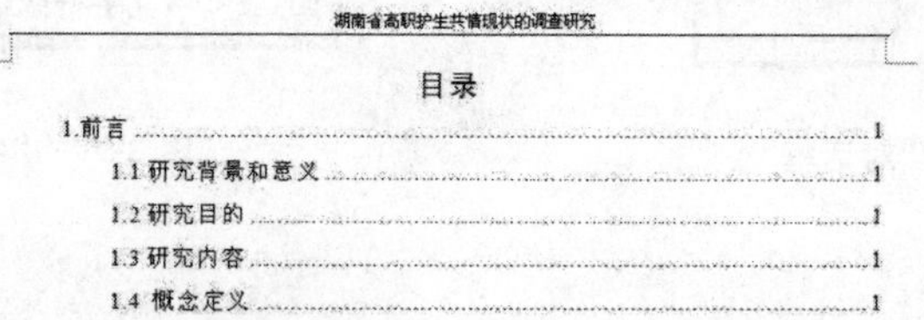

图 3-97　目录

提示:如事先未对各级标题设置大纲级别,应在步骤②后单击"选项"按钮,弹出"目录选项"对话框,在"目录选项"对话框的"有效样式"下查找应用于文档的标题样式,并在样式名右边的"目录级别"下键入 1 到 9 的数字,表示每种标题样式所代表的级别,如果仅使用自定义样式,请删除内置样式的目录级别数字,单击"确定"按钮。

2. 删除目录

(1)单击菜单"视图"→"工具栏"→"大纲"选项,调出"大纲"工具栏。

(2)在"大纲"工具栏上单击 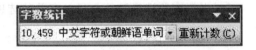 "转到目录"按钮。

(3)按下键盘上的 Delete 键。

3.4.7 字数统计

若要了解文档中包含的字数,可以使用"字数统计"功能。它不但可以统计字数,还可以统计文档中的页数、段落数和行数,以及包含或不包含空格的字符数。步骤如下。

(1)将光标定位于文档中任意位置。

(2)单击菜单"工具"→"字数统计"命令,在打开的"字数统计"对话框中将显示统计结果(统计信息中是否包含脚注和尾注信息取决于是否选中了"字数统计"对话框中的"包括脚注和尾注"复选框),如图 3-98 所示。

提示:选定文本后执行"字数统计"命令,则统计所选文本的字数;在"字数统计"对话框中单击"显示工具栏"按钮,则打开"字数统计"工具栏,如图 3-99 所示,可以利用此工具栏快速地重新统计字数、段落数、行数和字符数等。

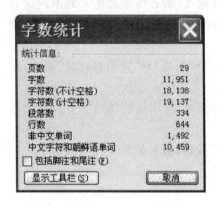

图 3-98 "字数统计"对话框

图 3-99 "字数统计"工具栏

【任务小结】

本任务以毕业论文的排版为例,详细介绍了长文档的排版方法与操作技巧。本任务的重点和难点为节、页眉页脚、样式、目录的应用。通过完成本任务,还可以对小说、杂志、使用手册、教材、教案、讲义等长文档进行有效的排版。

【任务扩展】

利用所学知识,对学校的校史进行排版。

操作提示:

(1)按排版要求进行页面设置。

(2)按排版要求对各级标题、正文所应用的样式进行定义。

(3)将定义好的各种样式分别应用于长文档中相应的各级标题、正文。

(4)按排版要求对长文档进行分节操作。

(5)设置页眉和页脚。

(6)插入页码。

(7)利用设置好样式的标题自动生成目录。

3.5 任务5　制作批量邀请函

在工作中,我们常常需要编辑大量格式一致,主要内容基本相同,只有具体数据的变化的文件。如果要按部就班的,一份一份地进行编辑打印,虽然每份文件只需修改个别数据,一旦份数比较多,就成了一件十分繁琐的事情。利用 Word 的邮件合并功能,可以快速高效地处理这类文档,Word 称之为合并文档。

元旦快到了,各班学生都会开庆祝元旦的晚会,为了增进各班同学之间的友谊,会邀请其他班的同学参加晚会,这就需要同时给多个班发出内容相同、班级名称不同的邀请函。邀请的班级有"护理 201020""康复 201001""助产 201001""影像 201012""口腔 201011"。

【任务描述】

制作操作:

(1)打开或创建主文档,如输入邀请函中相同部分的内容。

(2)打开或创建数据源,如班级信息。

(3)在主文档中添加或自定义合并域。

(4)将数据源中的数据合并到主文档中,创建新的文档。

1. 主文档与数据源

邮件合并功能并不一定要发邮件,是先建立两个文档:一个是包括所有公共部分内容的文件称为"主文档",一个包括内容是变化的数据文件称为"数据源"。然后使用邮件合并功能在主文档中插入变化的信息,生成一个新文档(合并文档),合成后的文件可以保存为 Word 文档,也可以打印出来,还可以以邮件形式发出去。

(1)主文档:主文档是在 Word 2003 的邮件合并操作中,包含着每个分类文档所共有的标准文字和图形,也就是文件中内容相同、不变化的部分组成的文档。

(2)数据源:数据源是包含着合并到文档中需要变化信息的文件。当主文件和数据源合并时,Word 能够用数据源中相应的信息代替主文件中的对应域,生成合并文档。

2. 制作批量邀请函

下面是用邮件合并功能制作一个统一格式,不同数据的邀请函,操作步骤如下。

(1)创建主文档:在 Word 文档中建立主文档,录入邀请函不变化的部分内容,保存文件并命名为"邀请函.doc"。

(2)应用邮件合并功能

①单击菜单"工具"→"信函"→"邮件合并"命令。

②弹出"邮件合并"任务窗格,在"选择文档类型"中选择"信函"选项,如图 3-100 所示,单击"下一步:正在启动文档"。

③在"选择开始文档"选项中选"使用当前文档"选项,如图 3-101 所示,继续单击"下一步:选取收件人"。

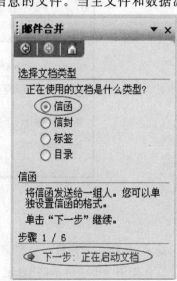

图 3-100　选择文档类型

④在"选取收件人"选项中选择"键入新列表",如图 3-102 所示,然后单击"创建"按钮,弹出"新建地址列表"对话框。

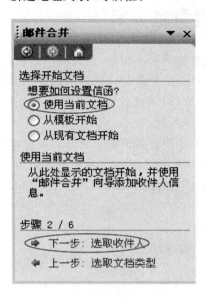

图 3-101　选择开始文档

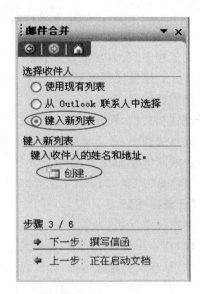

图 3-102　选择收件人

⑤在"新建地址列表"对话框中,单击"自定义"按钮,如图 3-103 所示,弹出"自定义地址列表"对话框。

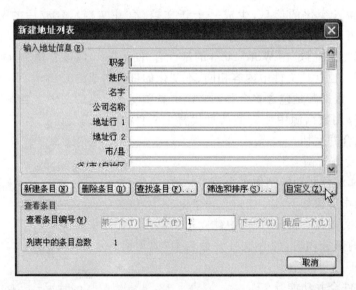

图 3-103　输入地址信息

提示:从这一步开始一直到第⑧步骤是建立"数据源文档"。

⑥在如图 3-104 所示的"自定义地址列表"对话框中,将域名框中这些我们不需要的列表项目逐一删除,单击"添加"按钮,在弹出的"添加域"对话框键入域名"班级",如图 3-105 所示,单击"确定"按钮返回到"自定义地址列表"。

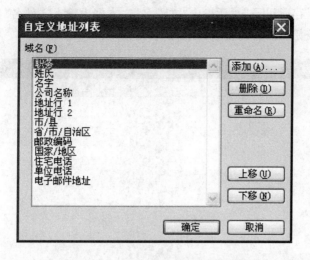

图 3-104 "自定义地址列表"对话框

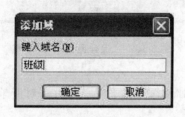

图 3-105 "添加域"对话框

⑦再单击"确定"按钮返回到新建地址列表对话框,在这里逐个输入"班级"信息,每完成1个班级信息的录入,单击"新建条目"按钮,如图 3-106 所示,直至班级信息全部录完,共 5个条目,在完成数据输入后,单击"关闭"按钮。

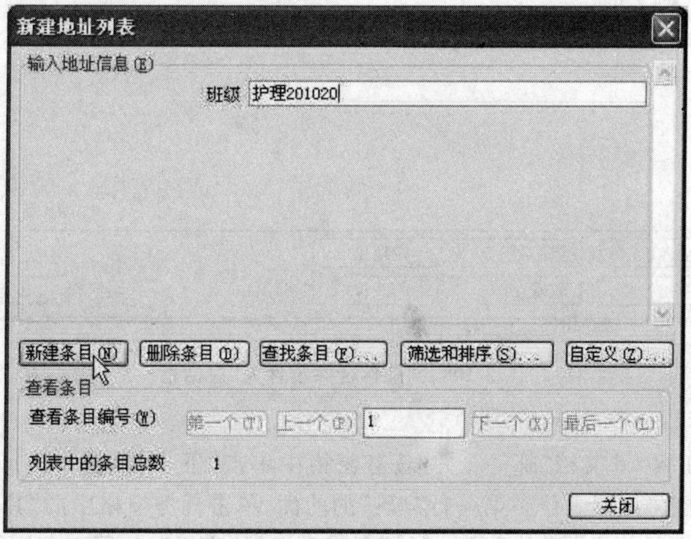

图 3-106 "新建地址列表"对话框

⑧在弹出的"保存通讯录"对话框中"文件名"文本框内输入文件名"数据源",如图 3-107 所示,单击"保存"按钮,打开"邮件合并收件人"对话框。

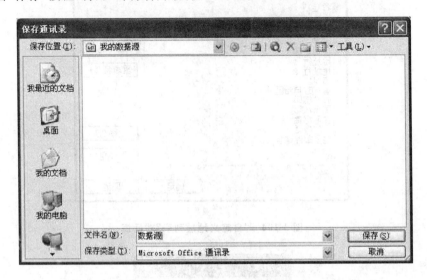

图 3-107　"保存通讯录"对话框

⑨在如图 3-108 所示的"邮件合并收件人"对话框对所输入的信息进行修改,单击"确定"按钮,数据源文件就建好了。

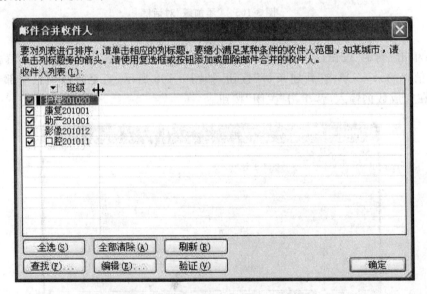

图 3-108　"邮件合并收件人"对话框

⑩在返回的 Word 文档"邮件合并"任务窗格中单击"下一步:撰写信函",如图 3-103 所示,在邀请函文档将光标定位到第一行"班:"的前面,单击任务窗格中的"其他项目",如图 3-109 所示,打开"插入合并域"对话框在"域"列表中选择"班级",如图 3-110 所示,单击"插入"按钮,生成插入合并域后的效果,如图 3-111 所示。

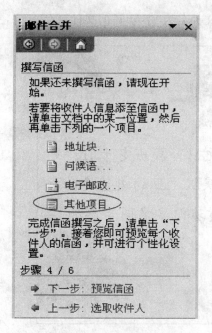

图 3-109　撰写信函

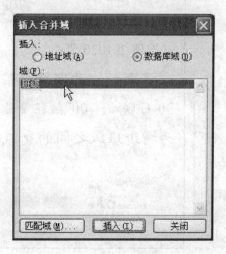

图 3-110　"插入合并域"对话框

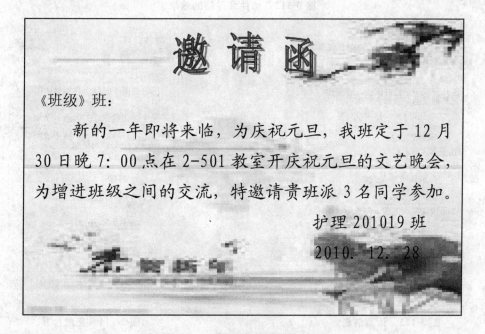

图 3-111　插入合并域后的效果

⑪关闭"插入合并域"对话框,单击"下一步:预览信函",如图 3-109 所示,邀请函制作完成,如图 3-112 所示。

⑫在"邮件合并"任务窗格中单击收件人旁边的左右两个按钮,预览生成的多个邀请函,如图 3-113 所示,单击"下一步:完成合并"。

⑬在"邮件合并"任务窗格,单击"合并到新文档"按钮,如图 3-114 所示,或在邮件合并工具栏单击"合并到新文档"按钮,在如图 3-115 所示的"合并到新文档"对话框,单击"确定"

按钮,得到用邮件合并生成的所有邀请函。再将生成文件名为"字母1"的文件保存。

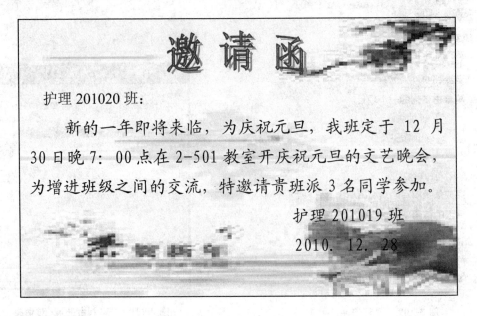

图 3-112　邮件合并后的效果

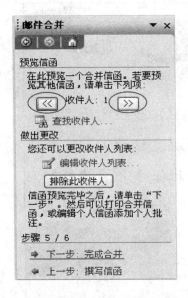

图 3-113　预览信函

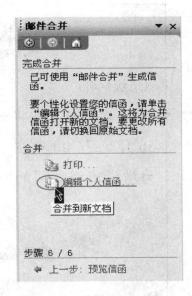

图 3-114　完成合并

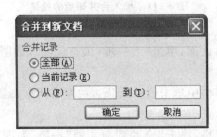

图 3-115　"合并到新文档"对话框

【任务小结】

邮件合并是 Word 提供的一项高级功能,尤其对于不太熟悉专门的数据库软件,而又常用 Word 办公人员来说,掌握了这项功能就可以方便快捷地完成一些较小型的数据库处理及报表的打印输出,从而减少重复工作,提高工作效率。

【任务扩展】

1. 制作学生成绩单,主文档"成绩单"内容如图 3-116 所示。

成　绩　单

同学及家长:

你好!

2010-2011学年度第一学期学习成绩如下:

思修	大学英语	英语视听	解剖	生理学	护理学基础	遗传学基础	护士礼仪	体育

　　　如成绩有不及格的同学,请家长督促,利用假期复习好功课,开学补考,补考时间另行通知。

图 3-116 "成绩单"主文档

"成绩单"数据源文档如图 3-117 所示。

姓名	思修	大学英语	英语视听	解剖	生理	护理	遗传	护士礼仪	体育
李白	85	90	76	77	80	95	68	88	85
张家口	86	75	70	82	90	92	85	90	80
刘海	96	83	80	79	84	90	76	85	75

图 3-117 "成绩单"数据源文档

2. 制作一份补考通知单,主文档"补考通知"内容如图 3-118 所示。

补考通知

《班级》班　　《姓名》同学：

你于《补考时间》，在《补考地点》教室，补考《《补考科目》》，请做好准备，按时参加补考。

教务处

2011-3-2

图 3-118　"补考通知"主文档

"补考通知"数据源文档如图 3-119 所示。

班级	姓名	补考时间	补考地点	补考科目
护理 201010	李晶	3月10日下午2：00点	2-403	生理
助产 201001	赵阳	3月10日下午2：00点	3-502	解剖
康复 201001	钱塘江	3月12日下午2：00点	2-501	英语

图 3-119　"补考通知"数据源文档

操作要求：合并后的文档中姓名的设置是字体楷体、字形加粗；补考时间的字体颜色是红色；补考科目的字体颜色是蓝色，字形加粗。

操作提示：操作过程按前面例题的 10 个步骤，只需在撰写信函窗口中单击"其他项目"插入合并域之前，先将光标定位到插入合并的位置，按要求设置好字体的格式，再单击撰写信函窗口中的"其他项目"插入合并域即可。

（付汉萍　胡志敏　冯思垚）

第 *4* 章

电子表格处理软件 **Excel 2003**

    Excel 2003 是 Microsoft Office 2003 的组件之一，与 Word 2003 等其他组件一样，也是办公室工作人员经常使用的一个有力工具，利用它可以存储各种大量的数据于 Excel 工作簿中，可将数据以数据表和图表的形式展现在使用者的面前，同时还可以对表格中的数据进行多方面的处理与分析，为办公室工作人员管理数据提供了方便有效的手段。本章以 Excel 2003 为平台，通过任务导向对其使用方法进行讲解。

4.1 任务 1　制作"学生基本情况表"

【任务描述】

    本次任务是使用 Excel 2003 制作一份名为"学生基本情况表.xls"的工作簿文件，录入并格式化其中的两张名称分别为"学生基本情况统计表"和"学生成绩统计表"的工作表，用来存储学生的基本情况和成绩。在完成本任务的过程中，介绍 Excel 工作窗口的组成、数据的录入以及工作表的格式化等方面内容，使学生能够掌握 Excel 最基本的操作。

4.1.1 Excel 2003 基本操作

1. Excel 2003 的启动与窗口组成

    鼠标单击菜单"开始"→"程序"→"Microsoft Office"→"Microsoft Office Excel 2003"命令，即可启动 Excel 2003，如果已经在桌面上建立了 Excel 2003 的快捷方式，也可通过双击该快捷方式来启动 Excel 2003。Excel 2003 启动后的窗口组成如图 4-1 所示，它是创建、编辑和使用工作簿的基本操作环境，一般由标题栏、菜单栏、常用工具栏、常用格式栏、名称框、编辑区、工作表工作区以及状态栏等组成。

2. Excel 2003 的视图方式

    和其他 Office 组件（如 Word 等）相类似，Excel 也为用户提供了"视图"菜单，如图 4-2 所示，菜单内容与 Word 大体相同，在其下的"工具栏"子菜单中选择需要显示的各种浮动工具窗口，"视图"菜单中也有"任务窗格""状态栏""页眉页脚"和"显示比例"等菜单项，Word 2003 中已作过详细的介绍，此处不再赘述，所不同的是它只有两种显示方式，即"普通"和"分页预览"，通常在"普通"显示方式下工作，只在打印前用到预览显示方式，"编辑栏"用来选择是否显示"名称框"与"编辑栏"。

3. Excel 2003 工作簿的创建与打开

    我们知道，任何一个 Office 组件（如 Word 等）都要创建自己的文件，用来存放内容，Excel 创建的文件称之为工作簿，英文为 BOOK，扩展名为 XLS，工作簿中的内容是一张一张的工作表,英文为 WORKSHEET,可添加(最多至 255 张)和删除,工作表又分为普通工作表与图表工作表,普通工作表由数目众多的单元格所组成,是用户最经常用的工作表,图表工作表特殊一点,它是用来存放图表的。

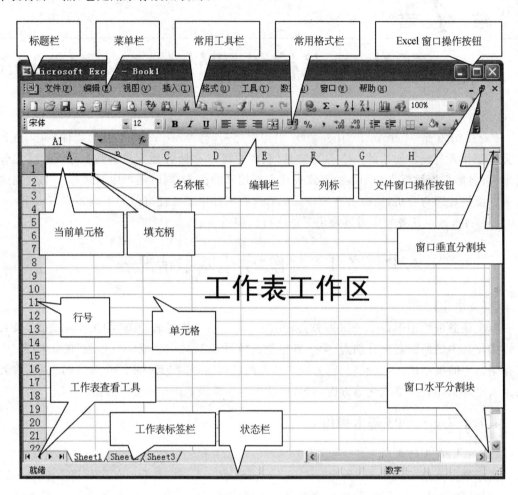

图 4-1　Excel 2003 的窗口组成

（1）创建 Excel 工作簿文件：与创建其他 Office 文件的操作过程相同，可以通过两种方式来实现，一是打开"文件"菜单，选择"新建"选项，会弹出任务窗格，从上面选择新建一空白工作簿，即没有任何格式和内容的工作簿，也可以根据需要选择一款合适的模板作为用户的工作簿模板，模板中有预置的格式和内容。二是用"常用工具栏"上的"新建"按钮创建新的空白工作簿，这种方式更为常用。

（2）创建"学生基本情况表.xls"工作簿文件：打开 Excel 2003，新建一个工作簿文件，保存该工作簿文件到适当位置，命名为"学生基本情况表.xls"。

（3）打开 Excel 工作簿：打开 Excel 工作簿文件既可用"文件"菜单下的"打开"菜单项，也可用"常用工具栏"上的"打开"按钮，一般而言，在资源管理器中通过双击工作簿文件名也可打开工作簿。

（4）关闭 Excel 工作簿：在"文件"菜单中，有"关闭"和"退出"菜单项，"关闭"是仅关闭当

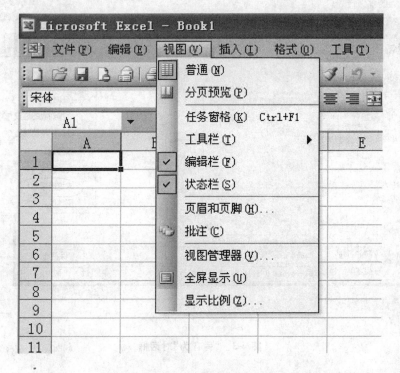

图 4-2 "视图"菜单

前的工作簿,而"退出"是关闭当前所有正在打开的工作簿后退出 Excel。也可用"文件窗口操作按钮"来关闭当前工作簿。

4. 当前工作簿的切换

与其他 Office 程序一样,Excel 也属于多文档操作方式,可同时打开或新建多个工作簿文件,纳入在 Excel 工作窗口的统一管理之下,每个工作簿占有一个独立的子窗口,在 Windows 任务栏上有按钮与之对应。在多工作簿操作过程中,经常需要切换当前工作簿,当前工作簿就是用户要操作的工作簿,可打开 Excel 窗口的"窗口"菜单来选择当前工作簿,也可通过鼠标单击 Windows 任务栏上对应的按钮等其他方法实现切换。

5. 多工作簿的显示方式

鼠标单击菜单"窗口"→"重排窗口"命令,弹出"重排窗口"对话框,选择不同的排列方式。

6. 保护工作簿文件

可为工作簿文件设置"打开权限密码"或"修改权限密码",以防止他人打开和修改文件内容。操作步骤为:鼠标单击菜单"文件"→"另存为",弹出"另存为"对话框,如图 4-3 所示。在"工具"菜单下的"选项"对话框内的"安全性"中也可设置这两个密码。

在该对话框上鼠标单击"工具"→"常规选项",从弹出的"保存选项"对话框中设置"打开权密码"或"修改权密码"。

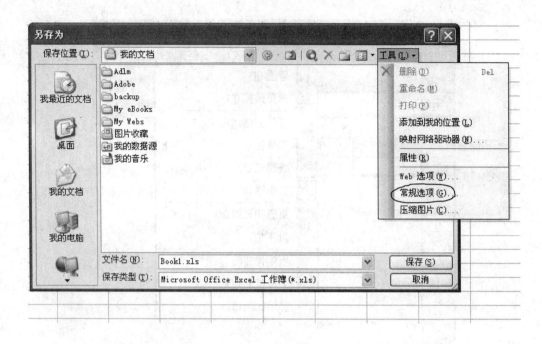

图 4-3 "另存为"对话框

4.1.2 Excel 数据的录入与编辑

1. 工作表的组成

如果将 Excel 工作簿比作为一个账本,那构成账本的每一页就是工作表,只不过它要比实际账本的页大很多,数据就分门别类地、有组织地存放在这些工作表中,一个工作簿最多可容纳 255 张工作表。每张工作表都有自己的名称,显示在工作表标签上,凹下去的标签所对应的工作表为当前工作表,所有工作表的标签显示在"工作表标签栏"上,如图 4-4 所示。

新建工作簿一般含有三个工作表,其默认的名称分别是 Sheet1、Sheet2 和 Sheet3,在"工具"菜单下的"选项"对话框内的"常规"中可设置"新建工作簿内的工作表数"。每张工作表由 65536 行和 256 列构成,行号位于工作表的左侧,由上而下从"1"到"65536",列标位于表的上方,由左至右由大写的英文字母"A""B"…"AV"标记。

行和列相交处的一个个小方格称为单元格,它是存放数据的基本单位。显然,一张工作表所包含的单元个数为行数乘以列数,共计 16 777 216 个,一般用户不会用这么多,通常情况下仅用工作表左上角的一部分。为了区别不同的单元格,每一个单元格也有自己的名称,由它所在列的列标与所在行的行号构成,如 B8、A43 等。通过单击鼠标或使用光标上下左右移动键等方式选中的单元格称为当前单元格,当前单元格即为正在被操作的单元格,当前单元格呈边框加粗显示,且右下角有一个填充柄,当前单元格的名称显示在名称框中,同时当前单元格所在的行号与所在的列标呈彩色显示。

2. 工作表的管理

(1)当前工作表的切换:当前工作表即为正在被操作的工作表,当需要从一张工作表切换到另一工作表时,可用鼠标单击相应工作表的标签。如果工作簿中包含的工作表较多,而所需的工作表标签在"工作表标签栏"中不可见,可使用"工作表查看工具"使其显示出来。

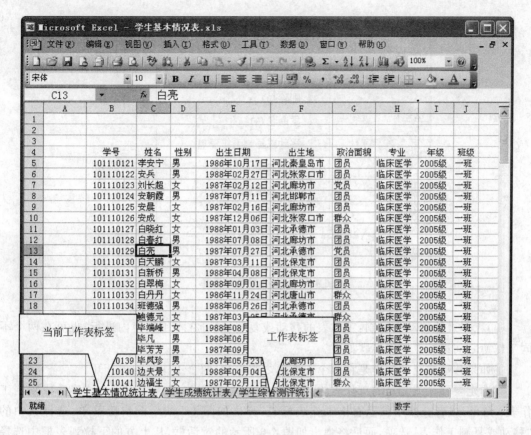

图 4-4　工作表

（2）工作表的重命名：工作表的默认名称为 Sheet1、Sheet2、Sheet3……为了工作方便，通常需将工作表重新命名为易记且能表示出工作表所存数据类别的名称，重命名的方法有如下三种。

①鼠标单击菜单"格式"→"工作表"→"重命名"命令，当前工作表名称将呈反相显示，这时即可点入鼠标修改该工作表名称。

②将光标定位于要重命名的工作表标签上，鼠标右键单击弹出一快捷菜单，如图 4-5 所示，选择"重命名"选项，该工作表名称呈反相显示后即可修改。

③直接用鼠标双击要重命名的工作表标签后修改。

（3）添加工作表：在工作簿中添加新工作表的方法有两种。

①鼠标单击菜单"插入"→"工作表"命令，在当前工作表之前添加一张新的工作表。

②鼠标右击某一工作表标签弹出快捷菜单，如图 4-5 所示，从中选择"插入"选项。

（4）删除工作表：删除工作表可采用下面两种方式。

①选定要删除的工作表，使其成为当前工作表，鼠标单击菜单"编辑"→"删除工作表"命令，删除当前工作表。

②鼠标右击需要删除的工作表的标签，在弹出的快捷菜单中选择"删除"选项，如图 4-5 所示。

提示：工作表被删除后不可恢复，所以需特别谨慎。

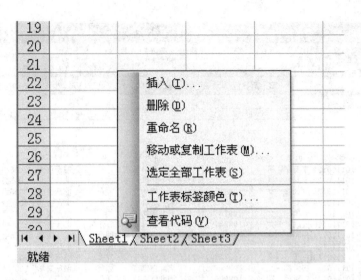

图 4-5　标签上的快捷菜单

（5）工作表的移动或复制：工作表的移动或复制，既可在本工作簿内进行，也可在两个不同工作簿之间进行。操作步骤如下。

①如果移动或复制操作是在两个工作簿之间进行，两个工作簿均须打开。

②选定要移动或复制的工作表为当前工作表，鼠标单击菜单"编辑"→"移动或复制工作表"命令，或者直接用鼠标右击工作表标签，弹出如图 4-5 所示的快捷菜单，选择其中的"移动或复制工作表"选项，而后将弹出如图 4-6 所示的对话框，从上方的下拉列表框中选择接收工作表的工作簿，从下方的列表框中确定工作表在工作簿中的位置，若选中"建立副本"复选框结果为复制，否则为移动。

在同一个工作簿内移动或复制工作表时，还可按下鼠标左键拖动工作表标签到新的位置，直接放下为移动，按着 Ctrl 键放下为复制。

（6）重命名"学生基本情况表.xls"工作簿中的工作表及插入新工作表：新建的"学生基本情况表.xls"工作簿中有三张工作表，名字默认为 Sheet1、Sheet2 和 Sheet3，使用上述重命名工作表的方法，将三张工作表分别重命名为"学生基本情况统计表""学生成绩统计表"和"学生综合测评统计表"，然后再插入一张新工作表，重命名为"统计总表"，并将其移到最后。

（7）工作表窗口的分割显示：在操作数据较多的工作表时，有时用户需要同时看到该工作表上下或左右相距较远的两部分，希望这两部分能够同时显示在窗口中，为达到这一效果，用户可拖动位于垂直滚动条上方的"窗口垂直分割块"或位于水平滚动条右侧

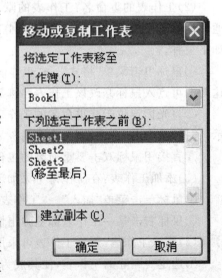

图 4-6　"移动或复制工作表"对话框

的"窗口水平分割块"来实现，拖动这两个按钮会将工作表窗口分割为上下或水平两部分，每部分均有独立的滚动条。

3. 工作表格式的设置

（1）工作表的隐藏：鼠标单击菜单"格式"→"工作表"→"隐藏"命令，可将当前的工作表隐藏，如要取消"隐藏"再选其中的"取消隐藏"即可。

（2）设置工作表背景：默认情况下工作表的背景为白色，用户可选择一张图片平铺在工作表的下面作为它的背景，鼠标单击菜单"格式"→"工作表"→"背景"命令，弹出一个标题为"工作表背景"的打开文件对话框，从中选取一张合适的图片做工作表的背景，建议使用类似于充当网页背景的小图片（像素小）作为工作表背景图片，效果更佳。

（3）行高和列宽的设置：用鼠标单击行号或列标来选择行或列，如果要同时选择连续的多行或多列可通过在行号或列标上按下并拖动鼠标来完成，与 Word 中的选择操作方式相同，也可通过 Ctrl 键及 Shift 键的配合实现多行及多列的选择，选择完行或列后单击菜单"格式"→"行"或"列"命令，从下级子菜单中选择"行高"或"列宽"选项后进行设置，如果选用其中的"最合适行高"及"最合适列宽"，系统将依照所选的行或列中的内容自动调整其行高或列宽，以达到最合适的程度。此外，将鼠标指针置于两行或两列标号之间拖动鼠标也可改变行高或列宽。

4. 工作表中数据的录入

工作表是容纳数据的容器，用户既可以向工作表中录入数据，也可以将某个外部数据源的数据导入到工作表内，外部数据源可以是数据库文件、其他的 Excel 工作簿文件、文本文件、网页文件、查询结果以及 XML 文件等，如图 4-7 所示。

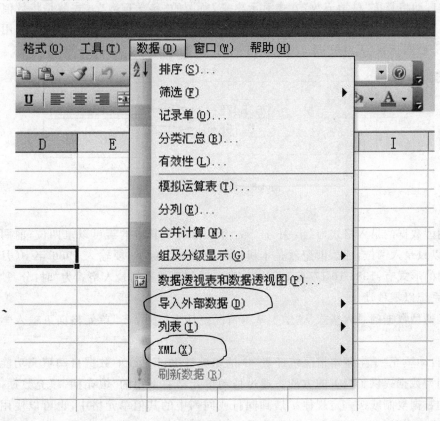

图 4-7　导入外部数据

工作表由许多单元格组成,单元格是存放数据的基本单位,一个数据占用一个单元格。在工作表中录入数据的方法主要有两种:一是通过手工逐个录入,二是利用 Excel 所提供的填充功能自动生成。在手工录入时,选中要录入的单元格后即可开始录入,当单元格的内容录入完毕后,可用方向键、回车键以及 Tab 键转到相邻的单元格,使其成为下一个待录单元格。

数据有不同的类型,在 Excel 中常用的数据类型有以下几种。

①文字型数据,也称文本型数据或字符型数据,由英文、中文或其他字符所构成。

②数值型数据,包括整数和实数(又称浮点数)。

③时期型数据,由年、月、日构成。

④时间型数据,由时、分、秒构成。

(1)手工录入工作表"学生基本情况统计表"和"学生成绩统计表"的数据:文字型数据录入时格式上没有特别的要求,与 Word 中的操作方式相同。首先分别在"学生基本情况统计表"和"学生成绩统计表"中录入数据表的表头,在"学生基本情况统计表"的 B2 单元格录入数据表的表头:"学生基本情况统计表",B3 到 I3 单元格分别录入"学号""姓名""性别""出生日期""出生地""专业""年级"和"班级";在"学生成绩统计表"的 B2 单元格录入数据表的表头:"学生成绩统计表",B3 到 K3 单元格分别录入"学号""姓名""年级""班级""政治""英语""高数""物理""体育"和"平均成绩"。从"学生基本情况统计表"中的 C4 单元格向下输入学生姓名,从 D4 单元格向下输入学生性别,从 F4 单元格向下输入学生出生地。

数值型数据的录入与平常的习惯一致,正数前无需加正号,当数据的绝对值较大或较小时系统会自动将其按"科学记数"方式显示出来,所谓的"科学记数"方式就是将数值型数据以一位整数和若干位小数再乘以十的若干次方的形式表示,其中"十的若干次方"用英文大写字母"E"后跟指数(正或负)来代表,如图 4-8 所示。

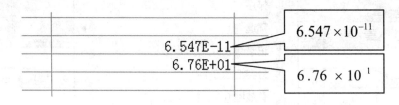

图 4-8　科学记数示例

日期型数据的录入格式为"年-月-日"或"年/月/日",其中的年可以录四位,前两位为世纪,也可以只录入两位,那么世纪就是本机时钟的世纪。例如,要输入 1986 年 10 月 17 日,可以采用的形式有:1986-10-17 或 1986/10/17。时间型数据的录入格式为"时:分:秒",如果省略秒,系统以零秒计。

按日期型数据的录入格式从"学生基本情况统计表"中的 E4 单元格向下输入学生出生日期。

(2)自动填充"学生基本情况统计表"中的相关数据:Excel 的数据自动填充功能为用户输入序列型数据提供了极大的方便。通过拖动单元格右下角的"填充柄"填充数据,可将该单元格的数据复制或按一定规律扩展到同行或同列中的其他单元格中,也可以使用"编辑"菜单中的"填充"子菜单里的"序列"选项实现数据自动填充,操作方法分述如下。

①利用"填充柄"自动填充数据:"填充柄"位于当前单元格右下角,形状为一黑色小方

块,当鼠标指针置于其上时会变成黑色粗十字形状"**十**",这时就可以进行自动填充操作了。对于文字型数据的单元格,拖动填充柄为复制数据。对数值型数据直接拖动填充柄为复制数据,若在拖动时按下 Ctrl 键,则填充按递增 1 或递减 1 的顺序扩展,往下或往右拖动为递增,往上或往左拖动为递减。对于日期型数据刚好与数值型数据相反,即直接拖动为扩展,按下 Ctrl 键拖动为复制。此外,如果选中两个毗邻的数值型数据或日期型数据的单元格,则拖动结果为一等差数列。

②利用填充序列自动填充数据:选中作为初始值的单元格,鼠标单击菜单"编辑"→"填充"→"序列"命令,将弹出如图 4-9 所示的"序列"对话框,在对话框上选择序列产生的位置和序列的类型,输入步长值,也就是等差序列的公差或等比序列的公比,如果选择的类型为"日期",还要选择日期的单位,日期型序列自然是等比序列,最后还要输入序列的"终止值"。倘若事先按行或按列选定了一个范围,则可不用输入"终止值",系统按所选的范围填充序列。

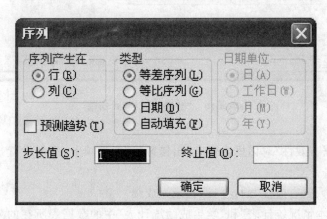

图 4-9 "序列"对话框

③利用"填充柄"自动填充"学生基本情况统计表"中的"学号""专业""年级"和"班级"数据:对于"学号"列,在 B4 单元格中输入'101110121(此处在数字前加一个撇号表示以文本格式录入,如果按默认的数值型数据输入,太大的值系统将以"科学记数"方式显示),回车后重新单击 B4 单元格,向下拖动单元格右下角的"填充柄",则 B5,B6,……B133 单元格的数据分别填充为 101110122,101110123……101110250;按同样方法录入"专业""年级"和"班级"列的数据,因为这三列为文字型数据,所以不用在前面加撇号。

(3)复制"学生基本情况统计表"中数据到"学生成绩统计表"中:选择"学生基本情况统计表"中的"学号""姓名""年级"和"班级"列的数据,粘贴到"学生成绩统计表"中的相应位置。

(4)"学生成绩统计表"中成绩单元格的数据有效性设置及成绩录入:数据有效性设置是为了限定单元格允许输入的数据类型和范围,设置"学生成绩统计表"中的各门课程成绩单元格的数据有效性为 0~100 的小数,操作步骤如下。

①选定"学生成绩统计表"中的各门课程成绩单元格区域(F4:J133)。

②鼠标单击菜单"数据"→"有效性"命令,弹出"数据有效性"对话框,单击"设置"选项卡,输入"有效性条件"各项内容,如图 4-10 所示。

③单击"输入信息"选项卡,在"输入信息:"下的文本框中输入"只能输入 0~100 之间的数",单击"确定"按钮。

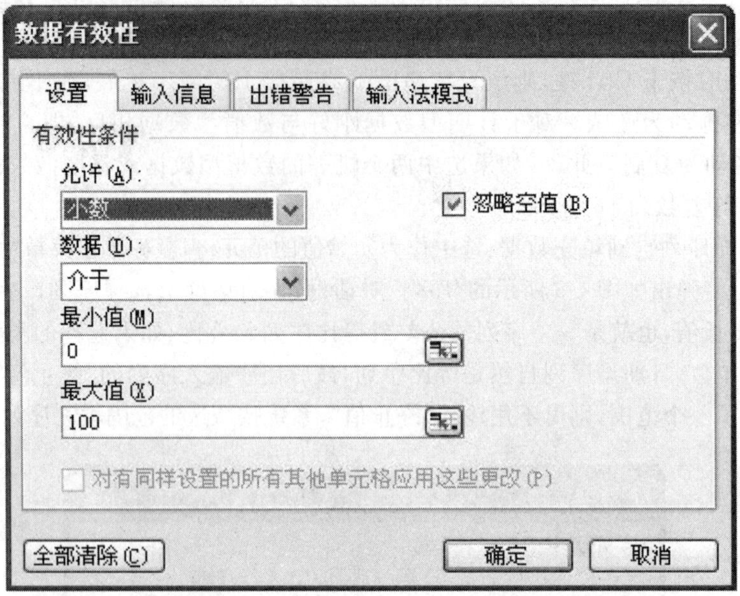

图 4-10 “数据有效性”对话框

提示：在“数据有效性”对话框内还有“出错警告”两选项卡，用来设置当录入无效数据时所显示的出错警告。

对已设置了“数据有效性”的各门课程录入成绩。

选中“学生基本情况统计表”和“学生成绩统计表”中的数据表所在的列，设置为“最合适列宽”。

操作结果如图 4-11 和图 4-12 所示，也可参见授课素材文件“学生基本情况表(初始). xls”。

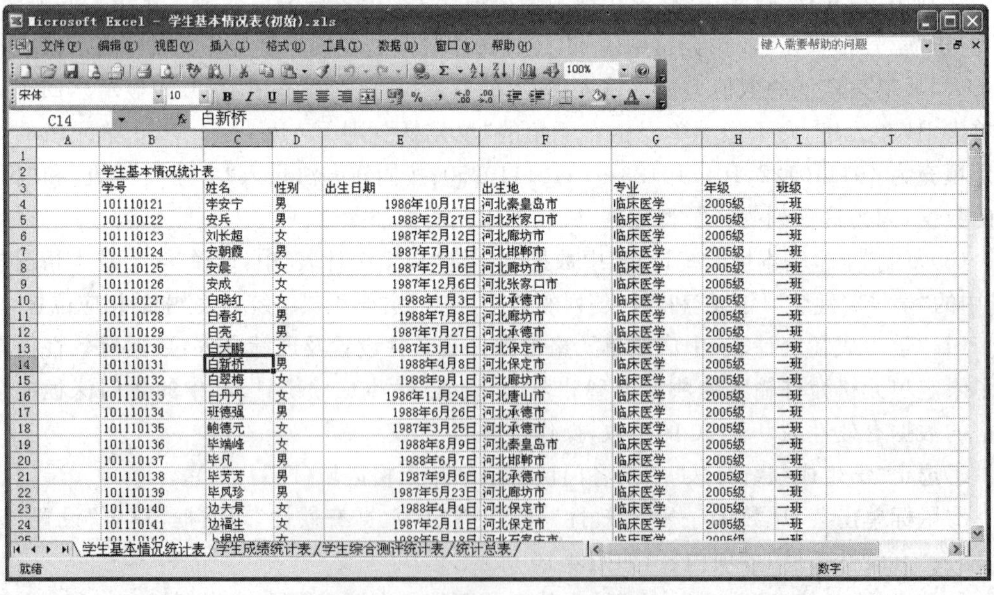

	A	B	C	D	E	F	G	H	I	J
1										
2		学生基本情况统计表								
3		学号	姓名	性别	出生日期	出生地	专业	年级	班级	
4		101110121	李安宁	男	1986年10月17日	河北秦皇岛市	临床医学	2005级	一班	
5		101110122	安兵	男	1988年2月27日	河北张家口市	临床医学	2005级	一班	
6		101110123	刘长超	女	1987年2月12日	河北廊坊市	临床医学	2005级	一班	
7		101110124	安朝霞	男	1987年7月11日	河北邯郸市	临床医学	2005级	一班	
8		101110125	安晨	女	1987年2月16日	河北廊坊市	临床医学	2005级	一班	
9		101110126	安成	女	1987年12月6日	河北张家口市	临床医学	2005级	一班	
10		101110127	白晓红	女	1988年1月3日	河北承德市	临床医学	2005级	一班	
11		101110128	白春红	男	1988年7月8日	河北廊坊市	临床医学	2005级	一班	
12		101110129	白亮	男	1987年7月27日	河北承德市	临床医学	2005级	一班	
13		101110130	白天鹏	女	1987年3月11日	河北保定市	临床医学	2005级	一班	
14		101110131	白新桥	男	1988年4月8日	河北保定市	临床医学	2005级	一班	
15		101110132	白翠梅	女	1988年9月1日	河北廊坊市	临床医学	2005级	一班	
16		101110133	白丹丹	女	1986年11月24日	河北唐山市	临床医学	2005级	一班	
17		101110134	班德强	男	1988年6月26日	河北承德市	临床医学	2005级	一班	
18		101110135	鲍德元	女	1987年3月25日	河北承德市	临床医学	2005级	一班	
19		101110136	毕端峰	女	1988年8月9日	河北秦皇岛市	临床医学	2005级	一班	
20		101110137	毕凡	男	1988年6月7日	河北邯郸市	临床医学	2005级	一班	
21		101110138	毕芳芳	男	1987年9月6日	河北承德市	临床医学	2005级	一班	
22		101110139	毕凤珍	男	1987年5月23日	河北廊坊市	临床医学	2005级	一班	
23		101110140	边夫景	女	1988年4月4日	河北保定市	临床医学	2005级	一班	
24		101110141	边福生	女	1987年2月11日	河北保定市	临床医学	2005级	一班	

图 4-11 学生基本情况统计表

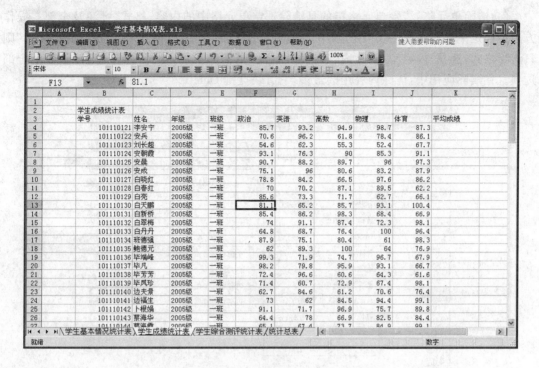

图 4-12　学生成绩统计表

5. 单元格的编辑

对单元格的编辑操作包括移动单元格、复制单元格、插入单元格、插入行、插入列、删除单元格、删除行、删除列、清除单元格等。实施上述操作之前,须首先选择操作范围,单击单元格仅选择一个单元格,按下鼠标左键拖曳可选择一个矩形的单元格区域,配合 Ctrl 键还可选择多个单元格区域,在选择操作过程中,Ctrl 键、Shift 键和 Ctrl＋A 键的作用与 Word 中相同。

(1)移动与复制单元格内容:在工作簿内移动和复制单元格内容的操作方式与 Word 中相似,首先选定单元格区域,然后进行移动或复制操作,既可用菜单的方法,也可采用鼠标拖动的方法。需要特别说明的是在"编辑"菜单中还有一个名为"选择性粘贴"的菜单项,它可以实现有选择的粘贴,选用它会弹出"选择性粘贴"对话框,从中选择欲粘贴的内容。选择性粘贴常用于粘贴内容为公式或函数的单元格,如果使用一般的"粘贴"则粘贴的是公式或函数的原形,而使用"选择性粘贴"对话框中的"数值"则粘贴的是公式或函数的结果,关于公式与函数将在任务二中介绍。

(2)插入行、列及单元格

①插入行或列:选定行或列,使用"插入"菜单中的"行"或"列"菜单项,则可分别在当前行的上方和当前列的左侧插入新的行或列,所插入行或列的数目与选定的行或列的数目相同。

②插入单元格:选定单元格区域,鼠标单击菜单"插入"→"单元格",弹出"插入"对话框,选择其中相应的操作。

(3)删除行、列及单元格:选定要删除的行、列及单元格区域,鼠标单击菜单"编辑"→"删除"。

（4）清除单元格：清除单元格指的是清除选定单元格中的内容、格式、批注及全部。操作方法为选定单元格区域，鼠标单击菜单"编辑"→"清除"命令，如图 4-13 所示，选择"格式"则只清除格式，选择"内容"只清除内容，选择"批注"只清除批注，选择"全部"则清除以上全部选项。在实际应用中，清除内容用的最多，它有快捷键 Delete。

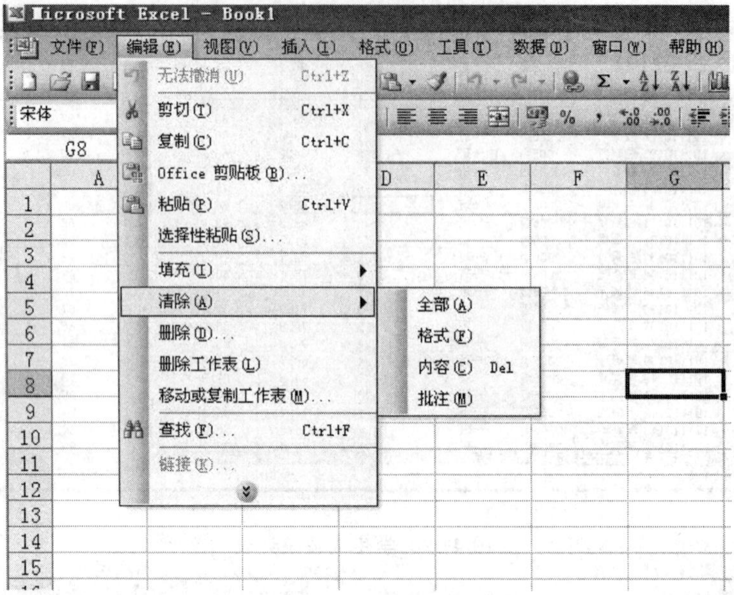

图 4-13　"清除"子菜单

单元格的批注是为某些需要做特别说明的单元格添加的，添加的方法为选中该单元格，鼠标单击菜单"插入"→"批注"命令，便会在该单元格右上角出现一个文本框，用户在文本框内录入批注内容。添加了批注的单元格右上角都有一个红色的小三角。当鼠标指针移到有批注的单元格上方时，批注文本框会自动显示出来。

4.1.3 单元格的格式设置

工作表中的数据一般是以"数据表"的形式组织在一起的，所谓的数据表即为日常所见的二维表，类似于数据库中的一张表，它由许多的列和行所组成。当一张数据表建立好之后，用户通常要对它的不同部分设置不同的格式，使其呈现更好的显示效果。在 Excel 2003 中，对单元格格式的设置可采用三种不同的方式，分别是普通格式的设置、自动套用格式的设置和条件格式的设置，它们均在"格式"菜单中，如图 4-14 所示。

设置"学生基本情况统计表"与"学生成绩统计表"的单元格格式

编辑单元格格式的操作过程通常为：选定单元格区域→鼠标单击菜单"格式"→"单元格"命令，如图 4-14 所示；或者通过单击鼠标右键弹出的快捷菜单，选用上面的"设置单元格格式"选项，如图 4-15 所示；将会弹出"单元格格式"对话框，如图 4-16 所示。

单元格格式对话框上有六个选项卡，提供了六个不同方面的格式设置，分别为：

（1）数字：在这个选项卡中用户可以设置单元格内数据的显示格式，如图 4-16 所示。数据的初始值默认为"常规"。数值型数据通过"数值"选项设置显示的小数位数、负数的显示

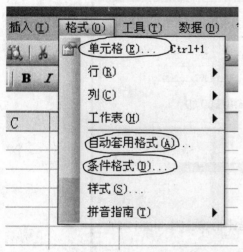

图 4-14 "格式"菜单

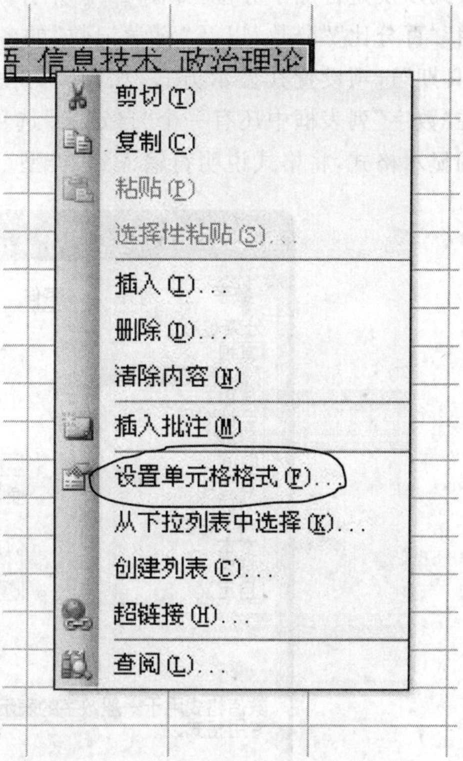

图 4-15 "设置单元格格式"选项

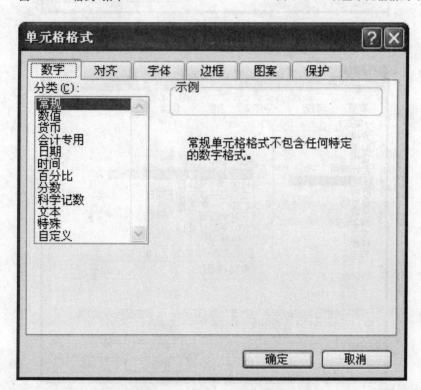

图 4-16 "单元格格式"对话框

方式以及是否加千分位,如图 4-17 所示。此外还可以将数值型数据设置为"货币""会计专用""百分比""分数"以及"科学记数"的各种显示方式。对于日期型数据,通过选用其中的"日期"选项设置其显示方式,如图 4-18 所示,在"类型"列表框中选择所需要的显示类型。在"数字"列表框中还有一个"自定义"选项,如图 4-19 所示,用户可根据需要自己定义数据的显示格式,将格式说明符输入到"类型"下面的文本框内。

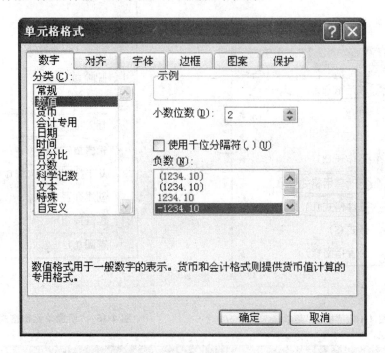

图 4-17 "数字"选项卡-"数值"设置

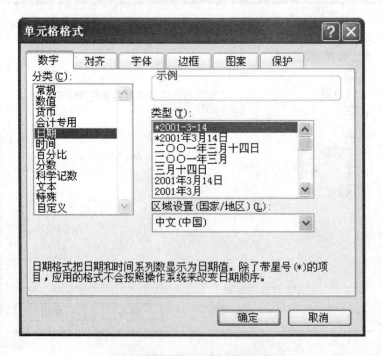

图 4-18 "数字"选项卡-"日期"设置

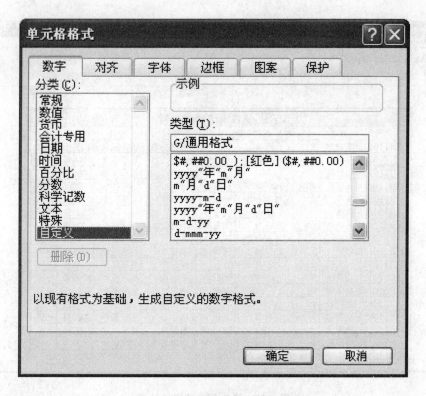

图 4-19 "数字"选项卡-"自定义"设置

(2)对齐:在这个选项卡中设置单元格内数据的对齐方式、是否自动换行、合并单元格以及数据倾斜的角度等内容。

(3)字体:在这个选项卡中设置字体方面的格式。

(4)边框:在这个选项卡中设置单元格边框线的格式,与 Word 中"格式"菜单下的"边框和底纹"内的"边框"设置相似。

(5)图案:在这个选项卡中设置单元格背景的格式,与 Word 中"格式"菜单下的"边框和底纹"内的"底纹"设置相似。

(6)"保护":在这个选项卡中设置与保护相关的内容。

与 Word 相同,一些常用的格式设置可直接使用"常用格式栏"来完成。

用鼠标选择"学生基本情况统计表"中的 B2 至 I2 单元格区域后,鼠标单击菜单"格式"→"单元格"命令,设置选区的单元格格式,数字:常规;对齐:水平居中且合并单元格;字体:黑体,20 磅,蓝色;图案:25%灰色。选中其他各行设置单元格格式,字体:宋体,14 磅。选中第 3 行,设置字体颜色为粉红色且水平居中对齐。用鼠标选择整个数据表区域,设置单元格格式中的边框,外边框为粗线,内部为细线。设置完成后的格式如图 4-20 所示。

选取"学生成绩统计表"中各门课程成绩单元格区域,鼠标单击菜单"格式"→"单元格"命令,在弹出的"单元格格式"对话框中打开"数字"选项卡,在"分类"列表框中选"数值",在"小数位数"中选择显示一位小数,其余格式与"学生成绩统计表"相同,效果如图 4-21 所示。

上述格式编辑的结果也可参见授课素材文件"学生基本情况表.xls"。

学号	姓名	性别	出生日期	出生地	专业	年级	班级
101110121	李安宁	男	1986年10月17日	河北秦皇岛市	临床医学	2005级	一班
101110122	安兵	男	1988年02月27日	河北张家口市	临床医学	2005级	一班
101110123	刘长超	女	1987年02月12日	河北廊坊市	临床医学	2005级	一班
101110124	安朝霞	男	1987年07月11日	河北邯郸市	临床医学	2005级	一班
101110125	安晨	女	1987年02月16日	河北廊坊市	临床医学	2005级	一班
101110126	安成	女	1987年12月06日	河北张家口市	临床医学	2005级	一班
101110127	白晓红	女	1988年01月03日	河北承德市	临床医学	2005级	一班
101110128	白春红	男	1988年07月08日	河北廊坊市	临床医学	2005级	一班
101110129	白亮	男	1987年07月27日	河北承德市	临床医学	2005级	一班
101110130	白天鹏	女	1987年03月11日	河北保定市	临床医学	2005级	一班
101110131	白新桥	男	1988年04月08日	河北保定市	临床医学	2005级	一班
101110132	白翠梅	女	1988年09月01日	河北廊坊市	临床医学	2005级	一班
101110133	白丹丹	女	1986年11月24日	河北唐山市	临床医学	2005级	一班
101110134	班德强	男	1988年06月26日	河北承德市	临床医学	2005级	一班
101110135	鲍德元	女	1987年03月25日	河北承德市	临床医学	2005级	一班
101110136	毕端峰	女	1988年08月09日	河北秦皇岛市	临床医学	2005级	一班

图 4-20 学生基本情况统计表

学号	姓名	年级	班级	政治	英语	高数	物理	体育	平均成绩
101110121	李安宁	2005级	一班	85.7	93.2	94.9	98.7	87.3	
101110122	安兵	2005级	一班	70.6	96.2	61.8	78.4	86.1	
101110123	刘长超	2005级	一班	54.6	62.3	55.3	52.4	67.7	
101110124	安朝霞	2005级	一班	93.1	76.3	90.0	85.3	91.1	
101110125	安晨	2005级	一班	90.7	88.2	89.7	96.0	97.3	
101110126	安成	2005级	一班	75.1	96.0	80.6	83.2	87.9	
101110127	白晓红	2005级	一班	78.8	84.2	66.5	97.6	86.2	
101110128	白春红	2005级	一班	70.0	70.2	87.1	89.5	62.2	
101110129	白亮	2005级	一班	85.6	73.3	71.7	62.7	66.1	
101110130	白天鹏	2005级	一班	81.1	65.2	85.7	93.1	100.4	
101110131	白新桥	2005级	一班	85.4	86.2	98.3	68.4	66.9	
101110132	白翠梅	2005级	一班	74.0	91.1	87.4	72.3	98.1	
101110133	白丹丹	2005级	一班	64.8	68.7	76.4	100.0	96.4	
101110134	班德强	2005级	一班	87.9	75.1	80.4	61.0	98.3	
101110135	鲍德元	2005级	一班	62.0	89.3	100.0	64.0	76.9	
101110136	毕端峰	2005级	一班	99.3	71.9	74.7	96.7	67.9	

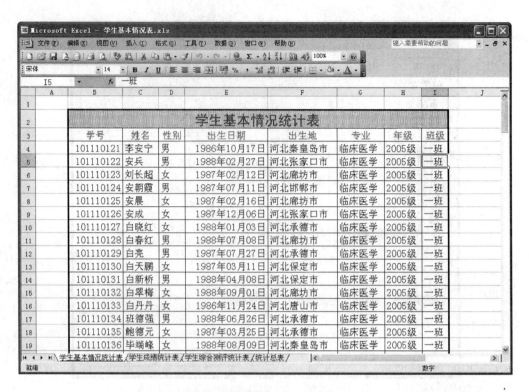

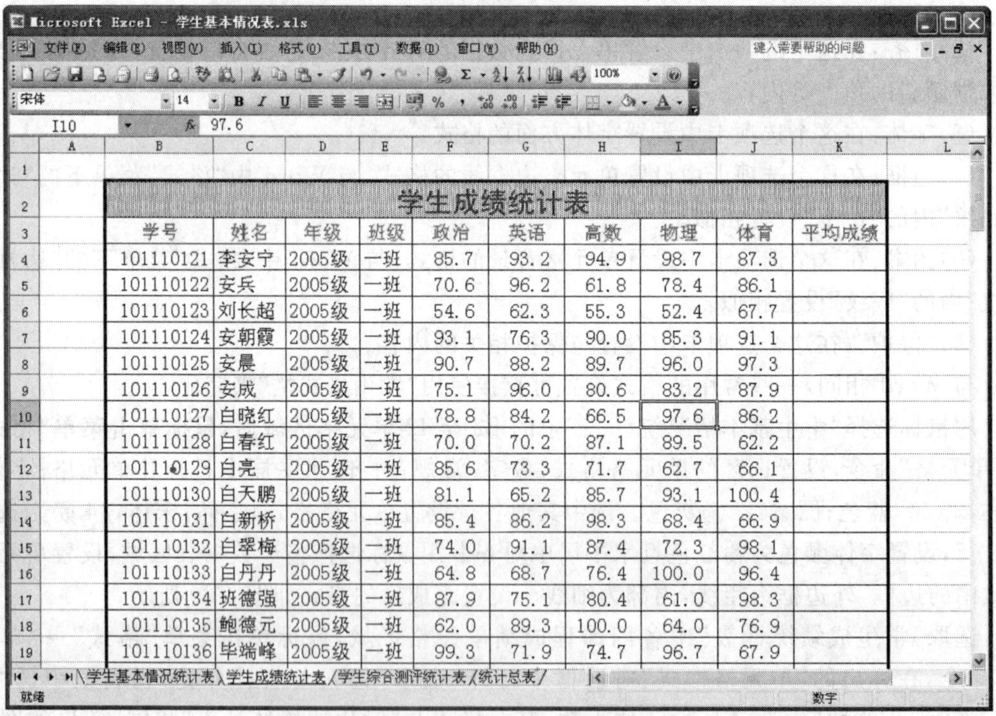

图 4-21 学生成绩统计表

对于"学生成绩统计表"中的"平均成绩"列,我们能否将小于 60 的单元格显示为红色?可以,采用"条件格式"的设置来完成,"条件格式"的设置可将单元格中的内容按所设定的条件显示为不同的格式,操作过程如下。

(1)选定"学生成绩统计表"中"平均成绩"列下的单元格区域 K4:K133,鼠标单击菜单"格式"→"条件格式"命令,弹出"条件格式"对话框。

(2)在"条件 1"的第一个下拉列表框中选择"单元格数值",第二个下拉列表框中选择"小于",第三个下拉列表框中输入"60"。

(3)单击"格式"按钮打开"单元格格式"对话框,设置字体颜色为"红色",如图 4-22 所示。设置完毕后,所有符合条件(即单元格的值小于 60)的单元格显示为红色。

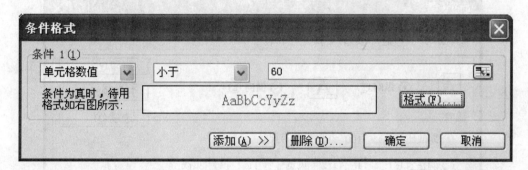

图 4-22 "条件格式"对话框

提示:条件格式可以是多重的,单击对话框中的"添加"按钮可以添加新的条件格式。单击"删除"按钮可删除当前的条件格式。

4.1.4 工作表的打印

打印工作表的操作过程与 Word 基本相同,由设置页面、打印预览、打印输出组成。所不同的是有时需要先对工作表进行手工分页,将不同的数据打印在不同的页上。

1. 工作表分页

当工作表中的数据区域超过打印机的页面区域时,系统会自动插入分页符(水平分页符与垂直分页符),分页符以虚线表示。根据需要也可以人工插入分页符,实现强制分页。

(1)插入分页符:鼠标单击某一行号,接着单击菜单"插入"→"分页符"命令,将在所选的行上方插入一条水平分页符。

鼠标单击某一列标,接着单击菜单"插入"→"分页符"命令,将在所选的列前面插入一条垂直分页符。

如果是选中一个单元格,则将在该单元格的上方和前面同时插入水平和垂直两条分页符。

(2)删除分页符

①删除单一分页符:选定要删除的水平分页符下方的任一单元格,或选定要删除的垂直分页符右方的任一单元格后,然后选用"插入"菜单中的"删除分页符"进行删除。需要说明两点,其一只能删除人工设置的分页符,不能删除系统根据打印机页面自动设置的分页符;其二是上述删除分页符操作既可在"普通"视图模式下完成,也可在"分页预览"视图模式下

完成,"普通"视图模式或"分页预览"视图模式在"视图"菜单中选取。

②删除所有人工设置的分页符:进入到"分页预览"视图模式,鼠标右键单击工作表中的任意单元格,在弹出的快捷菜单中选用"重置所有分页符"菜单项。

(3)调整分页符的位置:在"分页预览"视图模式下,用鼠标直接拖动蓝色的分页符(线)以调整分页位置。在默认情况下,系统不显示数据区域之外的部分。

2. 页面设置

鼠标单击菜单"文件"→"页面设置"命令,弹出"页面设置"对话框,如图 4-23 所示,其中包括下述四个选项卡。

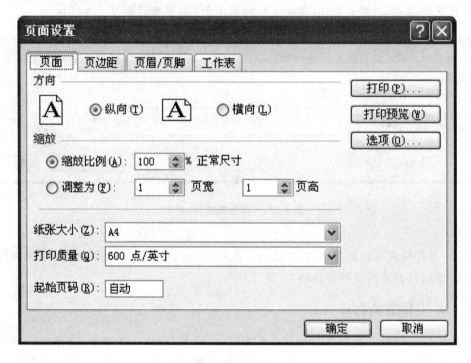

图 4-23 "页面设置"对话框

(1)"页面"选项卡:如图 4-23 所示,在"纸张大小"下拉列表框中选择纸张大小。在"方向"栏中选择打印方向。在"缩放"栏中,选中"缩放比例"单选按钮,然后输入或选择相对于正常尺寸的缩放比例,如果输入"10",则表示按正常尺寸的 10% 打印;若选中"调整为"单选按钮,则设置新的页宽、页高为原页宽、页高的倍数。在"起始页码"文本框中输入打印的起始页码,此项系统默认值为 1。

(2)"页边距"选项卡:设置页面的"上""下""左""右""页眉""页脚"距页面边界的距离,单位为厘米。在"居中方式"栏中,选中"水平"复选框时,打印内容于水平方向居中;选中"垂直"复选框时,打印内容于垂直方向居中。

(3)"页眉/页脚"选项卡:如图 4-24 所示,在"页眉"、"页脚"下拉列表框中选择系统所提供的页眉、页脚内容。用户也可以单击"自定义页眉"及"自定义页脚"来自己定义页眉及页脚,如图 4-25 所示。

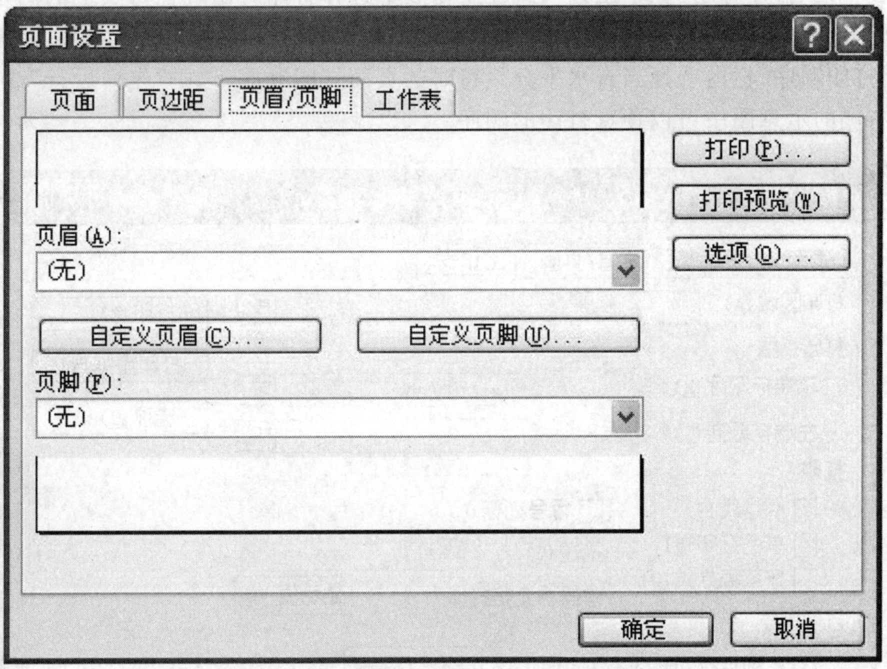

图 4-24 "页面设置"对话框中的"页眉/页脚"选项卡

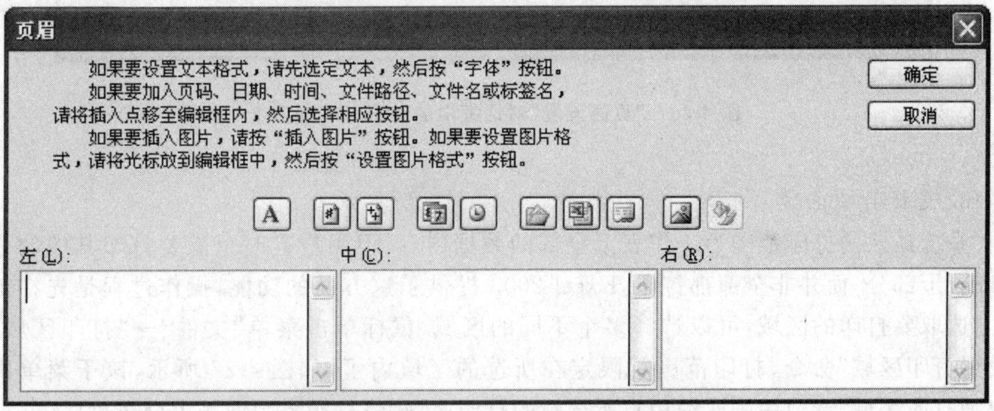

图 4-25 "页面设置"对话框-自定义页眉对话框

在"左""中""右"文本框内输入显示在页眉相应位置上的文字,也可利用文本框上方的工具按钮插入其他内容,各工具按钮的作用如下。

"Ａ"为设置文本框中选定文本的格式。"🔢"为插入页码。"📄"为插入总页码。"📅"为插入日期。"🕐"为插入时间。"📂"为插入工作簿的路径和文件名。"📊"为插入工作簿文件名。"📋"为插入工作表的名称。"🖼"为插入图片。"🎨"为设置所插入的图片的格式。

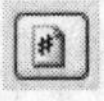

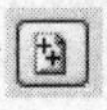

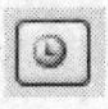

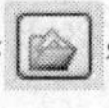

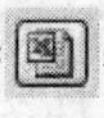

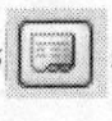

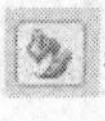

(4)"工作表"选项卡:如图 4-26 所示,在"打印区域"栏输入或选择打印区域,默认为整

个工作表。在"打印标题"栏手工输入或在工作表上选择打印时出现在每页上的固定行和固定列的内容。在"打印"栏内选择是否打印单元格的网格线、是否打印行号与列标等打印项目。在"打印顺序"栏内选择当有水平分页符时的页面打印顺序,选中"先列后行"或"先行后列",从右侧的示意图中可以预览打印的顺序。

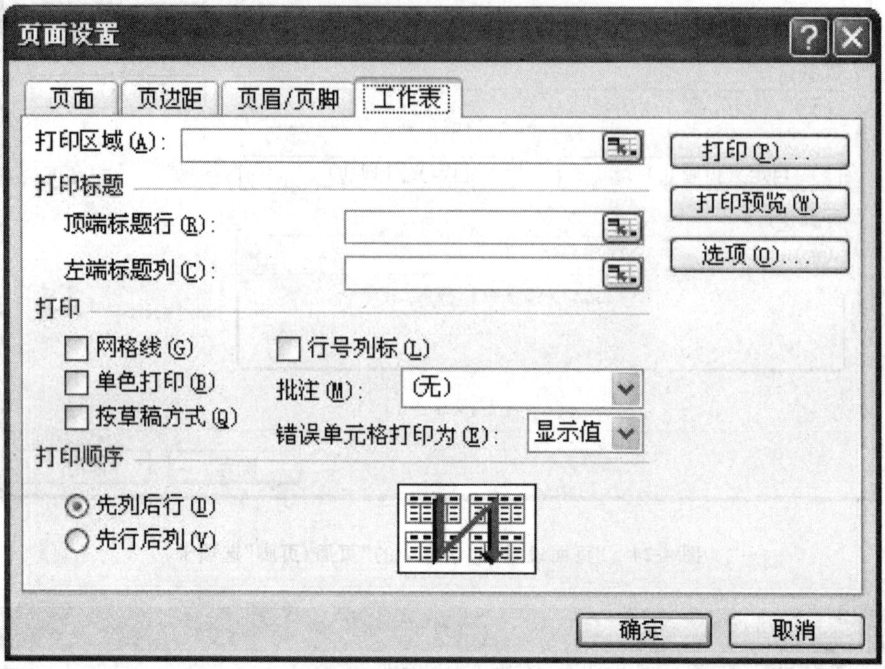

图 4-26 "页面设置"对话框中的"工作表"选项卡

3. 选择打印区域

系统默认的打印范围为工作表上全部的数据内容,但用户有时只需要打印其中的一部分或若干部分,而并非全部都打印,Excel 2003 提供了这方面的功能,操作过程是先在工作表上选取要打印的区域,可以选择多个不同的区域,鼠标单击菜单"文件"→"打印区域"→"设置打印区域"命令,打印范围就限定在所选的区域内了,如图 4-27 所示,该子菜单内的"取消打印区域"选项用来取消用户所选择的打印区域,将打印范围恢复为全部数据。

4. 打印预览

页面设置完成后,可以使用"打印预览"预览打印效果,满意之后再打印输出。单击"常用工具栏"上的"打印预览"按钮或选择"文件"菜单中的"打印预览"菜单项,将切换到"打印预览"视图。

【任务小结】

通过本次任务的完成学习了关于 Excel 的基本操作,包括操作界面的组成、数据的录入以及单元格的格式化等方面,这些都是使用 Excel 的基础。

【任务扩展】

1. 对"学生成绩统计表"中的各门课程成绩单元格所做的数据有效性设置,添加"出错警告"。

2. 选中"学生成绩统计表"中的"平均成绩"下的全部单元格,利用"格式"菜单下的"条

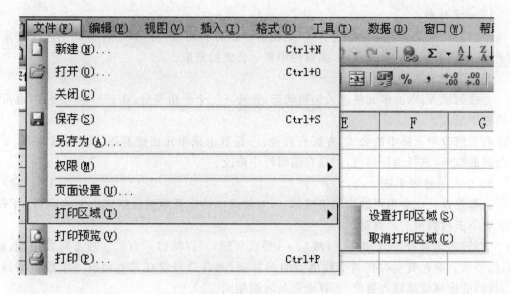

图 4-27 "打印区域"子菜单

件格式",在保持原有条件格式的基础上,添加一个新的条件格式:大于90显示为蓝色。

4.2 任务 2 统计学生成绩

【任务描述】

本次任务将在任务一的基础上继续完善"学生基本情况表"工作簿,首先计算并填充"学生成绩统计表"中的"平均成绩"列,然后完成"学生综合测评统计表"和"统计总表"的建立,"学生综合测评统计表"用来存放学生综合测评方面的信息,"统计总表"用来存放全体学生的总体信息,本次任务的主题为公式与函数的操作。

4.2.1 公式

单元格中的数据既可以由用户录入,也可以由单元格内的公式计算出来。例如,要求算单元格 B3 与 C3 之积,将结果放到 D3 单元格内,选定单元格 D3 后,在编辑栏或 D3 单元格中输入"=B3*C3",按回车就可得到所需结果,如图 4-28 所示,当 B3 或 C3 单元格中的值发生变化时,D3 单元格中的值也随之而变。

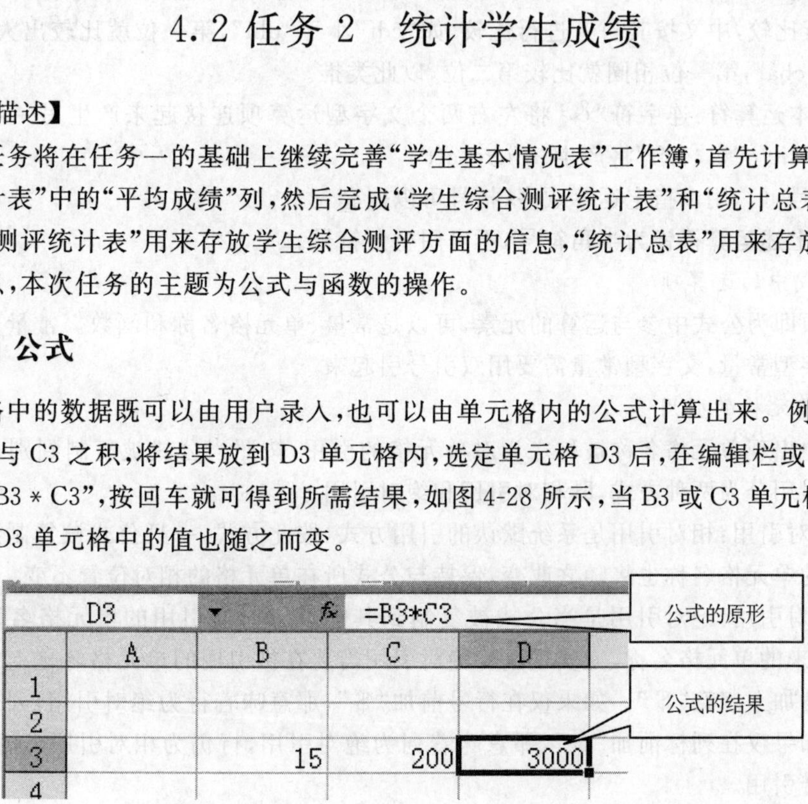

图 4-28 单元格内容为公式的示例

145

1. 公式的形式

所谓公式也就是通常说的表达式，是由各种运算符将参与运算的各运算项连接起来的式子，计算结果显示在单元格中，编辑栏中显示公式的原形。

2. 公式的录入和修改

公式的录入：双击单元格进入编辑状态，先输入一个半角等号，在其后输入公式，也可在编辑栏中录入。

若要修改单元格中的公式，方法有两种：一是双击该单元格使其进入可编辑状态，显示出公式的原形，进行编辑修改；二是在编辑栏中修改。

3. 公式中的运算符

运算符是公式中不可缺少的组成部分，对公式中的运算项进行指定类型的运算。Excel包含以下五种类型的运算符。

（1）算术运算符：＋（加）、－（减）、＊（乘）、/（除）、％（除以一百）、＾（乘方），其中加、减、乘、除和乘方需在其左右有两个数值型的运算项，而百分号仅在其右面有一个数值型运算项，他们的运算结果均为数值，运算顺序与习惯相同。

（2）关系运算符：＝（等于）、＞（大于）、＞＝（大于等于）、＜（小于）、＜＝（小于等于）、＜＞（不等于），关系运算符用来比较左右两个运算项的大小，运算结果为一逻辑值，关系成立为 TRUE，否则为 FALSE，如"6＞7"结果为 FALSE，"6＜8"结果为 TRUE。运算项可为如上所示的数值型，也可为文字型，文字型运算项的比较规则是由左至右按字符的 ASCII 码大小逐位进行比较，中文按其拼音进行比较，如"cdf"小于"dhi"，第一位就比较出大小了，又如"cdf"大于"cba"，第一位相同就比较第二位，以此类推。

（3）文本运算符：连字符"＆"将左右两个文字型运算项连接起来产生另一个文字型数据。例如"Micro"＆"soft"将产生"Microsoft"。

（4）括号：（），用以指定运算顺序，括号可以嵌套。

提示：上述运算符皆为半角符号，不可用全角符号。

4. 公式中的运算项

运算项即为公式中参与运算的元素，可以是常量、单元格名称和函数。常量分为数值型常量和文字型常量，文字型常量需要用双引号引起来。

5. 对单元格的引用

公式中出现单元格名称被称之为对单元格的引用，按照当公式被复制到别处时的不同表现又将引用分为两种方式，既相对引用和绝对引用。

（1）相对引用：相对引用是系统默认的引用方式，按此方式，一旦公式被复制到其他地方时被引用的单元格名称也将随之改变，保持与公式所在单元格的相对位置不变。

（2）绝对引用：绝对引用是当公式被复制到其他地方时被引用的单元格名称不发生变化，仍为原来的单元格名称，为实现这种绝对引用需要在被引用的单元格名称上的行号和列标前面分别加上字符"＄"。如果仅在行号前加"＄"，那意味着行为绝对引用，列仍为相对引用，同理，如果仅在列标前加"＄"，那意味着列为绝对引用，行仍为相对引用，这种引用方式被称为混合引用。

6. 对其他工作表中的单元格的引用

当要引用的单元格不在本工作表内，而是在工作簿的其他的工作表中，这时需在被引用的单元格名称前冠以那个工作表的名字和一个惊叹号，表示后面的单元格来自于那个工作表。

7. 对公式单元格的自动填充

在实际应用中，用户经常需要对放置公式的单元格向四周的某一方向连续复制，这时可使用前面讲过的自动填充来完成。

8. 利用公式产生“学生成绩统计表”中的“平均成绩”列数据

打开任务一中创建的工作簿文件“学生基本情况表.xls”，选中“学生成绩统计表”，在第一个学生的“平均成绩”(K4 单元格)中录入公式“=(F4＋G4＋H4＋I4＋J4)/5”，得到第一个学生的平均成绩，然后用“填充柄”向下填充至最后一名学生，便产生了所有学生的平均成绩，结果如图 4-29 所示，也可参见授课素材文件“学生基本情况表.xls”。

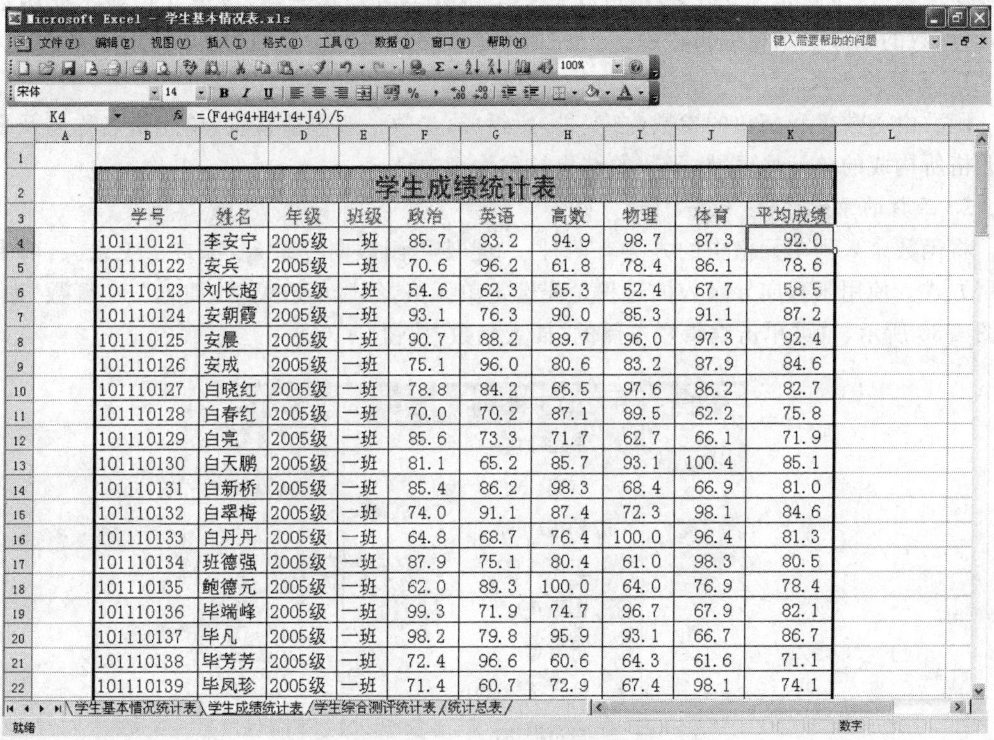

学生成绩统计表

学号	姓名	年级	班级	政治	英语	高数	物理	体育	平均成绩
101110121	李安宁	2005级	一班	85.7	93.2	94.9	98.7	87.3	92.0
101110122	安兵	2005级	一班	70.6	96.2	61.8	78.4	86.1	78.6
101110123	刘长超	2005级	一班	54.6	62.3	55.3	52.4	67.7	58.5
101110124	安朝霞	2005级	一班	93.1	76.3	90.0	85.3	91.1	87.2
101110125	安晨	2005级	一班	90.7	88.2	89.7	96.0	97.3	92.4
101110126	安成	2005级	一班	75.1	96.0	80.6	83.2	87.9	84.6
101110127	白晓红	2005级	一班	78.8	84.2	66.5	97.6	86.2	82.7
101110128	白春红	2005级	一班	70.0	70.2	87.1	89.5	62.2	75.8
101110129	白亮	2005级	一班	85.6	73.3	71.7	62.7	66.1	71.9
101110130	白天鹏	2005级	一班	81.1	65.2	85.7	93.1	100.4	85.1
101110131	白新桥	2005级	一班	85.4	86.2	98.3	68.4	66.9	81.0
101110132	白翠梅	2005级	一班	74.0	91.1	87.4	72.3	98.1	84.6
101110133	白丹丹	2005级	一班	64.8	68.7	76.4	100.0	96.4	81.3
101110134	班德强	2005级	一班	87.9	75.1	80.4	61.0	98.3	80.5
101110135	鲍德元	2005级	一班	62.0	89.3	100.0	64.0	76.9	78.4
101110136	毕端峰	2005级	一班	99.3	71.9	74.7	96.7	67.9	82.1
101110137	毕凡	2005级	一班	98.2	79.8	95.9	93.1	66.7	86.7
101110138	毕芳芳	2005级	一班	72.4	96.6	60.6	64.3	61.6	71.1
101110139	毕凤珍	2005级	一班	71.4	60.7	72.9	67.4	98.1	74.1

图 4-29 填充学生平均成绩

需要说明的是，这里我们用公式求平均成绩完全是为了教学的需要，演示公式的使用过程，在实际工作中，此处的平均成绩应该使用平均函数来求得。

9. 建立“学生综合测评统计表”

(1)选中“学生综合测评统计表”。

(2)录入数据表表头：“学生综合测评统计表”，录入各列名称和数据，各列名称分别是“学号”“姓名”“专业”“年级”“班级”“德育”“智育”“体育”“正向积分”“负向积分”“总分”和“级别”，其中的“学号”“姓名”“专业”“年级”和“班级”列数据，从“学生基本情况统计表”中复制过来，手工录入“德育”“体育”“正向积分”和“负向积分”列的分数。此处设定平均成绩的百分之六十作为该生的“智育”分数，可由公式“平均成绩 * 0.6”求出，平均成绩从工作表“学生成绩统计表”中获取，操作的过程为在第一个学生的“智育”(I4 单元格)中输入等号，然后用鼠标单击选中工作表"学生成绩统计表",单击上面的"平均成绩"(K4单元格),键入星号(乘)和0.6,回车后即得到该学生的"智育"分数,向下自动填充至最后一名学生。

(3)参照工作表"学生基本情况统计表"设置该工作表的格式。

4.2.2 函数

Excel为用户提供了大量的、涉及诸多行业的函数,这也是Excel功能强大的一个重要方面。此处的函数与一般意义上的函数相同,其中也包含一些为大家所熟知的三角函数,如正弦函数、余弦函数等。

前面讲到,函数可作为公式中的运算项出现在公式中,但在实际应用中更经常的情形是单独使用函数,也就是说一个单元格放置一个函数。与公式一样,该单元格显示此函数的值,而函数的原形显示在编辑栏中。

1. 函数的形式

函数由函数名和函数的参数(自变量)所组成,参数一般包括常量、单元格名称以及多个单元格所构成的单元格区域,函数的结果被称为函数值。

2. 函数的录入方法

将函数录入到单元格中的方法有两种:一是使用函数向导录入,二是手工录入,前者为常用方式。使用函数向导录入的过程是先选定单元格,然后单击菜单"插入"→"函数"命令,如图4-30所示,也可单击编辑栏左侧的"插入函数"按钮。

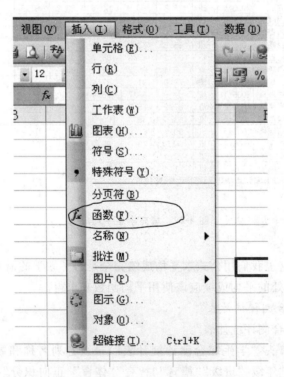

图4-30 插入函数菜单项

接下来会弹出如图4-31所示的"插入函数"对话框,首先需在该对话框中的"或选择类别"下拉列表框中选择函数所属的类别,函数是按不同类别存放的,如图4-32所示,最常用的以及曾经使用过的函数将出现在"常用函数"类别之中。

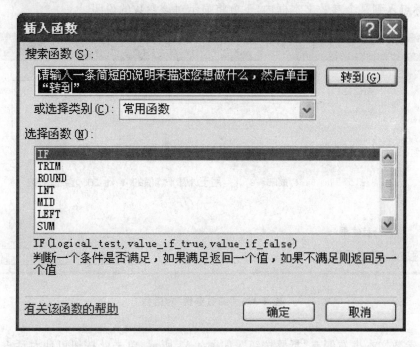

图 4-31　插入函数对话框 1

图 4-32　插入函数对话框 2

　　选定函数类别后会在"选择函数"列表框内显示出该类别所包含的函数，从中选择所需的函数，对话框的下方将显示所选函数的使用说明，左下角有蓝色的"有关该函数的帮助"链接，单击它可获取在线帮助。单击"确定"按钮后弹出"函数参数"对话框，如图 4-33 所示，在各参数文本框内录入参数,需要说明的是,不同函数的参数多少不一,类型也不尽相同,使用时可将鼠标点入到某个参数文本框内,下方将显示对该参数的说明。

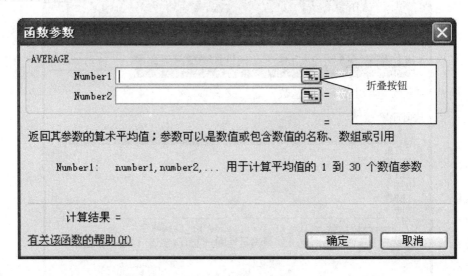

图 4-33　"函数参数"对话框

提示:参数文本框右侧有"折叠按钮",如图 4-33 所示,单击此按钮可使对话框折叠或还原。

3. 对单元格的引用

与公式相同,当函数参数为单元格名称或单元格区域时也被称作对单元格的引用,同样有相对引用与绝对引用,相对引用为默认方式。引用的方法为:当函数参数为一个单元格名称时,可在参数文本框内录入该单元格名称,也可用鼠标单击该单元格;当函数参数为多个单元格构成的矩形区域时,将鼠标点入参数文本框内后再按下鼠标左键拖曳选取该区域;与公式相同,如果作为函数参数的单元格或单元格区域在其他工作表中,须先用鼠标单击那个工作表的标签,使其被选中,然后选取上面的单元格或单元格区域。

4. 函数参数的编辑修改

如果需要对已录入的函数的参数进行编辑修改,选中函数所在单元格后再次单击"插入菜单"中的"函数"菜单项或单击插入函数按钮,便会再次弹出"函数参数"对话框,从中编辑修改该函数的参数。另一方法是双击函数所在单元格,单元格将显示函数的原形,并处于可编辑状态,进行编辑修改,当然也可以在编辑栏中进行编辑修改。在手工编辑修改时,函数参数中的冒号表示对一个矩形区域的引用,例如"B3:E8",代表以 B3 单元格为左上角,E8 单元格为右下角的一个矩形区域,逗号表示对多个区域的引用。

5. 函数单元格的自动填充

与公式一样,在实际应用中,用户经常需要对放置函数的单元格向四周的某一方向连续复制,这时可通过拖曳单元格右下角处的"填充柄"进行自动填充。

6. 使用求和函数(SUM)产生"学生综合测评统计表"中的"总分"列数据

"总分"为"德育""智育""体育""正向积分"和"负向积分"各项之和,选中第一名学生的"总分"单元格(M4)后,鼠标单击菜单"插入"→"函数"命令,弹出"插入函数"对话框,在"或选择类别"下拉列表框中选择"统计",接着在"选择函数"列表框内选择"SUM",弹出"函数参数"对话框,鼠标点入参数文本框内,按下鼠标拖选 H4 到 L4 单元格,即"H4：L4"区域作为函数参数,按"确定"按钮完成,得到第一名学生的总分,然后拖曳该单元格右下角处的"填充柄"向下填充至最后一名学生,便产生所有学生的总分。

提示：在实际工作中,求和函数是经常用到的,在"常用工具栏"内有一个图标为"Σ"的"求和按钮",单击此按钮系统将自动选取当前单元格上方或左侧相邻的数值型单元格区域并自动进行求和,方便快捷。

7. 使用 IF 函数产生"学生综合测评统计表"中"级别"列数据

条件为："总分"大于或等于 90 为"优秀",大于或等于 80 为"良好",大于或等于 60 为"及格",其他为"不及格"。操作过程为：鼠标单击菜单"插入"→"函数"命令,弹出"插入函数"对话框,在"逻辑"类别中选取"IF"函数,弹出"函数参数"对话框,在名为"Logical_test"的参数文本框内录入"M4＞＝90",M4 单元格为第一名学生总分,在"Value_if_true"参数文本框内录入"优秀",鼠标点入"Value_if_false"参数文本框,如图 4-34 所示,鼠标单击"名称框"处的"IF"按钮,弹出另一个相同样式的"函数参数"对话框,接着在"Logical_test"的参数文本框内录入"M4＞＝80",在"Value_if_true"参数文本框内录入"良好",再将鼠标点入"Value_if_false"参数文本框,单击"IF"按钮,又弹出一个"函数参数"对话框,在"Logical_test"的参数文本框内录入"M4＞＝60",在"Value_if_true"参数文本框内录入"及格",在"Value_if_false"参数文本框内录入"不及格",单击"确定"完成函数录入,向下自动填充至最后一名学生,便产生所有学生的"级别"。

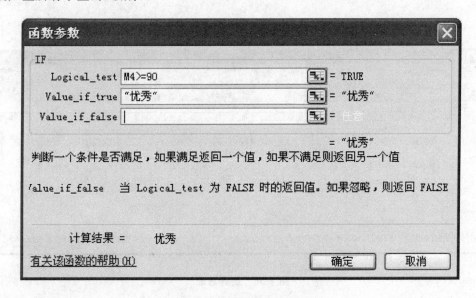

图 4-34 IF"函数参数"对话框

上述操作结果如图 4-35 所示,也可参见授课素材文件"学生基本情况表.xls"。

8. 建立"统计总表"

(1)选中"统计总表",输入数据表表头等内容,其样式可参照图 4-36。

(2)用计数函数(COUNT)产生各班的"总人数"：选定一班总人数下方的"D5"单元格,鼠标单击菜单"插入"→"函数"命令,弹出"插入函数"对话框,在"统计"类别中选取"COUNT"函数,弹出"函数参数"对话框,在参数文本框中输入"学生综合测评统计表！H4：

H45”“学生综合测评统计表！H4:H45”为一班学生的“德育”列，函数值为一班的学生人数。用相同的方法产生二班和三班的总人数。

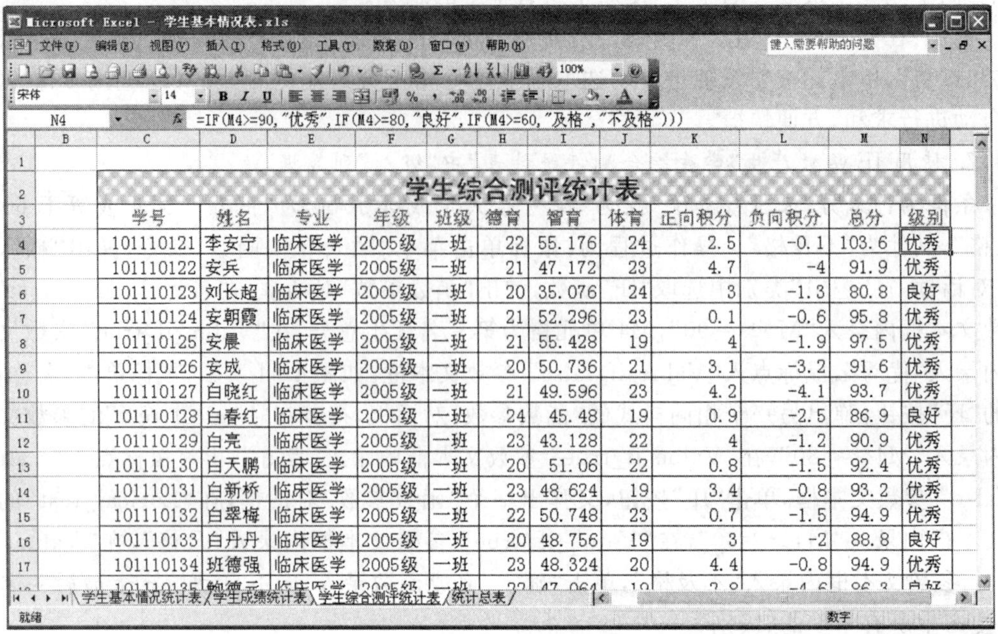

学号	姓名	专业	年级	班级	德育	智育	体育	正向积分	负向积分	总分	级别
101110121	李安宁	临床医学	2005级	一班	22	55.176	24	2.5	-0.1	103.6	优秀
101110122	安兵	临床医学	2005级	一班	21	47.172	23	4.7	-4	91.9	优秀
101110123	刘长超	临床医学	2005级	一班	20	35.076	24	3	-1.3	80.8	良好
101110124	安朝霞	临床医学	2005级	一班	21	52.296	23	0.1	-0.6	95.8	优秀
101110125	安晨	临床医学	2005级	一班	21	55.428	19	4	-1.9	97.5	优秀
101110126	安成	临床医学	2005级	一班	20	50.736	21	3.1	-3.2	91.6	优秀
101110127	白晓红	临床医学	2005级	一班	21	49.596	23	4.2	-4.1	93.7	优秀
101110128	白春红	临床医学	2005级	一班	24	45.48	19	0.9	-2.5	86.9	良好
101110129	白亮	临床医学	2005级	一班	23	43.128	22	4	-1.2	90.9	优秀
101110130	白天鹏	临床医学	2005级	一班	20	51.06	22	0.8	-1.5	92.4	优秀
101110131	白新桥	临床医学	2005级	一班	23	48.624	19	3.4	-0.8	93.2	优秀
101110132	白翠梅	临床医学	2005级	一班	22	50.748	23	0.7	-1.5	94.9	优秀
101110133	白丹丹	临床医学	2005级	一班	20	48.756	19	3	-2	88.8	良好
101110134	班德强	临床医学	2005级	一班	23	48.324	20	4.4	-0.8	94.9	优秀

图 4-35　学生综合测评统计表

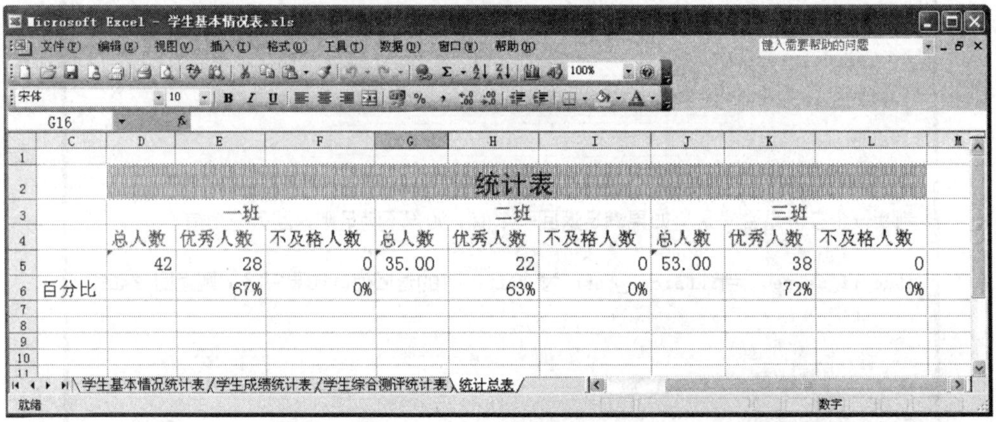

	一班			二班			三班		
	总人数	优秀人数	不及格人数	总人数	优秀人数	不及格人数	总人数	优秀人数	不及格人数
	42	28	0	35.00	22	0	53.00	38	0
百分比		67%	0%		63%	0%		72%	0%

图 4-36　统计总表

提示：使用 COUNT 函数时，参数须为数值型的单元格，如“德育”“智育”等。

(3)用条件计数函数(COUNTIF)产生各班的“优秀人数”和“不及格人数”：选定一班优秀人数下方的“E5”单元格，鼠标单击菜单“插入”→“函数”命令，弹出“插入函数”对话框，在“统计”类别中选取“COUNTIF”函数，弹出“函数参数”对话框，在名为“Range”的参数文本框内输入“学生综合测评统计表！N4:N45”，“学生综合测评统计表！N4:N45”为一班的“级别”列，在名为“Criteria”的参数文本框内输入“优秀”，函数值为一班“优秀”学生人数。用相同的方法产生二班和三班“优秀”学生人数。

（4）用公式产生各班的"优秀人数"和"不及格人数"的百分比：由各班的"优秀人数"和"不及格人数"除以"总人数"得出，然后再将单元格设置为"百分比"显示方式。

操作完成后的结果如图 4-36 所示，也可参见授课素材文件"学生基本情况表．xls"。

【任务小结】

通过本次任务的完成学习了 Excel 公式与函数的应用，主要包括 Excel 中公式与函数的概念、录入、单元格的引用和几个常用函数的使用等。

【任务扩展】

1. 删去"学生成绩统计表"中的"平均成绩"列数据，用平均函数（AVERAGE）重新产生"平均成绩"列数据，"AVERAGE"函数在"统计"类中。

2. 使用 RANK 函数产生"学生成绩统计表"中"排名"列数据。

要求：按平均成绩的递减次序排名，操作步骤如下。

（1）选定存放计算结果的单元格 L4，单击菜单"插入"→"函数"命令，弹出"插入函数"对话框，在"统计"类别中选取"RANK"函数，弹出"函数参数"对话框。

（2）单击名为"Number"的参数右边的折叠按钮，用鼠标选取单元格：K4。

（3）单击名为"Ref"的参数右边的折叠按钮，用鼠标选取单元格区域：K4:K133，将其改为：K＄4:K＄133。

（4）单击名为"Order"的参数右边的文本框，根据窗口下方提示，这里要指定排位的方式，输入数字"0"或忽略，单击"确定"按钮，向下自动填充至最后一名学生，便产生所有学生的"排名"。

3. 利用条件计数函数（COUNTIF）在"学生成绩统计表"的数据表下方计算男生人数和各门课程的男生平均成绩。

提示：先计算男生政治课的总成绩，使用 SUMIF 函数，单击名为"Range"的参数右边的折叠按钮，在学生基本情况统计表中选定单元格区域：D4:D133，在"Range"后面的文本框中出现参数：学生基本情况统计表！D4:D133；单击名为"Criteria"的参数右边的文本框，输入参数："男"；选定参数"Criteria"为：学生成绩统计表！F4:F133，编辑栏中显示：＝SUMIF（学生基本情况统计表！D5:D134，"男"，学生成绩统计表！F5:F134），再除以男生人数，在编辑栏中将上面公式改为：＝SUMIF（学生基本情况统计表！D5:D134，"男"，学生成绩统计表！F5:F134）/F134。再向右自动填充其他课程的男生平均成绩。

4. 利用众数函数（MODE）产生各门课程的普遍成绩。

5. 利用最大值函数（MAX）产生各门课程的最高分。

6. 利用最小值函数（MIN）产生各门课程的最低分。

7. 如果英语和高数成绩均大于或等于 75，在备注栏中给出信息"有资格"，否则给出信息"无资格"。

提示：利用 IF 函数实现，三个参数分别为：AND（英语＞＝75，高数＞＝75）；"有资格"；"无资格"，其中 AND 为逻辑函数。

4.3 任务 3 分析学生成绩

传统的数据管理方法是建立数据库，再使用数据管理软件对数据进行管理，但是此类软件在创建表格和制作表格图表方面的功能不尽如人意，而 Excel 在这方面突出显示出了其优越性,它不仅具有数据计算处理的能力,而且还具有数据库管理的一些功能,特别是在制表、作图等数据分析方面的能力更胜一筹。利用它可以方便、快捷地对数据进行排序、筛选、分类汇总、创建数据透视表等统计分析工作,是日常办公的最佳选择。

【任务描述】

利用 Excel 2003 对"学生成绩统计表"建立数据清单,然后采用数据管理的方法进行如下统计分析,使学生成绩更规律、突出、一目了然。

(1)排序。

(2)数据筛选。

(3)分类汇总。

(4)建立数据透视表。

4.3.1 数据清单与排序

1. 数据清单的建立

数据清单,也称数据列表,是一张二维表,即 Excel 中包含相关数据的一系列工作表数据行。可以将数据清单看作"数据库",其中行作为数据库中的记录,列对应数据库中的字段,每一列包含相同类型的数据,列标题作为数据库中的字段名称。借助数据清单,Excel 就能把运用于数据库中的数据管理功能如排序、筛选、汇总等一些分析操作运用到 Excel 数据清单中的数据上。

要使用 Excel 的数据管理功能的前提条件是,首先必须将电子表格创建为数据清单。数据清单必须包括两部分内容,分别是表结构和表记录。所谓的表结构是数据清单中的第一行,即列标题(又叫字段名),Excel 将利用这些字段名对数据进行查找、排序以及筛选等操作;表记录则是 Excel 实际进行各种管理的对象,该部分不允许有非法数据内容出现。要正确创建数据清单,应遵循以下准则。

第一,在同一工作表中只能建立一个数据清单。

第二,在数据清单的第一行创建列标题,即字段名。

第三,同列的数据,其类型和格式必须相同。

第四,不要使用空行把列标题和第一行数据分开。

第五,在工作表数据清单和其他数据间必须留出至少一个空白行或一个空白列,这样可方便在执行排序、筛选等操作时选定数据清单。

对"学生成绩统计表"建立数据清单的操作步骤如下。

方法一:像建立 Excel 工作表一样操作。如图 4-37 所示。

方法二:在输入字段名后单击菜单"数据"→"记录单"命令以记录形式来输入数据及编辑,如图 4-38 所示。该对话框最左边显示字段名及字段内容,右上角显示当前记录和总记录数,要增加、删除、查看记录可以单击相应的按钮,此外,在该对话框中,还可以查找符合一定条件的记录。例如查找"政治"和"英语"成绩都在 80 分以上的学生记录,可以单击"条件"按钮,在随后出现的对话框的"政治"和"英语"文本框中分别输入">=80"的条件,确定后得到第一条满足条件的记录,继续单击"下一条"依次浏览其他符合条件的记录。

2. 数据排序

在实际运用中,为了方便查找和使用数据,用户通常按一定顺序对数据清单进行重新排序。所谓的排序是指根据某一列或几列的值,按一定的顺序将工作表的记录重新排列。其

	A	B	C	D	E	F	G	H	I	J	K	L
1	学生成绩统计表											
2	学号	姓名	性别	专业	年级	班级	政治	英语	高数	物理	体育	平均成绩
3	101110157	陈剑	男	临床医学	2005级	一班	94.2	96.9	73.1	99.9	83.2	89.5
4	101110152	曹会琴	女	临床医学	2005级	一班	85.6	84.0	100.0	91.2	84.7	89.1
5	101110170	陈兰兰	女	临床医学	2005级	二班	99.1	66.8	92.9	96.7	87.3	88.6
6	101110171	陈雷刚	男	临床医学	2005级	二班	93.8	61.5	93.6	91.0	99.4	87.9
7	101110169	陈俊其	男	临床医学	2005级	二班	84.0	95.7	97.9	78.6	82.9	87.8
8	101110168	陈菊	女	临床医学	2005级	二班	68.9	100.0	86.3	82.3	100.3	87.6
9	101110229	杜严军	男	临床医学	2005级	三班	94.1	84.0	81.4	87.4	97.8	88.9
10	101110216	董祥娟	女	临床医学	2005级	三班	92.7	80.7	81.3	100.0	87.8	88.5
11	101110233	段一凡	男	临床医学	2005级	三班	93.7	81.5	81.7	84.8	99.7	88.3
12	101110200	代然	女	临床医学	2005级	三班	95.7	76.7	99.4	78.5	90.7	88.2

图 4-37　数据清单示例

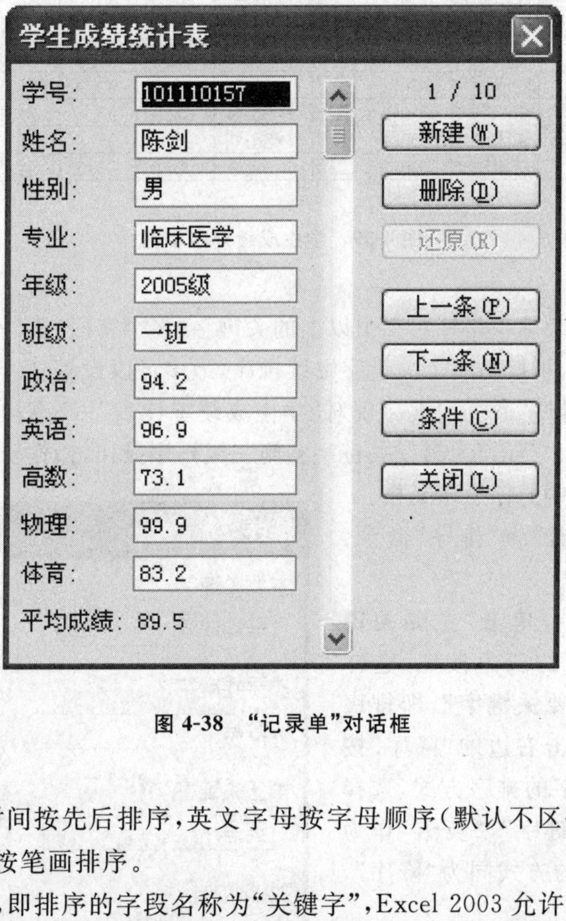

图 4-38　“记录单”对话框

中数值按大小排序，时间按先后排序，英文字母按字母顺序（默认不区分大小写）排序，汉字按拼音首字母排序或按笔画排序。

排序所依据的值，即排序的字段名称为“关键字”，Excel 2003 允许对不超过 3 个的关键字进行排序，依次称为“主要关键字”“次要关键字”“第三关键字”。排序方式分升序（递增）和降序（递减），排序方向有按行排序和按列排序，此外，还可以采用自定义排序。

数据排序有两种：简单排序和复杂排序。

(1)简单排序：简单排序是针对 1 个关键字（单一字段）进行升序或降序排序。可以单击“常用”工具栏中的“升序排序”按钮 A↓Z 或“降序排序”按钮 Z↓A 快速实现，也可以单击菜单“数据”→“排序”命令进行操作。

现以“常用”工具栏中的相关按钮操作为例说明将“学生成绩统计表”中的平均成绩按升

序或降序排序的方法，其操作步骤如下。

①将活动单元格移至"平均成绩"所在列的任意一个单元格。

②单击"常用"工具栏中的"升序排序"按钮 $\underset{Z}{\overset{A}{\downarrow}}$ 或"降序排序"按钮 $\underset{A}{\overset{Z}{\downarrow}}$，即将整个数据清单中的数据按照所选的字段进行升序或降序排列。

效果如图 4-39 所示（此为降序排序效果）。

	A	B	C	D	E	F	G	H	I	J	K
1	学生成绩统计表										
2	学号	姓名	专业	年级	班级	政治	英语	高数	物理	体育	平均成绩
3	101110157	陈剑	临床医学	2005级	一班	94.2	96.9	73.1	99.9	83.2	89.5
4	101110152	曹会琴	临床医学	2005级	一班	85.6	84.0	100.0	91.2	84.7	89.1
5	101110229	杜严军	临床医学	2005级	三班	94.1	84.0	81.4	87.4	97.8	88.9
6	101110170	陈兰兰	临床医学	2005级	二班	99.1	66.8	92.9	96.7	87.3	88.6
7	101110216	董祥娟	临床医学	2005级	三班	92.7	80.7	81.3	100.0	87.8	88.5
8	101110233	段一凡	临床医学	2005级	三班	93.7	81.5	81.7	84.8	99.7	88.3
9	101110200	代然	临床医学	2005级	三班	95.7	76.7	99.4	78.5	90.7	88.2
10	101110171	陈雷刚	临床医学	2005级	三班	93.8	61.5	93.6	91.0	99.4	87.9
11	101110169	陈俊其	临床医学	2005级	二班	84.0	95.7	97.9	78.6	82.9	87.8
12	101110168	陈菊	临床医学	2005级	二班	68.9	100.0	86.3	82.3	100.3	87.6

图 4-39　学生成绩排序示例

（2）复杂排序：复杂排序是针对 1 个以上的关键字（多个字段）进行升序或降序排序。当排序的字段值相同时，可按另一个关键字继续排序，最多可以设置 3 个排序关键字。这必须单击菜单"数据"→"排序"命令实现。现对"学生成绩统计表"以"平均成绩"做主要关键字、"政治"为第二关键字、"英语"为第三关键字实施三级排序操作，操作步骤如下。

①选定数据清单中的任意单元格。

②单击菜单"数据"→"排序"命令，弹出"排序"对话框。

③在该对话框中，单击"主要关键字"下拉列表框右侧的三角按钮，选择"平均成绩"作为"主要关键字"，即排序的第一级关键字，单击右边的"降序"按钮，来选择主要关键字的排序方式，选择"政治"作为"次要关键字"，"英语"作为"第三关键字"，排序的方式同为"降序"，如图 4-40 所示。

④在"我的数据区域"选项中，若选中"有标题行"单选钮，表示排序中不包括第一行；若选中"无标题行"单选钮，表示排序中包含第一行。

⑤点击"排序"对话框中左下角"选项"按钮，将弹出"排序选项"对话框，它可以用来指定自定义排序顺序、区分大小写、排序方向、排序方法等设置。

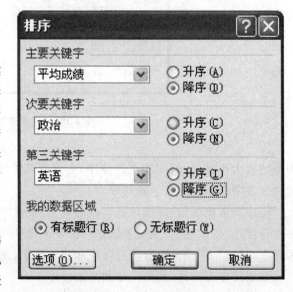

图 4-40　"排序"对话框

⑥单击"确定"按钮。

提示:使用多级排序的前提是,在工作表中按主要关键字排序时存在指定的关键字出现相同值,可以在两个次要关键字中指定排序的顺序,系统将按组合数据进行排序。

4.3.2 数据筛选

若当数据清单中的记录条数非常多,或用户只对其中一部分数据感兴趣时,采用常规查找方法难以满足要求,这时就可以使用 Excel 2003 中的数据筛选功能。系统根据条件自动列出用户需求的记录信息,而将用户不需要的数据记录隐藏起来;当筛选条件被删除时,隐藏的数据又能恢复显示。

数据筛选有两种:自动筛选和高级筛选。自动筛选可以实现单个字段的筛选,以及多字段筛选的"逻辑与"关系(即同时满足多个条件),它是对整个数据清单操作,筛选结果在原数据区域显示,操作简便,能满足大部分运用需求;高级筛选能实现多字段筛选的"逻辑或"关系,可指定筛选的数据区域,并且筛选结果还可以在指定区域显示,操作较复杂,需要在数据清单以外建立一个条件区域。

1. 自动筛选

通过菜单"数据"→"筛选"→"自动筛选"命令实现,在所须筛选的字段名下拉列表中选择符合的条件,若没有,单击其中的"自定义"输入筛选条件。如果要使数据恢复显示,点击"数据"→"筛选"→"全部显示"命令实现。如果要取消自动筛选功能,点击菜单"数据"→"筛选"→"自动筛选"命令,使"自动筛选"前的"√"消失。对"学生成绩统计表"以"平均成绩"字段为依据,做自动筛选操作,操作步骤如下。

(1)选定要筛选的数据清单中的任意一个单元格。

(2)点击菜单"数据"→"筛选"→"自动筛选"命令。

(3)"学生成绩统计表"中每一个列标题旁边都将显示"自动筛选"的下拉按钮,如图4-41所示。

	A	B	C	D	E	F	G	H	I	J	K
1	学生成绩统计表										
2	学号 ▼	姓名▼	专业▼	年级▼	班级▼	政治▼	英语▼	高数▼	物理▼	体育▼	平均成绩▼
3	101110157	陈剑	临床医学	2005级	一班	94.2	96.9	73.1	99.9	83.2	89.5
4	101110152	曹会琴	临床医学	2005级	一班	85.6	84.0	100.0	91.2	84.7	89.1
5	101110229	杜严军	临床医学	2005级	三班	94.1	84.0	81.4	87.4	97.8	88.9
6	101110170	陈兰兰	临床医学	2005级	二班	99.1	66.8	92.9	96.7	87.3	88.6
7	101110216	董祥娟	临床医学	2005级	三班	92.7	80.7	81.3	100.0	87.8	88.5
8	101110233	段一凡	临床医学	2005级	三班	93.7	81.5	81.7	84.8	99.7	88.3

图 4-41　自动筛选示例

(4)单击"平均成绩"列旁边的自动筛选按钮,从打开的下拉列表中选择一个确定的成绩值(比如"90")或点击"自定义"项,弹出"自定义自动筛选方式"对话框,如图4-42所示。

(5)在"自定义自动筛选方式"对话框中,单击左上角下拉列表框右侧的按钮,在列表中选择条件为"大于或等于";单击右上角下拉列表框右侧的按钮,在列表中选择"90",如图4-42所示。

2. 高级筛选

当筛选的条件较为复杂,或出现多字段间的"逻辑或"关系时,使用菜单"数据"→"筛选"

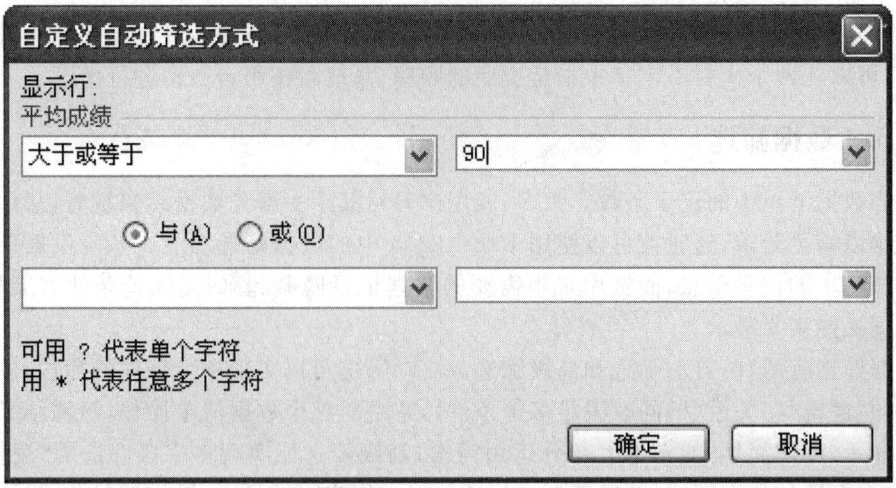

图 4-42 "自定义自动筛选方式"对话框

→"高级筛选"命令更为方便。

在进行高级筛选时,不会出现自动筛选下拉箭头,而是需要选定一个单元格区域作为条件区域,条件区域是用来指定所筛选数据需满足的条件的。条件区域应建立在数据清单以外,用空行或空列与数据清单分隔。条件区域由一个字段名行和若干个条件行组成,输入筛选条件指定时,条件区字段名行中的字段顺序可以与数据清单中字段名行的字段顺序不同,但是对应字段名必须完全一样。条件区域的首行输入条件字段名,从第 2 行起输入筛选条件,输入在同一行上的条件关系为"逻辑与",输入在不同行上的条件关系时"逻辑或";然后单击菜单"数据"→"筛选"→"高级筛选"命令,在其对话框内进行数据区域和条件区域的选择,筛选的结果可在原数据清单位置显示,也可在数据清单以外的位置显示。现对"学生成绩统计表"以"政治"和"英语"字段设置条件区域,实施高级筛选操作,操作步骤如下。

（1）在数据清单的下方（与数据清单中的末记录最少空一条记录行）确定筛选条件,建立条件区域。如图 4-43 所示,查找所有"政治"和"英语"成绩都在 90 分以上的同学的记录。

图 4-43 建立"高级筛选"条件区域

（2）选定数据清单中的任意一个单元格，然后单击菜单"数据"→"筛选"→"高级筛选"命令，将弹出"高级筛选"对话框，如图 4-44 所示。

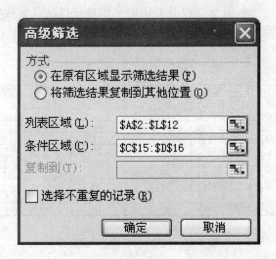

图 4-44 "高级筛选"对话框

（3）在"高级筛选"对话框中，若选中单选按钮"在原有区域显示筛选结果"，那么 Excel 2003 将在名为"学生成绩统计表"的数据清单上以覆盖的方式隐藏不符合条件的数据行；若选中"将筛选结果复制到其他位置"，那么 Excel 2003 将把符合条件的数据行按条件区域中设置的条件筛选出来并复制到工作表中数据清单以外的指定位置上。

（4）在"列表区域"框中指定要筛选的区域（比如＄Ａ＄2：＄Ｋ＄12），并在"条件区域"框中指定筛选条件（比如＄Ｃ＄15：＄Ｄ＄16）。

（5）单击"确定"按钮完成，此时将显示所有"政治"和"英语"成绩都大于等于 90 分的同学的记录。

4.3.3 分类汇总

分类汇总是实际生活中经常用到的一种统计功能。比如超市中库存管理经常要统计各类产品的库存总量，销售管理经常要统计各类商品的售出总量等。它们的共同特点是首先要进行分类（排序），将同类别数据放在一起，然后在进行数量求和之类的汇总运算，Excel 提供了分类汇总功能。利用分类汇总可快速建立简洁、清晰的总结报告。

分类汇总就是对数据清单按某个字段进行分类（排序），将字段值相同的连续记录作为一类，进行求和、求平均、计数等汇总运算。针对同一个分类字段，可进行多种方式的汇总。

使用分类汇总需要注意的是：

首先，在分类汇总前，必须对分类字段排序，否则将得不到正确的分类汇总结果。

其次，在分类汇总时要清楚对那个字段分类，对那些字段汇总以及汇总的方式，这些都需要在"分类汇总"对话框中逐一设置。

分类汇总有两种：简单汇总和嵌套汇总。

1. 简单汇总

所谓的简单汇总是指对数据清单的一个或多个字段仅做一种方式的汇总操作。现对

"学生成绩统计表"进行这样的汇总,以"班级"为单位,对"政治""英语""体育"求和的汇总的操作,操作步骤如下。

(1)对将要进行汇总的数据清单以分类依据字段进行排序。如按"班级"进行排序,如图4-45 所示。

	A	B	C	D	E	F	G	H	I	J	K
1					学生成绩统计表						
2	学号	姓名	专业	年级	班级	政治	英语	高数	物理	体育	平均成绩
3	101110157	陈剑	临床医学	2005级	一班	94.2	96.9	73.1	99.9	83.2	89.5
4	101110152	曹会琴	临床医学	2005级	一班	85.6	84.0	100.0	91.2	84.7	89.1
5	101110170	陈兰兰	临床医学	2005级	二班	99.1	66.8	92.9	96.7	87.3	88.6
6	101110171	陈雷刚	临床医学	2005级	二班	93.8	61.5	93.6	91.0	99.4	87.9
7	101110169	陈俊其	临床医学	2005级	二班	84.0	95.7	97.9	78.6	82.9	87.8
8	101110168	陈菊	临床医学	2005级	二班	68.9	100.0	86.3	82.3	100.3	87.6
9	101110229	杜严军	临床医学	2005级	三班	94.1	84.0	81.4	87.4	97.8	88.9
10	101110216	董祥娟	临床医学	2005级	三班	92.7	80.7	81.3	100.0	87.8	88.5
11	101110233	段一凡	临床医学	2005级	三班	93.7	81.5	81.7	84.8	99.7	88.3
12	101110200	代然	临床医学	2005级	三班	95.7	76.7	99.4	78.5	90.7	88.2

图 4-45 对"分类汇总"字段排序

(2)选定数据清单中的任意一个单元格,单击菜单"数据"→"分类汇总"命令,将弹出"分类汇总"对话框,如图 4-46 所示。

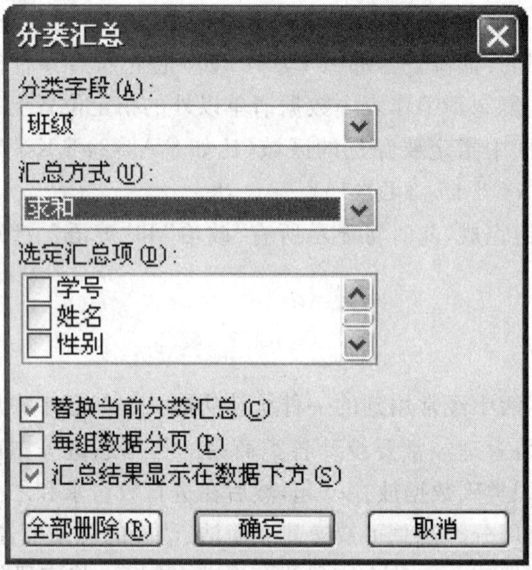

图 4-46 "分类汇总"对话框

(3)在"分类汇总"列表框中选择"班级"(即在步骤 1 中进行排序的字段),如图 4-46 所示。

(4)在"汇总方式"列表框中,选择"求和"作为汇总方式,如图 4-46 所示。

(5)在"选定汇总项"列表框中(即汇总字段项),选择"政治""英语""体育"为汇总项。

(6)单击"确定"按钮,将得到如图 4-47 所示的汇总结果。

在该对话框中,"替换当前分类方式"的含义是:用此次分类汇总的结果替换已存在的分类汇总结果。

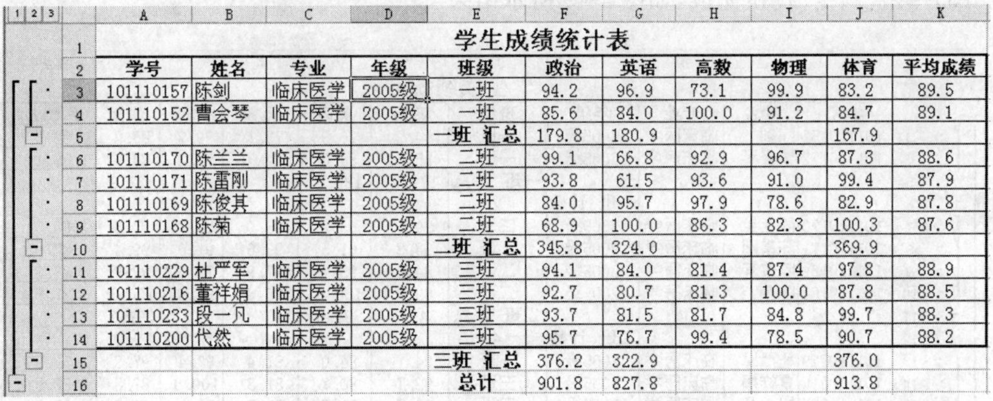

		A	B	C	D	E	F	G	H	I	J	K
	1					学生成绩统计表						
	2	学号	姓名	专业	年级	班级	政治	英语	高数	物理	体育	平均成绩
	3	101110157	陈剑	临床医学	2005级	一班	94.2	96.9	73.1	99.9	83.2	89.5
	4	101110152	曹会琴	临床医学	2005级	一班	85.6	84.0	100.0	91.2	84.7	89.1
	5					一班 汇总	179.8	180.9			167.9	
	6	101110170	陈兰兰	临床医学	2005级	二班	99.1	66.8	92.9	96.7	87.3	88.6
	7	101110171	陈雷刚	临床医学	2005级	二班	93.8	61.5	93.6	91.0	99.4	87.9
	8	101110169	陈俊其	临床医学	2005级	二班	84.0	95.7	97.9	78.6	82.9	87.8
	9	101110168	陈菊	临床医学	2005级	二班	68.9	100.0	86.3	82.3	100.3	87.6
	10					二班 汇总	345.8	324.0			369.9	
	11	101110229	杜严军	临床医学	2005级	三班	94.1	84.0	81.4	87.4	97.8	88.9
	12	101110216	董祥娟	临床医学	2005级	三班	92.7	80.7	81.3	100.0	87.8	88.5
	13	101110233	段一凡	临床医学	2005级	三班	93.7	81.5	81.7	84.8	99.7	88.3
	14	101110200	代然	临床医学	2005级	三班	95.7	76.7	99.4	78.5	90.7	88.2
	15					三班 汇总	376.2	322.9			376.0	
	16					总计	901.8	827.8			913.8	

图 4-47   分类汇总结果

分类汇总后,默认情况下,数据会分 3 级显示,可以单击分级显示区上方的"1""2""3"这 3 个按钮控制。单击按钮"1",只显示清单中的列标题和总计结果;单击按钮"2",显示各个分类汇总和总计结果;单击按钮"3",显示全部详细数据。

2. 嵌套汇总

嵌套汇总是指对同一字段进行多种不同方式的汇总。如对学生成绩表进行"政治""英语""体育"的求和汇总的基础上在统计各班人数;要实现这类统计,就要使用嵌套汇总,需要分两次进行分类汇总。先按上例的方式求和,再在求和汇总的基础上计数。操作步骤如下。

(1)同上例。

(2)再在求和汇总的基础上统计各班人数。统计人数"分类汇总"对话框的设置如图 4-48 所示,需要注意的是"替换当前分类汇总"复选框不能选中,选定汇总项只有"班级",其余汇总项要清除。

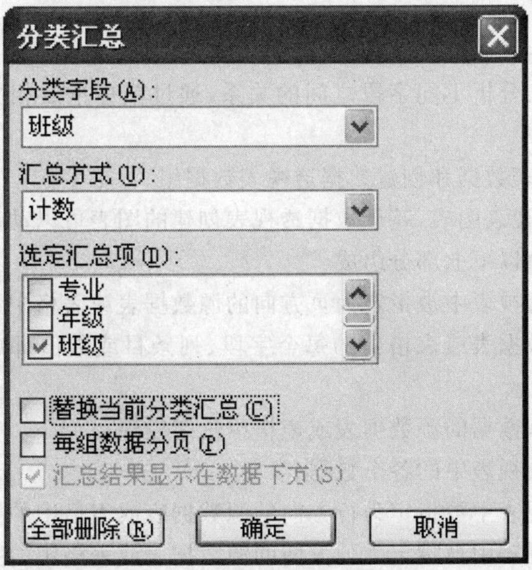

图 4-48   嵌套汇总"分类汇总"对话框

(3)单击"确定"按钮完成,如图 4-49 所示结果。

		A	B	C	D	E	F	G	H	I	J	K
1		学生成绩统计表										
2		学号	姓名	专业	年级	班级	政治	英语	高数	物理	体育	平均成绩
3		101110157	陈剑	临床医学	2005级	一班	94.2	96.9	73.1	99.9	83.2	89.5
4		101110152	曹会琴	临床医学	2005级	一班	85.6	84.0	100.0	91.2	84.7	89.1
5						一班 汇总	179.8	180.9			167.9	
6						一班 计数	2					
7		101110170	陈兰兰	临床医学	2005级	二班	99.1	66.8	92.9	96.7	87.3	88.6
8		101110171	陈雷刚	临床医学	2005级	二班	93.8	61.5	93.6	91.0	99.4	87.9
9		101110169	陈俊其	临床医学	2005级	二班	84.0	95.7	97.9	78.6	82.9	87.8
10		101110168	陈菊	临床医学	2005级	二班	68.9	100.0	86.3	82.3	100.3	87.6
11						二班 汇总	345.8	324.0			369.9	
12						二班 计数	4					
13		101110229	杜严军	临床医学	2005级	三班	94.1	84.0	81.4	87.4	97.8	88.9
14		101110216	董祥娟	临床医学	2005级	三班	92.7	80.7	81.3	100.0	87.8	88.5
15		101110233	段一凡	临床医学	2005级	三班	93.7	81.5	81.7	84.8	99.7	88.3
16		101110200	代然	临床医学	2005级	三班	95.7	76.7	99.4	78.5	90.7	88.2
17						三班 汇总	376.2	322.9			376.0	
18						三班 计数	4					
19						总计	901.8	827.8			913.8	
20						总计数	12					

图 4-49 嵌套汇总结果

3.清除分类汇总

若要取消分类汇总,在"分类汇总"对话框中单击"全部取消"按钮即可。

4.3.4 数据透视表

分类汇总适合按一个字段进行分类,对一个或多个字段进行汇总。若用户要对多个字段进行分类并汇总,则分类汇总就有困难了。这就需要利用数据透视表这个有力的工具来解决问题了。

数据透视表是一种对大量数据快速汇总和建立交叉列表的交互式格式报表,它主要有以下功能。

(1)创建汇总表格:汇总数据表,提供数据的概况视图。

(2)重新组织表格:分析不同字段之间的关系,通过鼠标拖放相关字段按钮重新组织数据。

(3)筛选数据透视表数据和创建数据透视表数据组。

(4)创建数据表透视表图表,基于数据透视表创建的图表可以动态地变化。

数据透视表一般由以下七部分组成:

(1)页字段:数据透视表中被指定为页方向的源数据表或表格中的字段。

(2)页字段项:源数据表或表格中的每个字段、列条目或数值都成为页字段列表中的一项。

(3)数据字段:含有数据的源数据表或表格中俄字段项。

(4)数据项:数据透视表中的各个数据。

(5)行字段:在透视表中被指定为行方向的源数据表或表格中的字段。

(6)列字段:在透视表中被指定为列方向的源数据表或表格中的字段。

(7)数据区域:含有汇总数据的数据透视表中的一部分。

1. 建立数据透视表

例如,要对"学生成绩统计表"中各班男女同学的人数进行汇总(既按班级分类,又要按性别进行分类),就应利用数据透视表来解决。操作步骤如下。

(1)选择"学生成绩统计表"数据清单中的任意一个单元格。

(2)单击菜单"数据"→"数据透视表和数据透视图"命令,打开"数据透视表和数据透视图向导-3 步骤之 1"对话框,如图 4-50 所示。在该对话框中选定"所需创建的报表类型"下面的"数据透视表"单选钮。

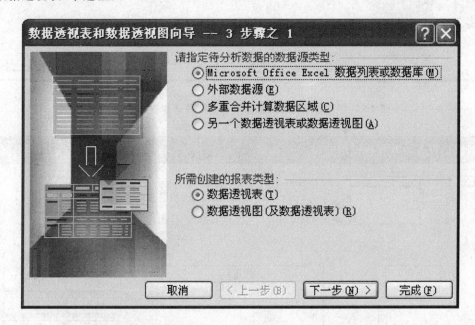

图 4-50 "数据透视表和数据透视图向导-3 步骤之 1"对话框

(3)单击"下一步"按钮,打开"数据透视表和数据透视图向导-3 步骤之 2"对话框,如图 4-51 所示。在"选定区域"文本框中输入数据透视表的数据区域,或用鼠标在工作表中选择数据。

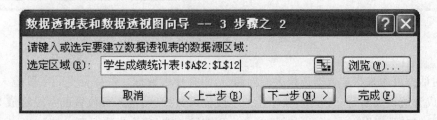

图 4-51 "数据透视表和数据透视图向导-3 步骤之 2"对话框

(4)单击"下一步",打开"数据透视表和数据透视图向导-3 步骤之 3"对话框,如图 4-52 所示。选定"新建工作表"单选钮操作。

(5)单击"布局"按钮,打开"数据透视表和数据透视图向导-布局"对话框,如图 4-53 所示。

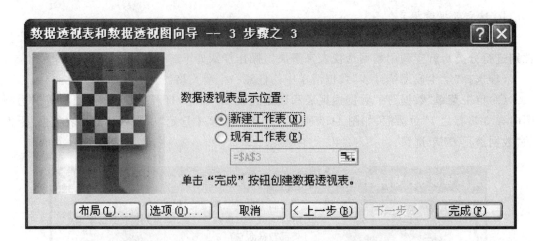

图 4-52 "数据透视表和数据透视图向导-3 步骤之 3"对话框

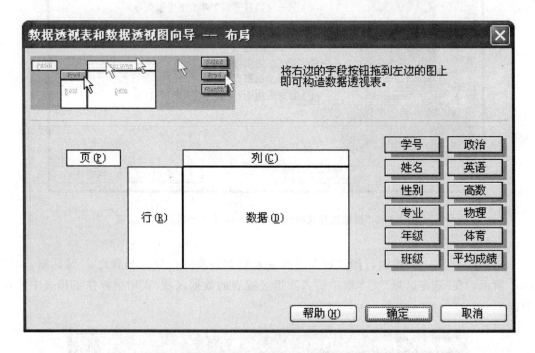

图 4-53 "数据透视表和数据透视图向导-布局"对话框

该对话框可用来指定数据透视表的列和行,即有什么数据。把要分类的字段拖入行、列位置,使之成为透视表的行、列标题,要汇总的字段拖入数据区,拖入页位置的字段将成为分页显示的依据。如"班级"作为行字段,"性别"作为列字段,"姓名"作为数据项,如图 4-54 所示。

(6)单击"确定"按钮完成,效果如图 4-55 所示。默认情况下,数据项如果是非数字型则对其计数,否则求和。

2. 编辑数据透视表

创建好数据透视表后,"数据透视表"工具栏会自动出现,如图 4-56 所示,它可以用来修改数据透视表。数据透视表的修改主要有如下方式。

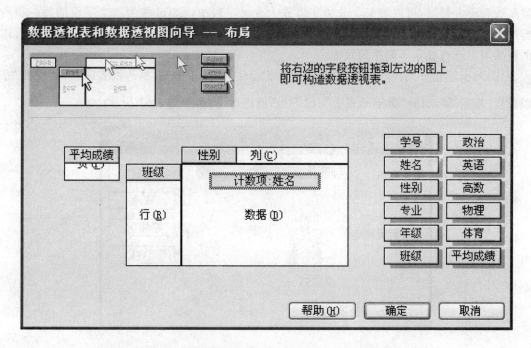

图 4-54　设置布局的"数据透视表和数据透视图向导-布局"对话框

	A	B	C	D
1	平均成绩	(全部) ▼		
2				
3	计数项:姓名	性别 ▼		
4	班级 ▼	男	女	总计
5	二班	2	2	4
6	三班	2	2	4
7	一班	1	1	2
8	总计	5	5	10

图 4-55　"学生成绩统计表"数据透视表结果

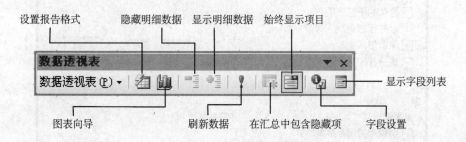

图 4-56　"数据透视表"对话框

（1）更改数据透视表布局：透视表结构中行、列、页、数据字段都可以被更替或增加。这可通过如图 4-54 所示的对话框进行修改。

将行、列、页、数据字段移出表示删除字段，移入表示增加字段；当数据区汇总字段太多，数据查看不方便时,可以将某个分类字段放入分页字段中,Excel 将为这个字段的每一项内容产生一个数据透视页面。如按系列分页,则每个系都会产生一个页面,通过分页字段右边的箭头可以选择显示不同系的页面。

(2)改变汇总方式:双击数据透视表中的汇总字段,或单击"数据透视表"工具栏中的"字段设置"按钮 ,打开"数据透视表字段"对话框进行设置,如图 4-57 所示。

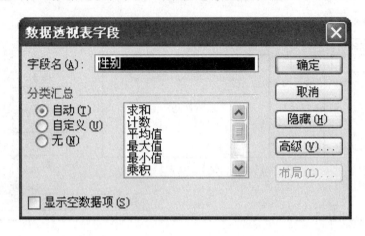

图 4-57 "数据透视表字段"对话框

(3)设置数据透视表选项:单击数据透视表数据区域的任意单元格,在"数据透视表"工具栏上单击"数据透视表"按钮,在弹出的菜单中选择"表选项"选项,弹出"数据透视表选项"对话框,如图 4-58 所示,可根据需要进行设置。

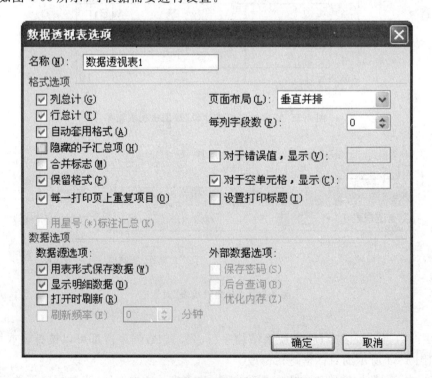

图 4-58 "数据透视表选项"对话框

（4）数据更新：有时数据清单中数据发生了变化，但数据透视表并没有随之变化，此时，不必重新生成透视表，只需要单击"数据透视表"工具栏的"刷新数据"按钮 ！ 刷新透视表中的数据即可。

【任务小结】

通过本次任务我们学习了 Excel 数据排序、筛选、分类汇总、数据透视表的建立、修改等运用，其在财务管理，统计部门中使用非常广泛，给我们的工作带来了极大的便利，应该熟练掌握。

【任务扩展】

设有命名为"某销售公司职工工资表"的工作表，自己动手尝试使用所学，完成对工作表作如下的操作。

1. 筛选出基本工资大于等于 5000 元并且性别为男的职工记录。

2. 按性别对"应发工资"进行分类汇总。

3. 对各部门男女职工的工资进行汇总。

"某销售公司职工工资表"工作表如下。

某销售公司职工工资表

姓名	性别	部门	基本工资	津贴	应发工资
陈瑞林	男	产品供应部	3800	800	4600
张继业	男	产品供应部	4300	1000	5300
陈东	男	客户管理部	4500	1000	5500
隋意	男	客户管理部	5000	900	5900
穆林	男	客户管理部	4500	800	5300
程远	男	客户管理部	5100	1100	6200
王晓丹	女	售后服务部	5000	1200	6200
石原源	男	售后服务部	3800	1000	4800
王书	女	售后服务部	3900	1200	5100
柳河	女	售后服务部	4800	900	5700
刘成之	女	售后服务部	3900	900	4800
杨阳	女	售后服务部	4300	1000	5300

操作提示：

（1）可通过菜单"数据"→"自动筛选"命令，对字段"基本工资"和"性别"进行相关条件的设置。

（2）可通过菜单"数据"→"分类汇总"命令，按"性别"分类，"应发工资"汇总。

（3）此为对多个字段进行分类并汇总，利用数据透视表功能完成。

4.4 任务4 创建图表

用图表来描述电子表格中的数据是 Excel 的主要功能之一。Excel 能够将电子表格中的数据转换成各种类型的统计图表,更直观地揭示数据之间的关系,反映数据的变化规律和发展趋势,使我们能一目了然地进行数据分析。当工作表中的数据发生变化时,图表中相应的数据也会自动更新,不需要再重新绘制。

【任务描述】

本次任务主要是对"学生成绩统计表"数据创建图表,使学生成绩情况表现更加直观、图文并茂、一目了然。通过图表可以更清楚地了解每个学生成绩高低与变化趋势情况,方便对学生的学习情况进行对比和分析,从而掌握 Excel 2003 数据图表的生成、编辑的技巧。

Excel 2003 提供约 100 种不同格式的图表供用户选用,其中包括二维图表和三维图表。常用的图表类型有柱形图、条形图、饼图、折线图、XY 散点图等。

4.4.1 图表中的有关概念

在学习创建 Excel 图表之前,我们先应了解一些与图表有关的基本术语与概念。

1. 数据系列

数据系列是同类数据的集合,在图表中表示为描绘数值的柱状图、直线图或其他元素。如图 4-59 所示。

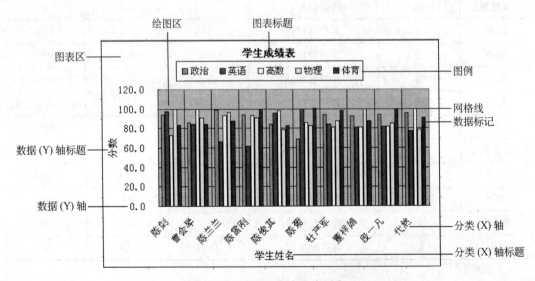

图 4-59　图表中各个图表对象

2. 分类

分类说明系列中元素的数目,如图 4-59 所示。

3. 坐标轴

以二维图表为例,在二维图表中有一个 X 轴(水平方向),也称为分类轴,有一个 Y 轴(垂直方向),也称为数值轴。X 轴包含有分类和数据系列标签,只有通过图例中图例和类别名称才能正确识别数据标记对应的数值数据所在的单元格位置;Y 轴表示值,是为图表中的数据标记提供计量和比较的参照轴。分类（X）轴和数值（Y）轴的标题是关于这两个轴的说明性文字，如图 4-59 所示。

4. 图例

每个数据系列的名字都将出现在图例区域中，成为图例中的一个标题。对应数据工作表中该组数据的行标题或列标题，用户可以在图表中将图例拖动到任何位置。例如，柱形图的图例说明每个颜色的图形所表示的系列，如图 4-59 所示。

5. 网格线

是坐标轴上类似于直尺分隔线的短度量线。用来强调 X 轴或 Y 轴的刻度，用户可以根据实际需要自己设置，如图 4-59 所示。

6. 图表区和绘图区

图表区是整个图表所占的区域，即图 4-59 中方框内的区域。绘图区比图标区范围要小，是以两条坐标轴为界并包含刻度线及全部数据系列的矩形区域，即图 4-59 中的浅灰色背景区域。

7. 图表标题

是关于图表的说明性文字，以便更直观地反映图表情况，如图 4-59 所示。

4.4.2 图表的生成

创建图表有 2 种方式：一是用"图表"工具栏或直接按 F11 键快速创建图表；二是利用"图表向导"来创建个性化图表，这可以通过单击菜单"插入"→"图表"命令或点击"常用"工具栏中的"图表向导"按钮来完成。后一种更为常用。

下面主要以"图表向导"的方法来创建图表，"图表向导"将显示 4 个对话框分 4 个步骤来创建图表。

1. 第 1 个对话框的作用是选择图表的类型及其子类型，如饼图、三维饼图等。

2. 第 2 个对话框的作用是确定图表的源数据区域和显示方式（按列或按行方式）。在进入"图表向导"之前可以先选定数据区，也可以在此重新选择。

3. 第 3 个对话框时对前面选定的图表类型作进一步的格式设置（图表选项设置），以便更直观地反映图表情况，如设定标题、图例以及是否带有网格线等，该对话框右边是图表效果预览框，可以立刻反映图表中的格式设置。

4. 第 4 个对话框提供两个选择作为新图表插入和作为其中的对象插入。作为新图表插入将建立独立图表，图表位于单独的工作表中，与源数据分开存放；作为其中的对象插入将建立嵌入式图表，图表与源数据在同一个工作表中，作为该工作表中的一个对象。

现对"学生成绩统计表"建立图表，具体操作步骤如下。

1. 单击菜单"插入"→"图表"命令，将弹出"图表向导-4 步骤之 1-图表类型"对话框，如图 4-60 所示。

2. 在"图表向导-4 步骤之 1-图表类型"对话框"标准类型"选项卡中的"图表类型"列表框中选择图表类型"柱形图"；并在右侧的"子图表类型"列表框中选择相应的子类型"簇状柱形图"。

3. 单击"下一步"按钮，弹出"图表向导-4 步骤之 2-图表数据源"对话框，如果在进行步骤 1 之前已经选取相应单元格区域，则"数据区域"列表框中将显示已经选取的单元格区域引用，如果未选取，单击"数据区域"列表框右侧的按钮 ▦，手动重新选取数据区域。比如

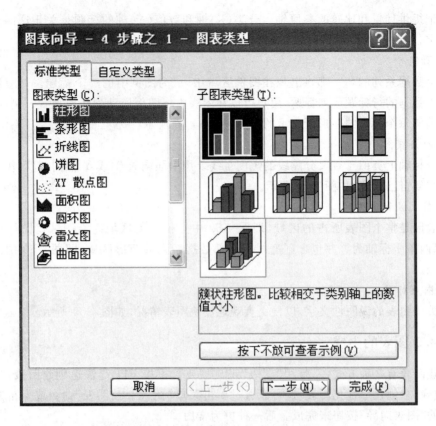

图 4-60　"图表向导-4 步骤之 1-图表类型"对话框

"学生成绩统计表"工作表中的＄B＄2：＄B＄12，＄G＄2：＄K＄12两部分单元格区域。"系列产生在行"的含义是：每行是一个序列，在图中以不同的颜色表示，每行最左边的一项作为序列的标志标入图例；"系列产生在列"的含义是：每列数据作为一个序列，在图中以不同的颜色表示，每列左上边的一项作为序列标志标入图例。本例直接采用该对话框的默认设置，如图 4-61 所示。

4. 单击"下一步"按钮，弹出"图表向导-4 步骤之 2-图表选项"对话框，该对话框共有 6 个选项卡用来设置图表、坐标轴的标题；"坐标轴"选项卡用来进行坐标轴的设置；"网格线"选项卡用来进行各个方向网格线的设置，"图例"选项卡用来设置是否有图例，以及图例的位置等；"数据标志"选项卡用来设置图表中是否有数据标志，如系列名称、百分比等；"数据表"选项卡用来设置在图表中是否带有数据表。单击"标题"选项卡，在"图表标题"文本框中输入"学生成绩统计表"，"分类（X）轴"中输入"学生姓名"，"数据（Y）轴"中输入"分数"，如图 4-62 所示。单击"图例"选项卡，选择"显示图例"复选框，在"位置"栏中选中"靠上"单选按钮。

5. 单击"下一步"按钮，弹出"图表向导-4 步骤之 2-图表位置"对话框，该对话框用来确定图表的存放位置，选中"作为其中的对象插入"单选按钮，将图表嵌入工作表中。最后单击"完成"按钮，如图 4-63 所示。最终结果如图 4-59 所示。

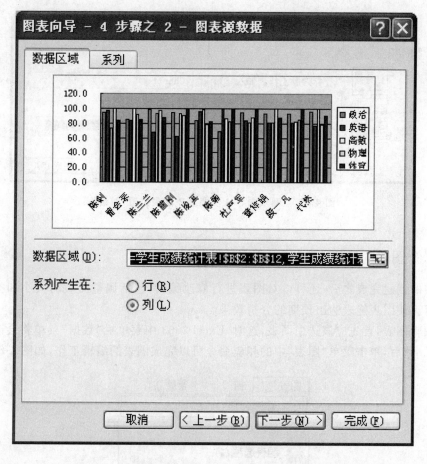

图 4-61 "图表向导-4 步骤之 2-图表数据源"对话框

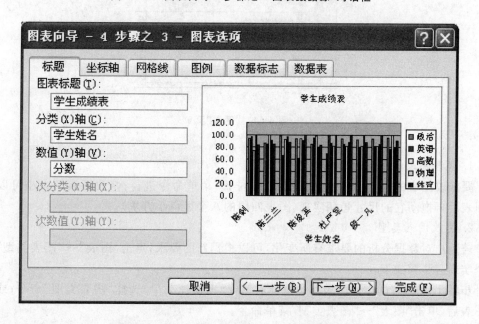

图 4-62 "图表向导-4 步骤之 2-图表选项"对话框

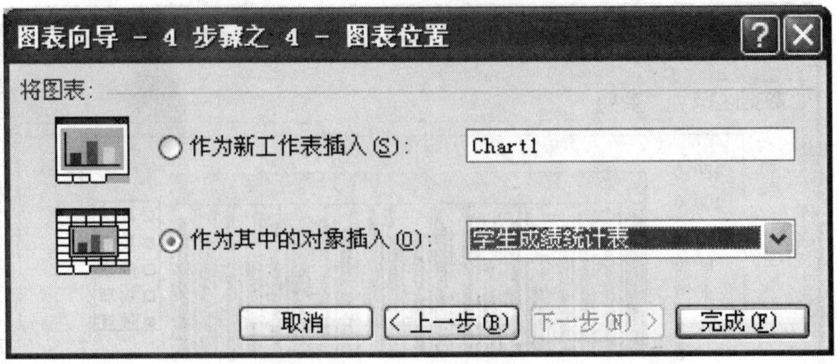

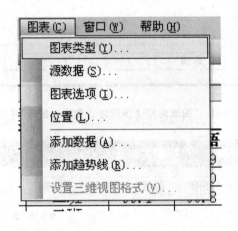

图 4-63 "图表向导-4 步骤之 2-图表位置"对话框

4.4.3 图表的编辑

图表的创建完成之后,还可以对图表进行修改编辑,包括调整图表的大小和类型、更改数据源等。使图表能表达出预期的分析效果。

要编辑图表,首先应该选中图表,这时,Excel 2003 中菜单栏"数据"菜单将会改变为"图表"菜单。然后,单击菜单"图表"中的相应命令可以完成图表的编辑工作,如图 4-64 所示。

图 4-64 "图表"菜单

1. 调整图表的位置和大小

要修改图表的位置可以单击"图表"→"位置"菜单命令进行;修改图表的大小可以先选中图表后再拖动它的尺寸句柄实现(图表四周的八个黑色小方块)。

2. 更改图表类型

若用户对数据分析的要求有所变化,可以根据新的要求,点击"图表"→"图表类型"菜单命令实现。步骤如下。

步骤 1:在图表的空白区域单击鼠标右键,弹出快捷菜单,选择"图表类型"命令;或在选中图表后,单击"图表"→"图表类型"菜单命令。

步骤 2:在"图表类型"对话框中,根据需要选择的图表类型和相应的子类型,如图 4-60 所示。

步骤 3:单击"确定"按钮,完成图表类型的更改操作。

3. 更改图表的数据源

建立图表后,如果发现不符合实际要求,需更改数据;要添加新数据系列,对于独立图表,可以点击"图表"→"添加数据"菜单命令来实现,对于嵌入式图表,则直接选定要添加的数据系列直接拖曳到图表中即可;要删除数据系列,首先在图表中选定待删除的数据系列,然后按 Delete 键或点击"编辑"→"清除"→"系列"菜单命令完成。

4. 更改图表项

可以点击"图表"→"图表选项"菜单命令进行,不同的图表类型有不同的选项。图 4-62 所示的"图表选项"对话框,可以对标题、坐标轴、网格线、图例、数据标志和数据表进行修改。

5. 添加趋势线

Excel 2003 可以在图表中生成趋势线,根据实际数据向前或向后模拟数据的走势。走势线用来描述已绘制的数据系列,可以突出某些特殊数据系列的发展和变化情况。要实现这一功能可以点击"图表"→"添加趋势线"菜单命令来实现。

6. 设置坐标轴格式

若要改变图表中的坐标轴格式,可用鼠标指向数值轴,鼠标右键,在快捷菜单中选择"坐标轴格式"命令;或者用鼠标在分类轴上双击,则弹出"坐标轴格式"对话框;还可以用鼠标先选定数值轴,然后点击"格式"→"坐标轴"菜单命令来设置,如图 4-65 所示。

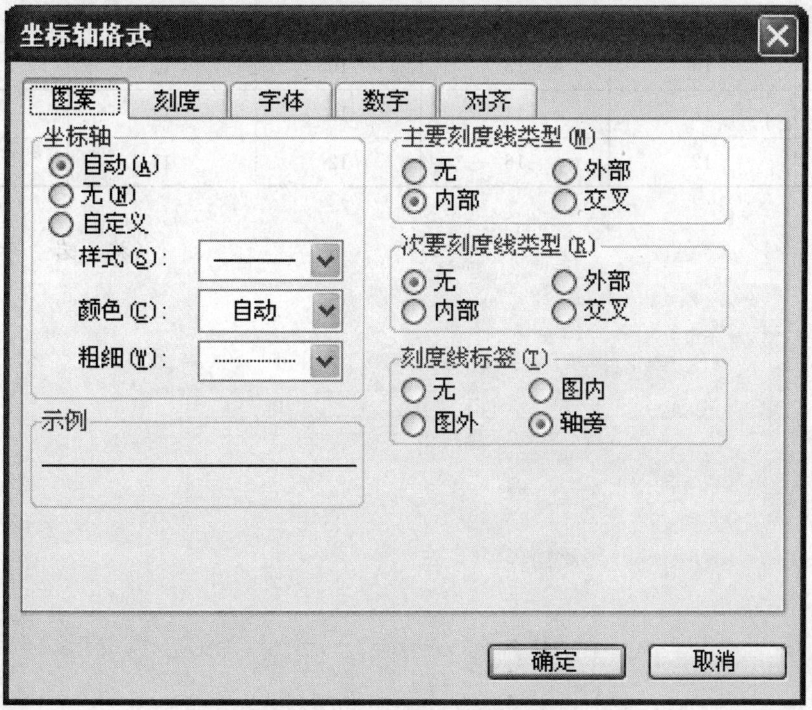

图 4-65 "坐标轴格式"对话框

除此之外,还有网格线格式设置、图表背景设置,对图表的常用格式常用的格式设置包括边框、图案、字体、数字、对齐、刻度和数据系列格式等设置,这里不在一一讲解。

【任务小结】

通过本次任务我们学习了如何使用 Excel 2003 建立图表,并对图表进行位置和大小的更改、图表类型更改、数据源更改以及各种格式设置等的编辑操作。

【任务扩展】

使用所学对名为"某公司 2010 年产量统计表"的工作表,做如下操作。

1. 在当前工作表中建立曲线图,横坐标为月份,纵坐标为产量。

2. 将图形移到表格的下方。

3. 分别设置图例格式、曲线图的标题、做表格式。清除图中的网格线、背景颜色和边框。

4. 设置产量曲线的线型和颜色,其中一车间曲线用蓝色,数据标记用方块,前景用白色,背景用蓝色,大小为 4pt;二车间的曲线用绿色,数据标记用三角形,前景用白色,背景用绿色,大小为 4pt。

2010 年产量统计表

月份	一车间	二车间	月份	一车间	二车间
1	16	13	7	11	13
2	15	15	8	11	15
3	13	16	9	13	16
4	16	13	10	11	17
5	11	14	11	12	18
6	12	16	12	11	18

（施 岩 李广伟）

第 5 章

演示文稿制作软件
PowerPoint 2003

PowerPoint 2003 是美国微软公司出品的办公套装软件 Office 2003 的组件之一,是专业的演示文稿制作与播放软件,利用它能轻松地制作出集文字、图形、图像、声音、视频、动画于一体的多媒体演示文稿,由于表现手法生动,因此在演讲、教学、产品展示中得到广泛应用。本章以 PowerPoint 2003 为平台,通过任务导向对其使用方法进行讲述。

5.1 任务 1　创建"贺卡"演示文稿

由 PowerPoint 创建的文件称为演示文稿,由至少 1 张幻灯片所组成,其扩展名为
".ppt",通常称为 PPT 文档。幻灯片是演示文稿中的一个可编辑、可播放的页面。在幻灯片中可以插入文本、表格、图表、剪贴画、图片、组织结构图等,可以对其中的对象设置动画,在播放时也可以改变幻灯片的切换方式。幻灯片的集合构成演示文稿,如果将演示文稿看作一本书,幻灯片就是书里的每一页。

【任务描述】
本次任务是利用内容提示向导,创建以"贺卡"为主题的演示文稿。

5.1.1 PowerPoint 2003 窗口组成

单击菜单"开始"→"所有程序"→"Microsoft Office"→"Microsoft Office PowerPoint 2003"命令。即可启动 PowerPoint 2003,PowerPoint 启动后的窗口组成如图 5-1 所示。它是创建、编辑演示文稿的基本操作环境。由标题栏、菜单栏、工具栏、状态栏、工作区和任务窗格等组成。

5.1.2 PowerPoint 2003 的视图方式

和 Word 2003 视图方式类似,为了使用户在各种情况下可以方便使用 PowerPoint 2003,PowerPoint 2003 提供了五种视图方式,以供用户在各种不同的编辑情况下使用。

1. 普通视图
普通视图是 PowerPoint 2003 的默认视图,也是最常用的视图。共包含三个窗格:大纲窗格、幻灯片窗格和备注窗格。这些窗格使得用户可以在同一位置使用演示文稿的各种特征。
大纲窗格中有两个选项卡,分别为"大纲"选项卡和"幻灯片"选项卡。"大纲"选项卡中显示幻灯片中的文本,提供了文本编辑的快捷方式;"幻灯片"选项卡,显示演示文稿中的幻

灯片的缩略图,实现幻灯片的添加、移动、复制、删除操作很方便。例如:要删除幻灯片,选定要删除的幻灯片,然后单击键盘上的 Delete 键。

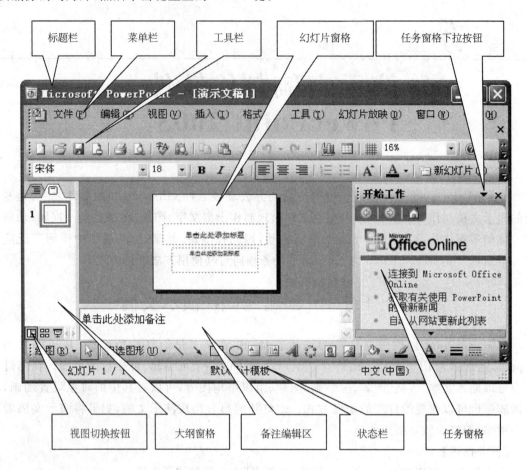

图 5-1　PowerPoint 2003 窗口

2. 幻灯片浏览视图

在浏览视图中,以幻灯片在演示文稿中出现的顺序显示幻灯片的缩略图。在该视图中,可以改变幻灯片的背景和动画方案等。常用于幻灯片的排序和切换。例如:要改变幻灯片的顺序,选定幻灯片,按住鼠标左键,拖动幻灯片移到新位置。

3. 幻灯片放映视图

以全屏方式,按照预先设定的顺序显示演示文稿中的所有幻灯片,在创建演示文稿的过程中,可以通过单击"幻灯片放映"按钮启动幻灯片放映和预览演示文稿。

4. 备注页视图

在此视图下,分两个窗口显示,上面窗口是幻灯片的缩略图,下面窗口是备注区。

5.1.3 创建演示文稿

创建演示文稿有 3 种方法:根据内容提示向导、根据设计模板、创建空演示文稿。

1. 根据内容提示向导创建演示文稿

根据内容提示向导创建演示文稿的步骤如下。

(1)启动 PowerPoint 2003，单击"任务窗格"的下拉按钮，显示"任务窗格列表"，如图 5-2 所示。单击"新建演示文稿"选项，打开"新建演示文稿"任务窗格，如图 5-3 所示。

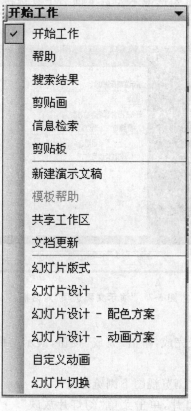

图 5-2　任务窗格列表

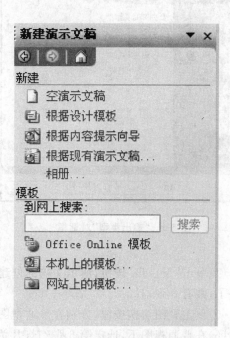

图 5-3　"新建演示文稿"任务窗格

(2)单击"根据内容提示向导"链接，弹出"内容提示向导"对话框，如图 5-4 所示。单击"下一步"，弹出选择演示文稿类型对话框，单击"成功指南"按钮，在右窗格列表中，选择"贺卡"，如图 5-5 所示。

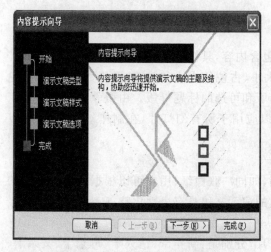

图 5-4　"内容提示向导"对话框

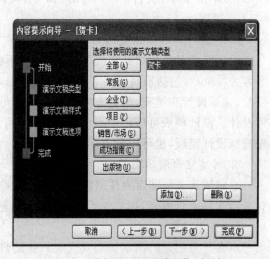

图 5-5　"选择演示文稿类型"对话框

（3）单击"下一步"按钮，弹出选择输出类型对话框，选中"屏幕演示文稿"单选按钮，如图 5-6 所示。单击"下一步"按钮，弹出演示文稿选项对话框，在文本框中，分别输入演示文稿的标题："贺卡"和页脚："护理学院"，如图 5-7 所示。尝试勾选或不勾选下面 2 个复选按钮，对演示文稿的影响。

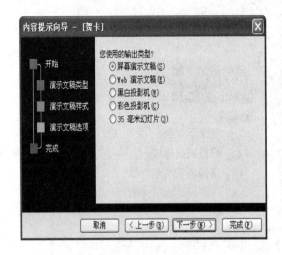

图 5-6 "输出类型"对话框

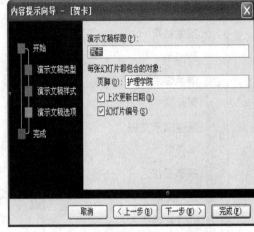

图 5-7 "演示文稿选项"对话框

（4）单击"下一步"按钮，演示文稿的创建过程已经完成，单击"完成"按钮，演示文稿就创建好了，共有 8 张幻灯片。

（5）单击视图切换按钮，分别在普通视图和幻灯片浏览视图下浏览幻灯片。

（6）在普通视图下，选定第 6 张幻灯片为当前幻灯片，单击菜单"幻灯片放映"→"观看放映"命令，从第 1 张开始放映，到最后 1 张幻灯片结束放映。

（7）选定第 6 张幻灯片为当前幻灯片，单击视图切换按钮中的"放映"按钮，从第 6 张开始放映。

（8）单击菜单"文件"→"保存"命令，以文件名"贺卡.ppt"保存在本地磁盘上。

（9）单击菜单"文件"→"退出"命令，关闭"贺卡.ppt"演示文稿，并退出 PowerPoint 2003 应用程序。

2. 根据设计模板创建演示文稿

设计模板是包含演示文稿样式的文件，不包含内容，具体内容需要由用户来添加。其扩展名为".pot"，包括项目符号和字体的类型和大小、占位符大小和位置、图表数据标志、颜色搭配、背景设计和填充、配色方案以及幻灯片母版和可选的标题母版。由微软公司专业美工师设计。设计模板可应用于当前幻灯片，也可以应用于所有幻灯片，在制作幻灯片时，可以先选择设计模板，也可以后应用设计模板。

3. 创建空白演示文稿

空白演示文稿即没有任何修饰的演示文稿，如同一张白纸，用户可以根据需要个性化的对演示文稿进行修饰，如背景等，用此方法创建的演示文稿具有个性化特点。

【任务小结】

本次任务创建的演示文稿共含有八张幻灯片，分别是：新年卡、情人卡、母亲卡、父亲卡、教师卡、圣诞卡、生日卡、万用卡，是由专业的美工师设计，是我们学习演示文稿制作的很好的材料。

【任务扩展】

自己尝试用"内容提示向导"制作主题为"项目总结"的演示文稿。

提示：选择使用的演示文稿类型为："项目"中的子类"项目总结"。

5.2 任务 2　制作"课程简介"演示文稿

【任务描述】

本次任务是创建以"课程简介"为主题的演示文稿。共有七张幻灯片，需要选择幻灯片版式，并向幻灯片中输入文本，插入剪贴画、图片、表格、自选图形和文本框、组织结构图、图表、艺术字等对象。

5.2.1 使用幻灯片版式

幻灯片中带有虚线或影线的部分叫占位符，单击其边框，当指针变为四向箭头时，按住鼠标不放，可移动占位符的位置；单击其边框，然后指向角或边上的尺寸控点。当指针变为双向箭头时，可调整占位符的大小；在这些框内可以放置标题及正文，或者是图表、表格和图片等对象。单击占位符提示，当插入光标在其中闪烁时，可以向幻灯片中输入文字。

幻灯片版式是指幻灯片内容在幻灯片上的排列方式。版式由占位符组成，而占位符可放置文字（例如，标题和项目符号列表）和幻灯片内容（例如，表格、图表、图片、形状和剪贴画）。PowerPoint 2003 提供了四大类（文字版式、内容版式、文字和内容版式及其他版式）共二十八种版式，另外还提供了一种空白版式。在制作幻灯片，根据需要在"幻灯片版式"任务窗格中，选择合适的版式。

无论是何种方式创建的演示文稿，都需要对幻灯片版式进行设计，幻灯片版式设计是幻灯片制作过程中的重要环节。对不同的演示文稿内容，合理安排幻灯片中各种对象的位置，可以起到良好的演示效果。

下面利用"创建空演示文稿"法创建"课程简介"演示文稿，其步骤如下。

（1）启动 PowerPoint 2003。

（2）单击菜单"文件"→"新建"命令。在右边"新建演示文稿"任务窗格中单击"空演示文稿"命令。任务窗格显示"应用幻灯片版式："任务窗格。在右边"应用幻灯片版式："任务窗格中找到"标题幻灯片"版式，单击。

（3）单击占位符"单击此处添加标题"，输入主标题：基础护理技术，选中文字，单击"格式"→"字体"命令，打开"字体"对话框，依次选择字体为：楷体，字型为：加粗，字号为：54，单击"确定"按钮，完成文字格式设置。

（4）单击占位符"单击此处添加副标题"，输入副标题：护理学院。

（5）单击菜单"插入"→"新幻灯片"命令。则在第 1 张幻灯片的后面插入 1 张编号为"2"的新幻灯片，选择"标题，文本与剪贴画"版式。在标题占位符中输入标题："说课内容"；在文本占位符中输入文本：

- 课程目标
- 师资情况
- 目标评价

● 成绩分析

提示：在演示文稿制作过程中，要插入新幻灯片，首先选定当前幻灯片，然后单击菜单"插入"→"新幻灯片"命令，则在当前幻灯片的后面插入1张幻灯片，同时幻灯片的编号自动调整。

（6）单击菜单"插入"→"新幻灯片"命令。插入第3张幻灯片，选择"标题和文本"版式。在标题占位符中输入标题："课程目标"；在文本占位符中输入文本：

● 知识目标

● 能力目标

● 素质目标

（7）单击"插入"→"新幻灯片"命令。插入第4张幻灯片，选择"标题和表格"版式。在标题占位符中输入标题："师资情况"。

（8）单击菜单"插入"→"新幻灯片"命令。插入第5张幻灯片，选择"标题和内容"版式。在标题占位符中输入标题："目标评价"。

（9）单击菜单"插入"→"新幻灯片"命令。插入第6张幻灯片，选择"标题和图表"版式。在标题占位符中输入标题："成绩分析"。

（10）单击菜单"插入"→"新幻灯片"命令。插入第7张幻灯片，选择"空白"版式。

（11）单击菜单"文件"→"保存"命令。以"课程简介.ppt"保存演示文稿。

5.2.2 插入对象

1. 插入剪贴画

剪贴画是1张现成的图片，经常以位图或绘图图形的组合的形式出现。插入剪贴画的操作步骤如下。

（1）打开演示文稿"课程简介.ppt"。

（2）选定第2张幻灯片为当前幻灯片，根据占位符"双击此处添加剪贴画"提示操作，打开"选择图片"对话框，在"搜索文字："后面的文本框中输入"人物"，单击"搜索"按钮，搜索有关"人物"的剪贴画，从中选择"doctors"，单击"确定"按钮，完成剪贴画的插入，如图5-8所示。

（3）调整剪贴画的大小和位置。

（4）单击工具栏中的保存按钮，保存所作修改。

2. 插入图片

（1）选定第3张幻灯片为当前幻灯片。

（2）单击菜单"插入"→"图片"→

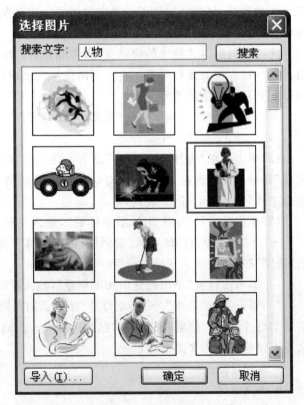

图5-8 "选择图片"对话框

"来自文件"命令,弹出"插入图片"对话框,如图 5-9 所示。

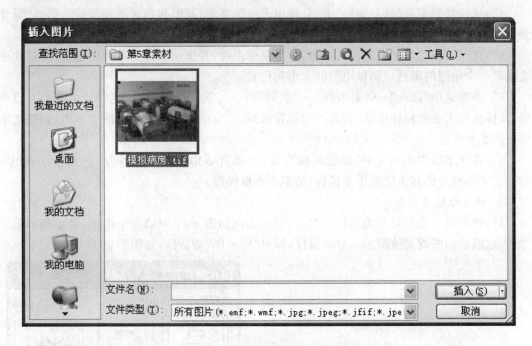

图 5-9 "插入图片"对话框

(3)在弹出的"插入图片"对话框中,选择图片文件"模拟病房.tif",单击"插入"按钮。调整图片的大小和位置。

3. 插入表格

插入表格的操作步骤如下。

(1)选定第 4 张幻灯片为当前幻灯片,根据占位符"双击此处添加表格"提示操作,打开"插入表格"对话框,输入行数和列数,如图 5-10 所示。单击"确定"按钮,完成插入表格操作。

(2)调整表格的行高和列宽,在表格中输入文本,内容如表 5-1 所示。

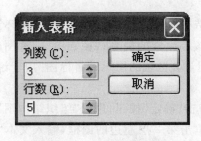

图 5-10 "插入表格"对话框

表 5-1 师资情况表

教师	学位	职称
赵华	硕士	副教授
周梅	硕士	副教授
张萍	学士	讲师
曹阳	硕士	讲师

4. 插入自选图形和文本框

(1)选定第 4 张幻灯片为当前幻灯片,单击菜单"视图"→"工具栏"→"绘图"命令,显示"绘图"工具栏。

（2）单击"绘图"工具栏上的"自选图形"按钮，打开"自选图形"菜单。

（3）鼠标移到菜单"星与旗帜"上，会弹出下一级菜单，其中列出了各种图形。选择"爆炸型 1"，单击左键，这时鼠标指针会变成十字。

（4）在第 3 张幻灯片中表格的右边，单击鼠标左键，并拖动鼠标到希望的位置，幻灯片中会出现一个绘制的图形。调整图形的大小和位置。

（5）单击菜单"插入"→"文本框"→"水平"命令。鼠标指针变为十字形，单击插入点光标，鼠标从插入点光标处拖动，到适当的位置松开，就生成一个任意尺寸的文本框，调整文本框的大小和位置。

（6）在文本框中输入文字"师资结构"，选定"师资结构"，设置字体为：华文彩云，字号：32。在文本框外的其他位置单击鼠标，结束文本框操作。

5．插入组织结构图

（1）选定第 5 张幻灯片为当前幻灯片，鼠标指向如图 5-11 中第 5 个图标，显示提示信息"插入组织结构图或其他图示"，单击鼠标，弹出"图示库"对话框，如图 5-12 所示。

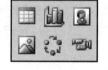

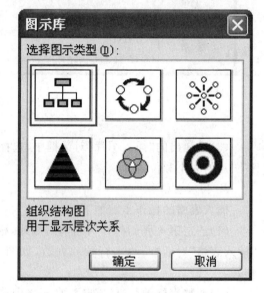

图 5-11　"添加内容"图标　　　　　　　图 5-12　"图示库"对话框

提示：图示库中提供了六种图示。其中，"组织结构图"用于显示层次关系；"循环图"用来显示持续循环的过程；"射线图"用于显示元素与核心元素的关系；"棱锥图"一种图表，用于显示基于基础的关系；"维恩图"用于显示元素之间重叠区域的图示；"目标图"用于说明为实现目标而采取的步骤的图表。

（2）在"图示库"对话框中，单击"组织结构图"，单击"确定"按钮，进入"组织结构图"编辑窗口，单击最上面的图框，输入文本"课程总成绩"，单击第 2 层左边的图框，输入文本"平时成绩 50％"，单击第 2 层右边的图框，输入文本"期末成绩 50％"，如图 5-13 所示。

（3）选定第 2 层中间的图框，按"Delete"键，将其删除。

（4）选定第 2 层左边的图框，选择"组织结构图"工具栏"插入形状"的下拉按钮上的向下箭头，在下拉列表中选择"下属"，如图 5-14 所示。在其下插入一个图框，单击输入"小组项目展示 20％"。

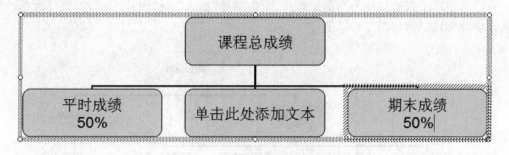

图 5-13 "组织结构图"编辑窗口

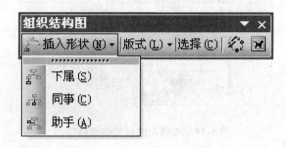

图 5-14 "组织结构图"工具栏

提示:"下属"该类型的形状恰好位于其上司的下方,并且以水平或垂直方向上(取决于您的选择)的分支表示多个形状;"同事"该类型的形状与同一级别的形状并排排列。还可以将它们作为下属添加到同一个上司的下面;"助手"该类型的形状显示在其上司的下方以及该上司的下属的上方。

(5)单击"组织结构图"工具栏"插入形状"的下拉按钮,在下拉列表中选择"同事",输入"课堂表现 15%",按同样方法,再插入 2 个图框,分别输入"病历书写 5%"和"操作考核 10%"。

(6)选定第 2 层右边的图框,单击"组织结构图"工具栏"插入形状"的下拉按钮,在下拉列表中选择"下属",输入"期末笔试"。

(7)选定第 3 层第 2 个图框,单击"组织结构图"工具栏"插入形状"的下拉按钮,在下拉列表中选择"下属",输入"课堂提问 10%",选定第 3 层第 2 个图框,单击"组织结构图"工具栏"插入形状"的下拉按钮,在下拉列表中选择"下属",输入"考勤 5%"。

(8)"组织结构图"编辑完成后如图 5-15 所示。

6. 插入图表

插入图表的操作步骤如下。

(1)选定第 6 张幻灯片为当前幻灯片,根据占位符"双击此处添加图表"提示操作,进入图表编辑窗口,如图 5-16 所示。

(2)按图 5-17 所示编辑数据表"课程简介-数据表",然后在数据表和图表之外单击鼠标,生成所需图表。

7. 插入艺术字

插入艺术字的操作步骤如下。

(1)选定第 7 张幻灯片为当前幻灯片,单击菜单"插入"→"图片"→"艺术字"命令,弹出"艺术字库"对话框,如图 5-18 所示。

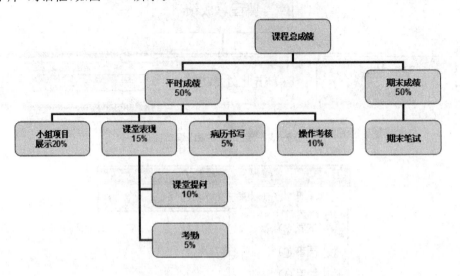

图 5-15　编辑完成后的组织结构图

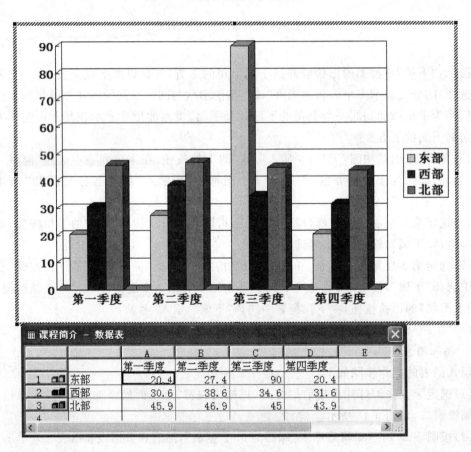

图 5-16　图表编辑窗口

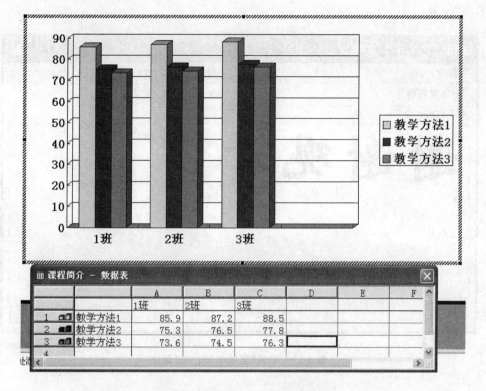

图 5-17 编辑完成后的图表编辑窗口

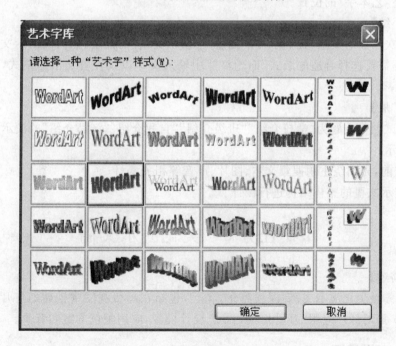

图 5-18 "艺术字库"对话框

（2）选择第 3 行第 2 列样式，单击"确定"按钮，弹出编辑"艺术字"文字对话框，如图 5-19 所示，输入"谢谢观看"，设置字体为：华文新魏，字号：48。单击工具栏中的"加粗"按钮，完成

"艺术字"设置。

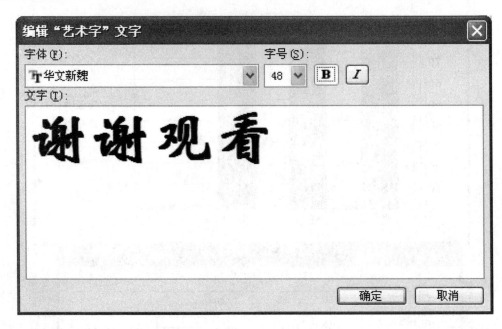

图 5-19　编辑"艺术字"文字对话框

（3）调整"艺术字"的位置。

【任务小结】

通过本次任务的实施，我们学习了创建"空演示文稿"的方法，如何向演示文稿中插入新幻灯片，根据需要选择合适的版式，向幻灯片中输入文本以及设置文本的格式，插入对象的方法。

【任务扩展】

自己尝试制作主题为"学校介绍""班级介绍""自我介绍""产品介绍"的演示文稿。

操作提示：

1. 制作前，先围绕主题搜集文本、图片、声音等相关素材。

2. 对演示文稿的整体结构进行设计。

5.3 任务 3　美化演示文稿

【任务描述】

本次任务是美化演示文稿"课程简介.ppt"，包括在母版视图中创建幻灯片母版和标题母版，为第 6 张幻灯片应用"万里长城.pot"设计模板、应用配色方案和背景。

5.3.1 应用母版

幻灯片母版是"幕后底板"，显示在自己的视图中，这个视图称为"母版视图"。幻灯片母版存储有关演示文稿的主题和幻灯片版式的所有格式信息，包括字体、字形、占位符大小或位置、背景设计和配色方案。在母版上所作的修改，会影响基于该母版的所有幻灯片。

母版用于设置幻灯片的样式，如果要将演示文稿中所有幻灯片设置统一格式，最快捷的方法就是使用母版。根据用途母版分为："幻灯片母版""讲义母版""备注母版"。

使用幻灯片母版的操作如下。

（1）打开演示文稿"课程简介.ppt"。

（2）单击菜单"视图"→"母版"→"幻灯片母版"命令，进入"幻灯片母版"编辑窗口，如图5-20所示，同时弹出"幻灯片母版视图"工具栏，如图5-21所示。

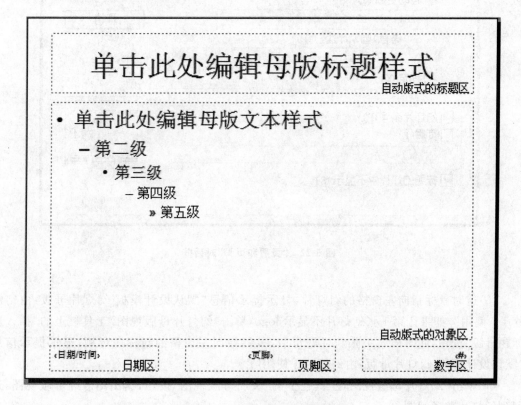

图5-20 "幻灯片母版"编辑窗口

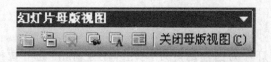

图5-21 "幻灯片母版视图"工具栏

（3）单击菜单"插入"→"图片"→"来自文件"命令，弹出"插入图片"对话框，如图5-9所示。

（4）在弹出的"插入图片"对话框中，选择图片文件"logo.jpg"，单击"插入"按钮，将插入的图片移动到母版的左上角。

（5）单击菜单"视图"→"页眉和页脚"命令，弹出"页眉和页脚"对话框，按如图5-22所示设置，单击"全部应用"按钮。

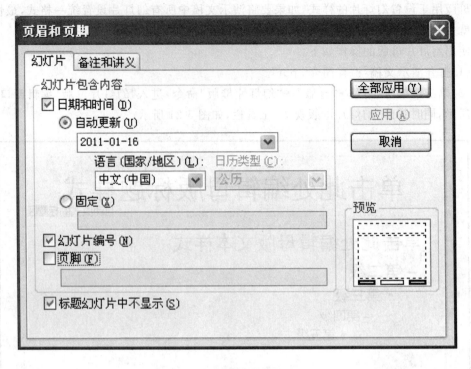

图 5-22 "页眉和页脚"对话框

（6）这时鼠标指向左窗格的幻灯片，显示提示信息"默认设计模板 幻灯片母版：由幻灯片 1-7 使用"，如果让第 1 张幻灯片不显示 logo，单击"幻灯片母版视图"工具栏上的"插入新标题母版"按钮，此时插入 1 张新标题母版，鼠标指向左窗格的新标题母版，显示提示信息"默认设计模板 幻灯片母版：由幻灯片 1 使用"。

（7）单击"幻灯片母版视图"工具栏上的"关闭母版视图"按钮，退出幻灯片母版视图，返回到幻灯片普通视图。

5.3.2 应用设计模板

下面为第 6 张幻灯片应用设计模板。

（1）打开演示文稿"课程简介.ppt"。

（2）选定第 6 张幻灯片为当前幻灯片，单击"任务窗格"的下拉按钮，显示"任务窗格列表"，单击"幻灯片设计"选项，打开"幻灯片设计"任务窗格，本机上的所有设计模板以缩略图的方式显示出来。

提示：单击菜单"视图"→"任务窗格"命令，显示、隐藏"任务窗格"。

（3）在"应用设计模板："列表中，找到"万里长城.pot"设计模板，鼠标左键单击模板右侧的下三角按钮，显示下拉菜单，单击"应用于选定幻灯片"命令，此时第 6 张幻灯片就使用了"万里长城.pot"设计模板。

5.3.3 应用配色方案和背景

演示文稿的配色方案由其应用的设计模板确定。配色方案由幻灯片设计中使用的八种颜色(用于背景、文本和线条、阴影、标题文本、填充、强调和超链接)组成。当需要将整个演示文稿的配色进行改变的时候,为了让演示文稿的整体依旧保持一致,通常使用"配色方案"功能进行操作。

下面为第 1 张幻灯片修改配色方案和背景:

(1)打开演示文稿"课程简介.ppt"。

(2)选定第 1 张幻灯片为当前幻灯片,菜单"格式"→"幻灯片设计"命令,然后在任务窗格中单击"配色方案"。本机上的所有配色方案以缩略图的方式显示出来。

(3)选择第四种配色方案,单击配色方案右侧箭头,再单击"应用于所选幻灯片",如图 5-23 所示。

(4)单击菜单"格式"上,→"背景"命令,如图 5-24 所示,在弹出的背景对话框中,单击背景颜色选择下拉框,选择淡蓝为幻灯片背景。单击应用按钮,即完成本页幻灯片的背景设置。

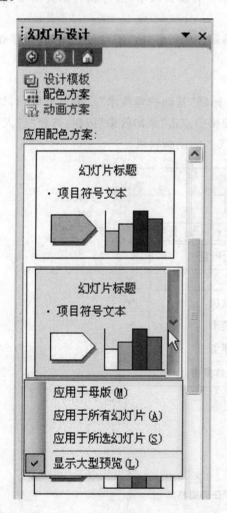

图 5-23 "幻灯片设计"配色方案任务窗格

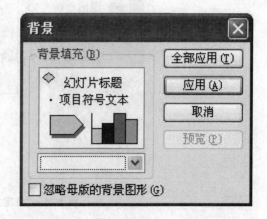

图 5-24 "背景"对话框

提示:选择显示大型预览可以显示较大的配色方案预览。

5.4 任务4　放映与输出演示文稿

当我们的演示文稿初步创建完成之后,我们就可以考虑如何将演示文稿展示给其他人,或者将演示文稿如何打印出来,或者打包到 CD 进行保存。

【任务描述】

本次任务是对"课程简介"演示文稿进行进一步的修改,给演示文稿添加新的元素和效果(动画效果、切换方式、超级链接、动作按钮),设置演示文稿的放映方式并将演示文稿进行打包和打印。

5.4.1 设置幻灯片的动画效果

使幻灯片上的文本、图形、图示、图表和其他对象具有动画效果,这样就可以突出重点、控制信息流,并增加演示文稿的趣味性。

下面打开已经创建好的"课程简介"演示文稿,给第一张幻灯片添加动画效果,其步骤如下。

(1)打开演示文稿"课程简介.ppt"。

(2)选择第一张幻灯片作为当前幻灯片,选择主标题"基础护理技术"。单击菜单"幻灯片放映"→"自定义动画"命令。在自定义动画任务窗格中点击"添加效果"按钮,选择"进入"→"飞入",如图5-25所示。即为标题1添加了一个飞入的动画效果。

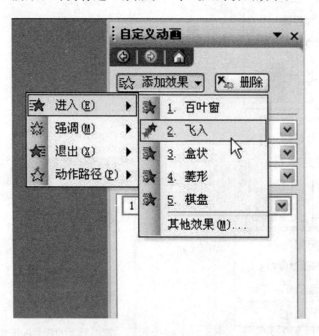

图5-25　"自定义动画"任务窗格

(3)选择占位符"护理学院",单击菜单"幻灯片放映"→"自定义动画"命令。在自定义动画任务窗格中点击"添加效果"按钮,选择"进入"→"盒状"。双击动画列表中的条目2,弹出"盒状"效果选项,选择"计时"选项卡,"开始"选择"之后",延迟选择"3秒",单击"触发器"按钮,选择"单击下列对象时启动效果",下拉列表选择"标题 1……",如图 5-26 所示。即可设置该占位符在标题 1 出现 3 秒后自动以盒状方式展示的动画效果。

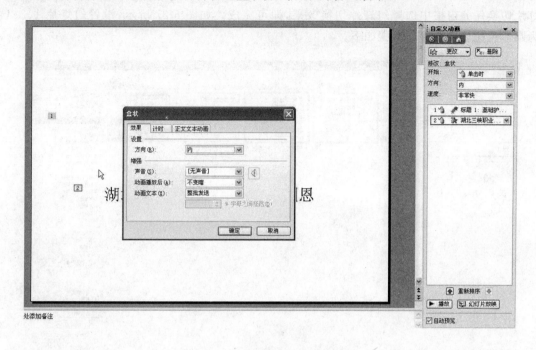

图 5-26 设置较复杂的动画效果

使用"动画方案"可以简化动画设计的操作步骤,可以菜单"幻灯片放映"→"动画方案"命令,操作步骤如下。

(1)选择第二张幻灯片为当前幻灯片。

(2)点击菜单"幻灯片放映"→"动画方案"命令,在动画方案任务窗格中选择"温和型""典雅"。

提示:预设的动画方案应用于所有幻灯片中的项目、选定幻灯片中的项目或幻灯片母版中的某些项目。自定义动画可应用于幻灯片、占位符或段落中的项目。可以将飞入动画应用于幻灯片中所有的项目,也将飞入动画应用于项目符号列表中的单个段落。还可以对单个项目应用多个的动画;这样就使项目符号项目在飞入后又可飞出。大多数动画选项包含相关效果,可以控制在演示动画的同时播放声音,在文本动画中可按字母、字或段落应用效果(例如,使标题每次飞入一个字,而不是一次飞入整个标题)。

5.4.2 设置幻灯片的切换方式

幻灯片的切换就是在幻灯片放映过程中,当放完一页后,这一页怎么消失,下一页如何出现。这样可以增加幻灯片放映的活泼性和生动性。设置幻灯片的切换效果操作步骤如下。

(1)选择第三张幻灯片作为当前幻灯片,单击"幻灯片放映"→"幻灯片切换"。

(2)在"幻灯片切换"任务窗格中选择"水平百叶窗",速度选择"中速"。

即可完成对单张幻灯片切换效果的设置。

对于有多张幻灯片的演示文稿,可以单击菜单"视图"→"幻灯片浏览视图"命令,切换当前视图为幻灯片浏览视图。选择要设置幻灯片切换效果的一张或多张幻灯片,在右侧的幻灯片切换任务窗格中选择幻灯片切换效果,即可完成。如图 5-27 所示,设置幻灯片 1、2、4 为圆形慢速切换的操作步骤如下。

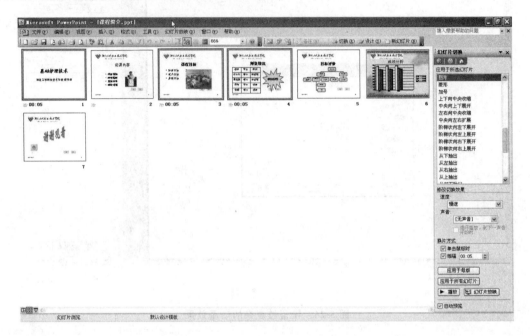

图 5-27　设置幻灯片的切换效果

(1)单击菜单"视图"→"幻灯片浏览视图"命令。

(2)按住键盘上的 Ctrl 键,单击选择幻灯片 1、2、4。提示:重复点击为不选择。

(3)右侧幻灯片切换任务窗格依次选择"圆形""慢速",换片方式为"单击鼠标时"。

(4)单击播放按钮可以预览幻灯片切换效果。

(5)设置每隔 5 秒启动幻灯片切换。

提示:点击应用于所有幻灯片可以设置所有幻灯片为同一种幻灯片切换效果。为了给不同的幻灯片使用不同的切换效果,需要针对不同幻灯片重复以上步骤。声音效果选项可以设置在幻灯片切换时的声音效果。

5.4.3 建立幻灯片的超级链接

在 Microsoft PowerPoint 2003 中,超链接是从一个幻灯片到另一个幻灯片、网页或文件的连接。超链接本身可能是文本或对象(例如图片、图形、形状或艺术字)。如果链接指向另一个幻灯片,目标幻灯片将显示在 PowerPoint 演示文稿中。如果它指向某个网页、网络位置或不同类型文件,则会在适当的应用程序或 Web 浏览器中显示目标页或目标文件。在 PowerPoint 中,超链接可在运行演示文稿时激活,在幻灯片编辑过程中链接的对象并不展示出来也不会被激活。

创建指向幻灯片的超链接操作步骤如下。

(1)打开演示文稿"课程简介.ppt"。

（2）选择第七张幻灯片为当前幻灯片。

（3）选择谢谢观看艺术字对象，点击菜单上的超链接按钮，如图5-28所示，在弹出的创建超链接对话框中点击"本文档中的位置"按钮，在右侧"请选择文档中的位置"框中，选择"1. 基础护理技术"，单击确定按钮。

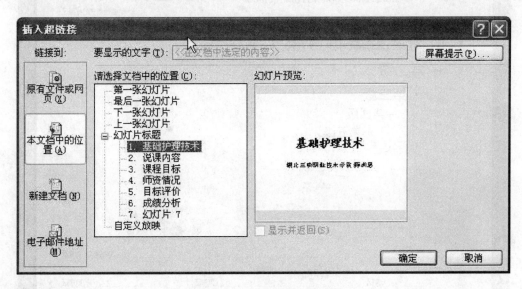

图5-28　插入超链接对话框

5.4.4 创建动作按钮

动作按钮是现成的按钮，可以插入演示文稿并为其定义超链接，当进行幻灯片播放时，点击该按钮可以跳转到其超链接到的任意对象（幻灯片、网页或文件）。

创建单个动作按钮的操作步骤如下。

（1）打开演示文稿"课程简介.ppt"。

（2）选择第七张幻灯片为当前幻灯片。

（3）单击菜单"幻灯片放映"→"动作按钮"命令，选择第一行第二个"动作按钮：第一张"。

（4）在幻灯片空白处按下鼠标左键并拖动鼠标调整按钮大小。

（5）在弹出的动作设置对话框中设置：单击鼠标时，链接到第一张幻灯片。

如果在一个有多张幻灯片的演示文稿中单独的为每一个幻灯片添加动作按钮不但操作复杂，后期修改也不方便，为此可以按照以下步骤在所有幻灯片中添加一样的动作按钮。

（1）打开演示文稿"课程简介.ppt"。

（2）在"视图"菜单上，指向"母版"，再单击"幻灯片母版"。

（3）在"幻灯片放映"菜单上，指向"动作按钮"，再选择所需的按钮（"上一张""下一张"）。

（4）单击该幻灯片，如图5-29所示，调整动作按钮的位置，将动作按钮排列在幻灯片的右下角。

（5）请确保"超链接到"已被选中。单击"确定"接收"超链接到"列表中建议的超链接，或单击箭头选择所需的链接。

（6）在"母版视图"工具栏上单击"关闭母版视图"。

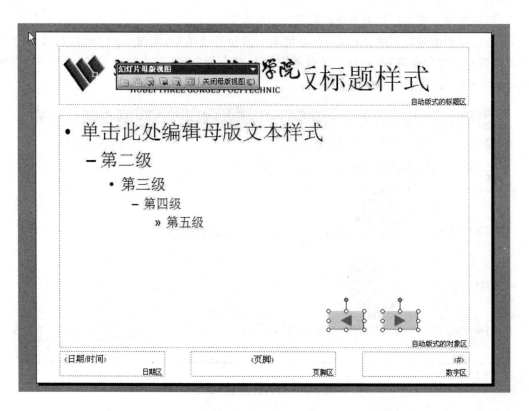

图 5-29　创建动作按钮

(7)在有多个"幻灯片母板"的演示文稿中,需要重复在每个幻灯片母板中重复上面的操作。

提示:如果在标题母版上添加动作按钮,则它们只在使用标题版式的幻灯片中显示。如果要更改按钮的大小,可将它拖至所需大小。如果要保持其宽与高的比不变,请在拖动其中一个角尺寸控点的同时按住 Shift。

5.4.5 设置演示文稿的放映方式

制作演示文稿,最终便是要播放给观众看。通过幻灯片放映,可以将精心创建的演示文稿展示给观众或客户,以正确表达自己想要说明的问题。

为了所做的演示文稿更精彩,以使观众更好地观看并接受、理解演示文稿,在放映前,还必须对演示文稿的方式进行一定的设置。单击菜单"幻灯片放映"→"设置放映方式"命令,弹出"设置放映方式"对话框,如图 5-30 所示。

在幻灯片放映的时候,可以通过人工移动每张幻灯片,也可以通过设置来让幻灯片自动转换。设置自动转换的第一种方法就是人工为每一张幻灯片设置时间,然后运行幻灯片放映并查看所设置的时间,可以参考幻灯片切换;而另一种方法则是使用排练功能,在排练时自动记录时间。当然,也可以先调整已设置的时间,然后再排练新的时间。

排练时自动设置幻灯片放映时间间隔的方法如下。

(1)打开要设置时间的演示文稿"课程简介.ppt"。

(2)单击菜单"幻灯片放映"→"放映/排练计时"命令,激活排练方式。此时幻灯片放映

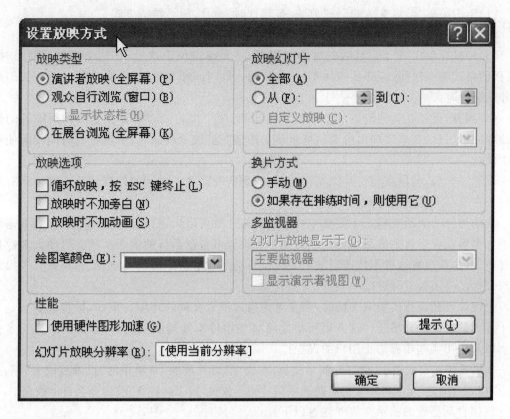

图 5-30 "设置放映方式"对话框

开始,同时计时系统启动。

(3)重新计时可以单击快捷按钮,暂停可以单击快捷按钮,如果要继续那就要再一次单击按钮。

(4)当 PowerPoint2003 放完最后一张幻灯片后,系统会自动弹出"排练时间"对话框,如图 5-31 所示。如果选择"是",上述操作所记录的时间就会保留下来,并在以后播放这一组幻灯片时,以此次记录下来的时间放映,同时弹出如图 5-31 所示的结果,在此图中显示出了每张幻灯片放映的对应时间;点击"否",所有排练时间设置将取消。

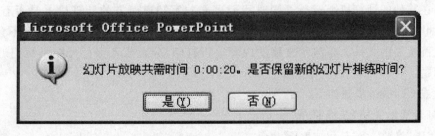

图 5-31 "排练时间"对话框

已知放映所需时间后的时间间隔设置的方法:如果已经知道幻灯片放映所需要的时间,那可以直接在"排练"对话框内输入该数值。

（1）单击菜单"幻灯片放映"→"放映/排练计时"命令，激活排练方式。

（2）将要设置时间间隔的幻灯片选中。

（3）用鼠标单击"排练"对话框内的时间框，将光标定位于这里，在这个框里按照小时：分：秒的格式输入时间，完毕后按回车键，则所输入的时间便被生效，并自动放映下一张幻灯片并继续计时。

（4）同理，只要在其他幻灯片上重复上述步骤，便可以将所有需要设置时间间隔的幻灯片处理完毕，只要在最后弹出的对话框里单击按钮"是"表示确认后，所设置的时间间隔便可以生效。

设置完毕后，可以在幻灯片浏览视图下，看到所有设置了时间的幻灯片下方都显示有该幻灯片在屏幕上停留的时间。

自动运行的演示文稿是不需要专人播放幻灯片就可以沟通信息的绝佳方式。如果需要在展览会场或者会议中的某个摊位或者展台上设置可自动运行的演示文稿。可使大多数控制都失效，这样观看这就不能改动演示文稿。自动运行的演示文稿结束，或者某张人工操作的幻灯片已经闲置五分钟以上，它都重新开始。

在设计自动运行的演示文稿时，需要考虑播放演示文稿的环境。例如，摊位或展台是否位于无人监视的公开场所。这一点可决定将哪些组件添加到演示文稿中，为用户提供多少控制以及采用哪些步骤防止用户的误操作。

如果要设置自动演示，请打开演示文稿，单击"幻灯片放映"菜单中的"设置放映方式"，并单击"在展台浏览（全屏幕）"。选定此选项后，"循环放映，按 Esc 键终止"命令会自动被选中。

制作自动播放的演示文稿要注意以下几点。

（1）超级链接：可以使用超级链接在幻灯片放映中移动，或跳转到其他幻灯片和程序中。

（2）声音旁白：可以添加录制的与幻灯片一起播放的旁白。

（3）自动或人工的定时：可以让幻灯片按预定的自动定时方式放映，也可让用户用鼠标单击动作按钮，以自己的速度观看放映。除非创建了超级链接，否则鼠标单击对象时不会产生任何反应。

5.4.6 输出演示文稿

1. 演示文稿的打包

在演示文稿制作完成后，我们可能只要在制作演示文稿的计算机上播放，有时也需要将演示文稿在其他的计算机上运行。同时我们可能并不知道对方的计算机上是否有 PowerPoint，因此需要使用 PowerPoint 的打包技术。打包技术同时能够帮助我们确保不会缺少运行演示文稿所需的文件。将演示文稿的内容进行打印、分发或者保存可能是我们遇到的另外一个问题。

打包成 CD 操作步骤如下。

（1）打开演示文稿"课程简介 . ppt"。

（2）单击"文件"→"打包成 CD"命令。

（3）如图 5-32 所示，在打包成 CD 对话框中输入 CD 名称。

（4）点击添加文件按钮可以添加除当前 PPT 文件之外想在 CD 上包含的其他文件（如：链接而不是包含在 PPT 中的 Mpg 视频文件）。

（5）点击选项按钮可以确定是否在 CD 中包含播放器，如果新的计算机上并没有安装

PowerPoint 软件,则包含播放器即可顺利播放演示文稿。

(6)嵌入的 TureType 字体选项是在使用了特殊的字体之后为了保证现实效果应该选中的选项。

(7)如果需要,输入密码确保演示文稿的安全。

提示:复制到 CD 功能需要 Windows XP 及以上操作系统才能支持。复制到文件夹按钮可以在不使用 CD 刻录盘的情况下在硬盘上对演示文稿先进行测试。

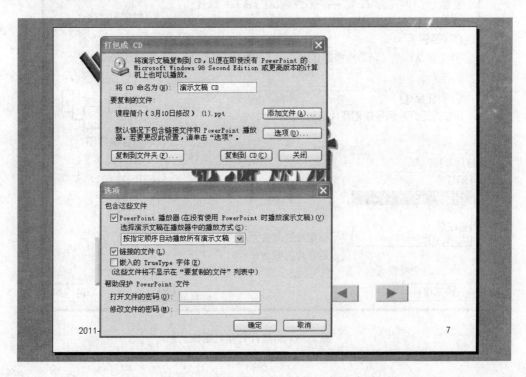

图 5-32 打包成 CD 对话框及设置选项

2. 打印演示文稿

既可用彩色、灰度或纯黑白打印整个演示文稿的幻灯片、大纲、备注和观众讲义,也可打印特定的幻灯片、讲义、备注页或大纲页。大多数演示文稿设计为彩色显示,而幻灯片和讲义通常使用黑白或灰色阴影(灰度)打印。选择打印时,Microsoft PowerPoint 在演示文稿中设置颜色以匹配所选打印机的功能。例如,如果选择的是黑白打印机,演示文稿将自动设置为灰度打印。

使用打印预览,可以查看幻灯片、备注和讲义用纯黑白或灰度显示的效果,并可以在打印前调整对象的外观。还可以在打印预览时进行一定的更改。如图 5-33 所示,可以选择:

(1)打印内容:演示文稿、讲义、备注页或仅大纲。

(2)讲义的版面。

(3)为每个仅打印输出的幻灯片添加框架。

(4)讲义、备注页或大纲的方向(纵向或横向)。

(5)页眉和页脚选项。

提示:大纲、备注页和讲义打印内容的有差别。

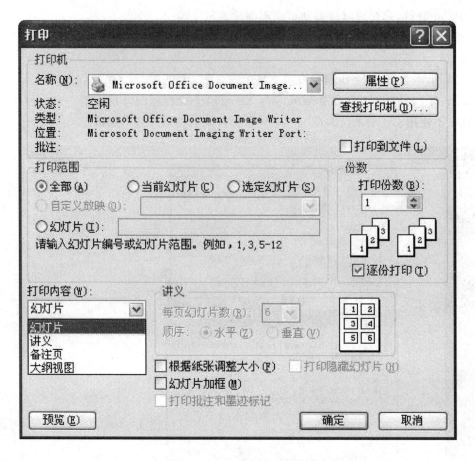

图 5-33　幻灯片打印对话框

（1）大纲：可以选择打印大纲中的所有文本或仅幻灯片标题。

（2）备注页：可将打印的备注页用于在进行演示时自己使用，或将其包含在给听众的印刷品中。备注页可用颜色、形状、图表和版式选项来进行设计和格式化。每个备注页包含与其相关幻灯片的一个副本并且每页只显示一张幻灯片，幻灯片下有打印的备注。

（3）讲义：可以设计和创建类似于备注页的讲义。然而，可以选择许多打印版面选项：从每页 1 张幻灯片到每页 9 张幻灯片。每页 3 张幻灯片选项包含听众填写备注的空行。

【任务小结】

通过本次任务的实施，我们学习了给演示文稿增加动画效果、切换方式、超级链接、动作按钮的方法，学习了如何设置演示文稿的放映方式，如何对演示文稿进行打包，如何打印演示文稿。

【任务扩展】

自己尝试在演示文稿中使用不同的动画效果、切换方式，了解超级链接与工作按钮的异同。尝试在不同的场景下播放演示文稿。将自己的演示文稿打印给不同的对象（作者、观众）。

（薛洲恩　蔡念光）

第 *6* 章

计算机网络与 Internet 应用

计算机网络是计算机技术与现代通信技术相结合的产物。计算机网络技术在过去的 20 年中得到了迅速的发展，同时也急速地改变着人们的生活和工作方式，如网上银行、网上购物、网上求职、电子邮件以及即时通信等。本章将介绍计算机网络的基本知识，并结合一些实际应用使读者有效、快捷地了解并使用计算机网络。

6.1 任务 1　认识计算机网络

【任务描述】

本次任务是学习网络和 Internet 基础知识，包括网络的定义、分类和拓扑结构，局域网的组成，TCP/IP 协议，域名系统以及万维网的基本概念，并查看和配置 IP 地址。

6.1.1 网络的基础知识

1. 计算机网络的定义

两台计算机通过有线或无线方式连接起来，就构成了一个简单的计算机网络。全球千千万万的计算机通过网络设备以及双绞线、电缆、光纤和无线等方式连接起来就构成了 Internet 网络。

计算机网络的定义：计算机网络就是通过通信设备和传输介质，将位置分散且功能独立的计算机系统（及其他智能设备）连接起来，利用网络软件实现资源共享、信息交换及协同工作的计算机系统集合。

以上定义包含了三方面含义：首先，一个计算机网络中必须包含多个功能独立的计算机系统或其他智能设备，这里所说的功能独立是指即使离开了网络，这些设备也能够独立运行和工作。其次，这些计算机设备是相互连接的，连接的方式有多种，可以是双绞线（如电话线）、同轴电缆（如有线电视的电缆）和光纤等有线介质，也可以是微波、红外和卫星等无线信道。连接的距离可近可远，小到一个房间，大到遍及全球。再次，连接的目的是要实现一些功能，如资源共享以及协同工作等。

2. 计算机网络的分类

网络的分类方式有很多，最常用的是按照网络的覆盖范围将其分为局域网、城域网和广域网。

（1）局域网（local area network，LAN）：这种网络的覆盖范围相对较小，一般是几十米到几千米之间。可以是一幢楼房、一个小区、一个学校或一个工厂的几百台甚至上千台计算机互联，也可以小到一个房间内的几台计算机、打印机和其他设备的互联。局域网有自己的通信线路,实现短距离的资源共享。

局域网的主要特点为:覆盖范围小,传输速率高,目前的主要是 100M 或 1 000M,投资费用小。

(2)城域网(metropolitan area network,MAN):局域网的范围继续扩大,可以形成城域网。城域网是在一个城市范围内所建立的计算机通信网,属宽带局域网,范围一般是几千米到几万米。通过城域网将位于同一城市内不同地点的主机、数据库以及局域网等互相连接起来。比如,国内一些城市将中小学各自的局域网互联,实现教育系统内的资源共享,就构成了当地教育系统的城域网。

城域网传输时延较小,它主要采用光纤作为传输介质,传输速率在 100M 以上。所使用的通信设备和网络设备的功能要比局域网高。

(3)广域网(wide area network,WAN):广域网也称远程网。所覆盖的范围较广,通常从几十公里到几千公里,能连接多个城市或国家,甚至横跨几个洲,并能提供远距离通信而形成的国际性远程网络。因特网(Internet)就是一种广域网。

通常广域网的数据传输速率比局域网低,而信号的传播延迟却比局域网要大得多。广域网的典型速率是从 56kbps 到 155Mbps,现在已有 622Mbps、2.4 Gbps 甚至更高速率的广域网,传播延迟可从几毫秒到几百毫秒。

3. 网络的拓扑结构

网络拓扑结构是指网络设备和通信介质的物理连接形式,简单地说就是用什么方式把网络中的计算机等设备连接起来。最常见的结构主要有总线型结构、星型结构、环型结构这三种,如图 6-1 所示。

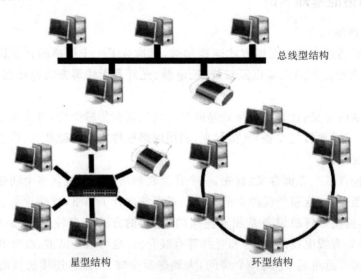

图 6-1　三种常用网络拓扑结构

(1)总线型结构:总线拓扑结构采用一个公共信道作为传输介质,所有节点都通过相应的硬件接口直接连到这一公共传输介质上,该公共传输介质即称为总线(bus)。总线拓扑结构的优点是结构简单,易于扩充,成本较低。缺点是故障诊断和隔离较困难,且总线上的任何一个故障都会导致全网瘫痪。目前单纯总线型结构较少使用。

(2)星型结构:星型拓扑是由所有外围节点通过点到点通信链路连接到中央节点的结

构,各外围节点之间不能互相通信,必须通过中央节点进行转发。星型结构是很古老的结构,电话系统就是星型结构。星型拓扑结构的优点是控制简单,故障诊断和隔离容易实现,便于管理。缺点是网络的运行对中央节点的依赖性较高,中央节点的故障会导致整个网络瘫痪。在目前的局域网中,星型结构的应用最为广泛。

(3)环型结构:环型结构是将各节点的计算机用通信链路连接成一个闭合的环,在环型结构的网络中,信息按固定方向流动,或顺时针方向,或逆时针方向,简化了路径的选择,所以路径选择效率非常高。同样因为这样,环型网络的组建就相当简单。缺点是一个节点出现故障可能会导致全网瘫痪,因此可靠性较差,而且故障检测困难。环型结构目前已经很少使用。

在广域网中,还有其他多种类型的拓扑结构,如树型结构、网状结构、分布式结构、蜂窝状结构以及多种拓扑结构的组合等。

4. 局域网组成

组建一个局域网要有网络硬件和网络软件两大部分。

(1)网络硬件:通常组建局域网需要的网络硬件主要是服务器、网络工作站、网络适配器(网卡)、集线器及传输介质等。

①服务器(server):服务器是指为网络上的其他计算机提供软件或硬件服务的计算机。服务器上运行网络操作系统。按服务器提供的服务不同又可分为文件服务器(file server)和应用服务器(application server)。

文件服务器是为其他的计算机提供文件的存取服务,文件服务器本身不处理程序和数据。应用服务器包括数据库服务器、电子邮件服务器、打印服务器、Web 服务器、FTP 服务器和 BBS 服务器等。

②网络工作站(workstation,WS,简称工作站):简单地说,任何一台连上网络的、有独立处理能力的计算机或智能设备就是一个工作站。工作站不同于大型计算机连接的远程终端,终端本身没有数据处理能力,用户要将所要处理的数据通过终端送到大型主机去处理,结果再传送回终端。而工作站本身是有处理能力的,用户既可以通过工作站使用本机资源,也可以通过工作站访问网络资源。

目前一些专业工作站是面向专业应用领域,具备强大的数据运算与图形、图像处理能力,为满足工程设计、动画制作、科学研究、软件开发、金融管理、信息服务、模拟仿真等专业需求而设计开发的高性能计算机。

③网络适配器(network adapter,NA):网络适配器又称网卡或网络接口卡(network interface card,NIC)。以前的网卡是一块插件板,插在 PC 机的扩展槽中,现在的网卡多是集成在主板上的一块芯片或集成电路。网卡就是将计算机联上网络的接口装置,负责将用户要传递的数据转换为网络上其他设备能够识别的格式,并进行电信号的匹配,通过传输介质进行传输。

针对不同的网络技术,网卡的有多种类型,如 ATM 网卡、令牌环网卡和以太网网卡等。目前绝大多数局域网采用以太网技术。

针对不同的传输介质,网卡的接口也有多种类型,比如采用粗缆的网卡是 AUI 接口;采用细缆的网卡是 BNC 接口;采用双绞线的网卡是 RJ-45 接口;采用光纤的网卡是 F/O 接口。现在的网卡一般都有 RJ-45 接口。

④集线器、交换机和路由器:集线器、交换机和路由器号称组网三剑客。可以通过其中

的任何一个设备组建局域网,扩充网络中主机的数量,延伸网络的覆盖范围等,然而三者的工作原理是不同的。

集线器(hub)主要作用是当网络中传输的信号衰减时进行信号的放大和整理后,再继续传输到网络上。集线器所有端口共享一个带宽,采用广播方式进行数据传输,不具备信号的定向传输能力,当某个端口发送数据时会和其他端口发生碰撞。集线器采用半双工的工作模式,即任何一个端口不能同时进行数据的发送和接收,民用领域目前已经很少使用。

交换机(switch)也叫交换式集线器,它对发送端口的信息进行内部处理后转发至指定的目的端口,具备自动寻址能力和交换作用,避免了和其他端口发生碰撞。交换机采用全双工的工作模式,实现多个端口之间数据的并发传输,目前在局域网中广泛使用。

路由器(router)是一种连接多个网络或网段的网络设备。相对于交换机而言,增加了路由功能。所谓路由就是指通过相互连接的网络把信息从源地点传送到目标地点的活动。一般来说,在路由过程中,信息至少会经过一个或多个中间节点。路由器是互联网络的枢纽、"交通警察",它会根据信道的拥塞情况自动选择和设定路由,以最佳路径,按前后顺序发送信号。

严格地说,路由器不是局域网内部的设备,是局域网与外网互联的设备。当局域网内部的机器数量达到一定数目时,如果单纯使用集线器或交换机,信息在传输过程中出现碰撞、堵塞的情况就会越来越严重,我们就可以使用路由器重新划分子网,便于网络管理。路由器已经成为实现各种骨干网内部连接、骨干网网间互联和骨干网与互联网互联互通业务的主要设备。

网关、网桥也是网络互联设备,可以实现多个网络的互联。网桥工作在数据链路层,将两个 LAN 连起来,根据 MAC 地址来转发帧,可以看作一个"低层的路由器"。

网关曾经是很容易理解的概念。在早期的因特网中,网关即指路由器,是网络中进出本地网络的"大门"。今天的网关多是指通过高层协议的转换,连接两个协议差别很大的计算机网络时使用的设备,可以看作一个"高层的路由器"。

⑤传输介质:网络传输介质是指在网络中进行数据传输的通道或载体,传输介质也称为通信介质或媒体,常用的传输介质分为有线传输介质和无线传输介质两大类。

有线传输介质是指在两个通信设备之间实现物理连接的部分,它能将信号从一方传输到另一方,有线传输介质主要有双绞线、同轴电缆和光纤。双绞线和同轴电缆传输电信号,光纤传输光信号。目前在局部范围内的中、高速局域网中使用双绞线,在骨干网中使用光纤已很普遍。光纤具有低损耗、数据传输速率高、低误码率、安全保密性好的特性,因此是一种有前途的传输介质。

无线传输介质指我们周围的自由空间。我们利用无线电波在自由空间的传播可以实现多种无线通信。在自由空间传输的电磁波根据频谱可将其分为无线电波、微波、红外线和激光等,信息被加载在电磁波上进行传输。

(2)网络软件:组建局域网的基础是网络硬件,网络的使用和维护要依赖于网络软件。在局域网上使用的网络软件主要是网络操作系统、网络数据库管理系统和网络应用软件三大类。

①网络操作系统(NOS):网络操作系统是网络环境下用户与网络资源之间的接口,负责管理网络上所有的硬件和软件资源,实现对网络的管理和控制。网络操作系统是网络的心脏和灵魂,网络操作系统的水平决定着整个网络的水平,并且决定了能否使所有网络用户都

能方便、有效地利用网络的功能和资源。目前较为流行的网络操作系统有：Novell 公司的 NetWare 系统、Microsoft 公司的 Windows NT 系统、Unix 系统以及 Linux 系统。

②网络数据库管理系统：网络数据库管理系统是一种可以将网上的不同类型的数据组织起来，科学、高效地进行存储、处理、传输和使用的系统软件，是网络应用的核心。较为普遍的网络数据库管理系统有 Visual FoxPro，SQL Server，Oracle 和 Sybase 等。

③网络应用软件：根据网络用户的需要，开发出来的基于网络的各种应用软件。如聊天工具、浏览器、在线视频点播、远程教学和管理信息系统等。

6.1.2 Internet 基础知识

Internet，中文正式译名为因特网，又称国际互联网。Internet 由遵循统一协议（即 TCP/IP 协议）的众多网络互联而成，它将全球不同的国家和地区的骨干网、广域网、局域网等通过网络设备相互连接起来，是一个"计算机网络的网络"。

1. 因特网简介

(1)因特网的历史：从 20 世纪 60 年代开始，出于军事方面的需要，美国国防部高级研究计划局（advanced research projects agency，ARPA）就开始资助美国的大学和科研机构，致力于研究一种新的网络。为此将当时美国的几个军事和科研用的主机连接起来，形成了最初的 ARPAnet，也称为 ARPA 网。ARPAnet 在技术上的一个重大贡献是 TCP/IP 协议簇的开发和使用，因此，ARPAnet 被认为是今天 Internet 的雏形。

20 世纪 80 年代，局域网和其他广域网的产生和蓬勃发展对 Internet 的进一步发展起了重要的作用。其中，美国国家科学基金会（national science foundation，NSF）建立起了六大超级计算机中心，并资助了一个直接连接这些中心的主干网络，并且允许通过该网络对 ARPA 进行访问，以使它们能够共享研究成果并查找信息，这就形成了著名的 NSFnet。随着用户数量的急速增加，NSFnet 所覆盖的范围逐渐扩大到全美国的大学和科研机构。后来 NSFnet，ARPAnet，MILnet 等几个计算机网络合并，形成了 Internet 早期的骨干网。NSFnet 就和 ARPAnet 一起构成了美国乃至世界 Internet 的基础。

(2)因特网在中国的发展：1993 年，中科院高能物理研究所成为我国最早接入 Internet 的单位。1994 年，我国被国际上正式接纳为 Internet 的会员。2000 年以前，中国有四大骨干网，分别是：中国教育和科研网（CERNET）、中国公用互联网（CHINANET）、中国科技网（CSTNET）、中国金桥网（CHINAGBN）。目前除了以上的四大网络以外，中国还有一些覆盖全国或部分地区的公用计算机网络可以接入 Internet，也称为 Internet 服务提供商（internet service provider，ISP）。比如：中国电信互联网、中国移动互联网、中国联通互联网、有线通互联网、中国卫星集团互联网、中国国际贸易互联网、中国长城互联网等。可以说，ISP 是全球亿万网民通往 Internet 的必经之路。

2. TCP/IP 协议

生活中，车辆在道路上行驶，必须遵守一定的交通规则，比如红灯停，绿灯行。在 Internet 上，成千上万的计算机在进行数据通信时，也要遵守一定的规则，我们称为协议。目前 Internet 上使用最广泛的协议是 TCP/IP 协议。

TCP/IP(transmission control protocol/internet protocol)协议，中文名为传输控制协议/网际互联协议，又叫网络通讯协议。这个协议是 Internet 最基本的协议，Internet 通过 TCP/IP 协议解决不同网络的互联问题。严格地说，TCP/IP 协议不是一个单一协议，而是一组协议的总称,这一组协议中就包含了最著名的 TCP 协议和 IP 协议。TCP/IP 协议将网络分为四层,如图 6-2 所示。

（1）应用层:应用程序间沟通的层,应用层常用协议有:超文本传送协议（HTTP）、简单电子邮件传输协议（SMTP）、文件传输协议（FTP）、网络远程访问协议（TELNET）等。

应用层
传输层
网络层（网络互连层）
网络接口层（硬件层）

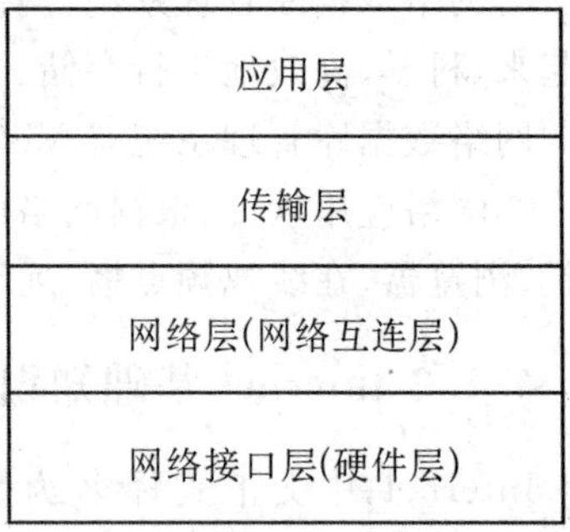

图 6-2　TCP/IP 协议的网络层次结构

（2）传输层:传输层的功能是保证数据可靠地从发送结点传送到目标结点,提供的是端到端的服务。传输层常用协议有:传输控制协议（TCP）、用户数据报协议（UDP）等。

（3）网络层:网络层将数据从源节点经过若干个中间节点传送到目的节点,实现两个端系统之间数据的透明传送,具体功能包括路由选择、拥塞控制和网际互联等。网络层常用协议是网际协议,即 IP 协议。

（4）网络接口层:网络接口层是 TCP/IP 协议与各种不同类型的 LAN 或 WAN 的接口,规定如何使用实际网络（如以太网、FDDI 网络、X.25 网络等）来传送数据。网络接口层对应的物理设备是网卡,现在占多数的是以太网网卡。网络接口层常用协议有:串行线路网际协议（SLIP）、点到点协议（PPP）。

3. Internet 的地址和域名

（1）物理地址:物理地址又称为网卡地址或 MAC 地址。物理地址由网卡生产厂家烧入到网卡的 EPROM（一种闪存芯片,可以通过程序擦写）中。物理地址是唯一的,在网络底层的物理传输过程中,是通过物理地址来识别主机的。以太网卡的物理地址是 48bit（比特位）的二进制数,转化成十六进制数,可以用 6 个两位的十六进制数表示。

（2）IP 地址:由于不同类型的网卡的物理地址格式不统一,为确保主机的唯一性和适应性,要求每一台主机有统一的地址形式,这就是 IP 地址,也称为逻辑地址。

IP 地址在计算机内部是用二进制表示的,共 32 位（bit）,占 4 个字节。为了方便理解和记忆,IP 地址常被十进制数表示,每个字节是一个整数,则每个 IP 地址由 4 个整数构成。整数两两之间用点隔开,每个整数在 0～255 之间,例如 202.192.168.22 就是一个有效的 IP 地址,其中 202,192,168,22 各自对应一个 8 位二进制数。

每台计算机的物理地址是唯一不变的,由网卡决定的。而 IP 地址不是唯一不变的,当一台主机的位置从一个物理网络移动到另外一个物理网络时,IP 地址会发生变化,网络号由所在的网络地址决定,主机号不能冲突。IP 地址可以由人工分配,也可以由网络来自动分配。不同的网络规模上的差异很大,有些网络上有很多的主机,而有些网络的主机数量较少。因此,IP 地址根据网络规模的大小被分为 A、B、C、D、E 这五大类,其中 D 类和 E 类很少使用,一般的主机和机构使用的都是 A、B、C 这三类。

如同一个学生的学号是由"年级号＋院系号＋专业号＋班级号等"组成一样,IP 地址也可以看成由以下三部分组成。

IP 地址＝网络标识＋网络编号＋主机编号

其中网络标识用于区分不同类型的网络,网络编号用于区分不同的子网,主机编号用于区分同一子网中的不同主机。A、B、C 这三类网络的 IP 地址组成,如图 6-3 所示。

```
        1 2 3 4 5 6 7 8 9    ......    16 17    ......    24 25    ......    32
A类   0 * * * * * * * △ △ △ △ △ △ △ △ △ △ △ △ △ △ △ △ △ △ △ △ △ △ △
B类   1 0 * * * * * * * * * * * * * △ △ △ △ △ △ △ △ △ △ △ △ △ △ △ △
C类   1 1 0 * * * * * * * * * * * * * * * * * * * * △ △ △ △ △ △ △ △
```

图 6-3　A、B、C 三类网络的 IP 地址组成结构图

在图 6-3 中,详细列出了 A、B、C 三类 IP 地址的 32 个 bit 的组成,从左到右依次是网络标识、网络编号(用 * 号表示)和主机编号(用 △ 号表示)。

同时规定网络编号全"0"或全"1"以及主机编号全"0"或全"1"的 IP 地址不能分配给主机使用,所以:

A 类:网络标识为 0,占 1 个 bit;网络编号占 7 个 bit;主机号占 24 个 bit。地址范围从 1.0.0.1 至 126.255.255.254。A 类地址的最大网络数是 126 个(即 2^7-2),每个网络能容纳的最大主机数量是 16 777 214 个(即 $2^{24}-2$)。

B 类:网络标识为 10,占 2 个 bit;网络编号占 14 个 bit;主机号占 16 个 bit。地址范围从 128.1.0.1 至 191.254.255.254。B 类地址的最大网络数是 16 382 个(即 $2^{14}-2$),每个网络能容纳的最大主机数量是 65 534 个(即 $2^{16}-2$)。

C 类:网络标识为 110,占 3 个 bit;网络编号占 21 个 bit;主机号占 8 个 bit。地址范围从 192.0.1.1 至 223.255.254.254。C 类地址的最大网络数是 2 097 150 个(即 $2^{21}-2$),每个网络能容纳的最大主机数量是 254 个(即 2^8-2)。

(3)查看本机物理地址和 IP 地址:用户如果想查看本机的物理地址和 IP 地址,需要了解一个 TCP/IP 的命令,即 ipconfig 或 ipconfig/all,并使用一个应用程序,即"命令提示符"。"命令提示符"可以在"开始"菜单的"附件"中找到;也可以在"开始"菜单中单击"运行",在"运行"对话框的文本框中输入"cmd"后,按 Enter 键确认打开。

①直接在"命令提示符"中输入"ipconfig",再敲击键盘上的回车键,则会显示本机的 IP 地址,子网掩码以及默认网关的信息,如图 6-4 所示。

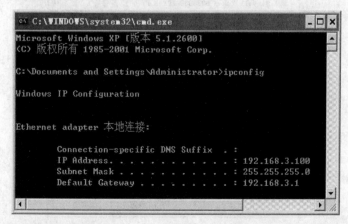

图 6-4　ipconfig 命令

②如果在"命令提示符"中输入"ipconfig/all",再敲击键盘上的回车键,则会显示所有的网卡完整的 TCP/IP 配置信息。与不带 all 的用法相比,它的信息更丰富,能够显示主机名、IP 是否动态分配、网卡的物理地址等,如图 6-5 所示。

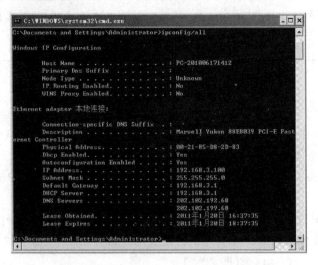

图 6-5　ipconfig/all 命令

(4)配置 IP 地址

①自动分配 IP 地址:这种方式不需要人工设定主机的 IP 地址,而由网络中的其他设备自动分配。IP 地址由局域网中的主机共同使用,提高了 IP 地址的使用率。

②手动配置 IP 地址:具体步骤如下。

第一步:在"控制面板"→"网络和 Internet 连接"→"网络连接"→右键打开"网络连接属性"对话框;或者直接双击任务栏右侧通知区域的"本地连接"小图标,在弹出的对话框中单击"属性"按钮而打开该对话框,如图 6-6 所示。

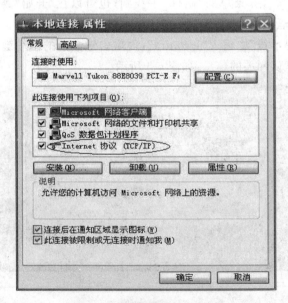

图 6-6　"本地连接属性"对话框

第二步：单击图 6-6 中"Internet 协议（TCP/IP）"，再单击"属性"按钮，则打开"Internet 协议（TCP/IP）属性"对话框，如图 6-7 所示。

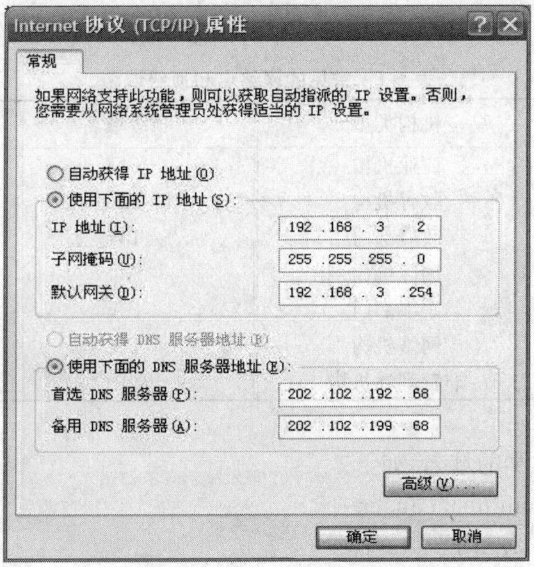

图 6-7　IP 地址手动配置界面

可在此对话框中配置 IP 地址和 DNS 服务器地址等信息。要注意的是 IP 地址、子网掩码、默认网关和 DNS 服务器地址都是由 ISP 提供的。

（5）域名系统（domain name system，DNS）：前面讲述的 IP 地址作为在网络上区分和识别计算机的数字标识，有一些不足之处，比如这些数字标识本事没有明确的含义，所以非常难以记忆。为此，我们希望能够用一些有一定意义且容易记忆的名字作为互联网上主机的标识，这种标识就是域名（domain name）。

如同身份证号码和人名一样，我们可以不记得朋友的身份证号码，只要我们能记住人名，就可以记住此人。IP 地址和域名的关系也是如此，IP 地址是主机身份的唯一性标识，但是 IP 地址难以记忆，所以可以通过该 IP 地址所对应的域名来访问该主机。DNS 就像是一个电话号码簿。

例如中国医科大学的 Web 服务器的 IP 地址是 202.118.40.6，而它的域名是 www. cmu. edu. cn。"www"表示主机的名称（即 Web 服务器）；"cmu"表示组织机构的名称（即中国医科大学）；"edu"表示教育网；"cn"表示中国。域名是互联网上主机的名称，用户可以通过域名方便、迅速地访问自己需要的网站。

域名是由小数点分隔开的几组字符串组成，每组字符串代表一定的意义。每个字符串被称为一个子域，子域个数不定，通常由 3 个或 4 个子域组成，一般不超过 5 个，最常见的两种域名形式如下。

①主机名．组织机构名．网络名（美国的机构直接使用）

②主机名．组织机构名．网络名．顶级域名（除美国以外的其他国家的绝大多数机构使用）

主机名和组织机构名由用户自己定义。网络名又称为类型名称，一般有 3 个英文字母组成,表示该组织机构的类型。美国不需要使用顶级域名 us,在除美国以外的其他多数国家,顶级域名是用两个字母缩写的国家或地区代码,如 cn、hk、uk 等。常见的网络名和顶级域名如表 6-1 所示。

表 6-1　常见的网络名和顶级域名

网络名	机构类型	顶级域名	国家和地区
COM	商业机构	CN	中国
EDU	教育机构	HK	中国香港
GOV	政府部门	TW	中国台湾
INT	国际机构	AU	澳大利亚
MIL	军事部门	CA	加拿大
NET	网络机构	FR	法国
ORG	非营利性机构	JP	日本

以下列举的四所大学的域名,如下。

清华大学:www. tsinghua. edu. cn

国立清华大学:www. nthu. edu. tw

香港大学:www. hku. edu. hk

哈佛大学:www. harvard. edu

IP 地址和域名是一对多的关系,即一个域名只能对应一个 IP 地址,但一个 IP 地址可以对应多个不同域名,甚至可以没有域名(不需要别人访问的主机)。域名在使用前,需要向相应的域名管理机构申请并获得批准后方可使用。

4. Internet 的接入方式

Internet 的接入方式就是 Internet 服务提供商(ISP)为用户提供何种方式上网。随着技术的不断发展,有些接入方式现在已经很少使用,我们主要介绍几种目前正在使用的方式。

(1)ADSL(asymmetric digital subscriber line):ADSL 全称为非对称数字用户线路,采用普通的电话线作为传输介质。所谓非对称是指用户的上行速率与下行速率不同,上行速率低,下行速率高,特别适合传输多媒体信息业务,如视频会议和影视节目传输、多媒体信息检索和其他交互式业务等。ADSL 安装时需要在主机前增加一个 ADSL 终端设备,俗称 ADSL-Modem(ADSL 猫)。

使用 ADSL 上网时,一条电话线可同时接听、拨打电话并进行网络上的数据传输,两者互不影响。ADSL 的缺点是:用户距离 ISP 的接入设备的线路距离不能超过 5km,限制了它的应用范围。

(2)DDN 专线(digital data network):DDN 全称为数字数据网。它是将数万、数十万条以光缆为主体的数字电路,通过数字电路管理设备,构成一个全透明、高流量的数据传输专用网络。DDN 传输质量高,速率高,网络延时小,通信保密性强。金融、海关、气象、公安和铁路等部门多数采用这种网络。利用 DDN 组建专用网络,可节约客户组建网络的投资,直接通过租用 ISP 的线路使得 DDN 专用网最大限度地覆盖到全国各地。但是,由于整个链路被用户独占,所以使用费用很高,因此中小企业较少使用。

(3)无线接入(wireless access):无线接入是指利用微波、红外、卫星等无线传输技术将用户终端连接到交换节点或业务节点。目前,国内绝大多数的 ISP 都开展了无线接入 Internet 的业务。随着无线接入用户数量的迅猛增加,无线接入会是未来最有前景的接入方式。

(4)光纤接入:光纤接入就是完全采用光纤作为网络的传输介质,主要技术是光波传输技术。光纤传输容量大,速率高,距离长,信号好。目前的骨干网多数采用光纤传输,速率可达几十 Gbit/s。光纤技术在实际使用中是和 LAN 技术紧密结合的,即光纤可以铺设到用户的路边或者大楼内部,但到用户主机之前,还须采用局域网的技术和网络产品。

(5)Cable Modem 接入:Cable Modem 俗称有线猫,Cable Modem 接入就是通过有线电视传输线路接入 Internet。目前,我国的很多城市都提供 Cable Modem 接入 Internet 服务,用户数量也越来越多,在未来 Cable Modem 接入有可能成为 ADSL 最大的竞争对手。目前在北美,Cable Modem 接入已经成为宽带接入互联网的主流方式之一。

6.1.3 万维网基础

平常所说的"网上冲浪",就是上网浏览网页信息,实质上就是享受 Internet 上的万维网服务,本节中将介绍万维网的一些基本知识。

1. WWW

WWW 是环球信息网(world wide web)的缩写,也常常简称为 Web,中文译名为"万维网"。万维网是一张附在 Internet 上的覆盖全球的信息资源的"蜘蛛网",上面有无数以超文本形式存在的信息。万维网常被当成因特网(Internet)的同义词,其实万维网只是由因特网提供的众多服务项目之一。因特网强调的是互联的物理网络,而万维网则强调的是这个网络上巨大的信息资源。这些资源是多媒体的集合,有文本、音频和视频等多种格式。

2. 超链接和超文本

一个网站有多个网页组成,众多网页链接在一起后,才能真正构成一个网站。而超链接是指从一个网页指向一个目标的连接关系,这个目标可以是另一个网页,也可以是相同网页上的不同位置,还可以是一个图片,一个文件,一个电子邮件地址,甚至是一个应用程序等。超链接在本质上属于网页的一部分,它是一种允许我们同其他网页或站点之间进行连接的元素。

超文本(hypertex)是用超链接的方法将各种不同的文件信息组成为一个网状的文件,即在特定的位置上单击鼠标,可连接到其他页面。超文本的格式有很多,目前最常使用的是超文本标记语言(hyper text markup language,HTML 语言)。我们日常上网时浏览的网页就是超文本文件。

3. 统一资源定位器(uniform resource locator,URL)

统一资源定位器和域名类似,也是因特网上的地址。域名对应的是计算机的 IP 地址,而 URL 对应的是计算机上文件的地址以及路径。其格式为:协议类型://主机名[:端口号]/路径及文件名

例如:http://www.cmu.edu.cn/new/zhaopin.htm,在此格式中,各部分含义如下。

(1)协议类型:指定使用的传输协议,常用的协议有 http,ftp,file 及 gopher 等。

(2)主机名:是指存放资源的服务器的域名或 IP 地址,上例中的主机名 www.cmu.edu.cn 是中国医科大学的 Web 服务器域名。

(3)端口号:整数,可省略,省略时使用默认的端口。各种传输协议都有默认的端口号,如 http 的默认端口为 80。有时候出于安全或其他考虑,可以在服务器上对端口进行重新定义,即采用非标准端口号,此时,URL 中就不能省略端口号这一项。

（4）路径：指出主机上某个文件的存放位置，采用"目录/子目录/……/文件名/"的形式表示。上例中"/new/zhaopin.htm"就是中国医科大学招聘信息的路径和文件名。路径有时也可以省略。

4. 浏览器（browser）

浏览器的定义：万维网服务的客户端浏览程序。浏览器可向万维网服务器发送各种请求，并对从服务器发来的超文本信息和各种多媒体数据格式进行解释、显示和播放。简单地说，浏览器就是上网浏览网页的工具软件。

常用的浏览器包括微软的 Internet Explorer(IE)、火狐浏览器(Firefox)、谷歌浏览器(Google Chrome)、360 安全浏览器、遨游浏览器(Maxthon)、世界之窗、腾讯 TT、搜狗浏览器等。

【任务小结】

本次任务中学习了网络的基本知识、局域网组成、Internet 基础以及 TCP/IP 协议等，为我们使用 Internet 打下良好的基础。

【任务扩展】

1. 将本机中的某个文件或文件夹的属性设为"共享"，让局域网中的其他计算机访问该文件或文件夹。

2. 查看本机的 IP 地址和物理地址。

6.2 任务 2　网上求职

【任务描述】

本次任务学习的是以浏览器的使用为基础，以搜索引擎为工具，以查找招聘信息为目标，通过实例学习，从而能够自如地进行网上冲浪，并查找到自己需要的信息。

6.2.1 浏览器的使用

我们将通过 Internet Explorer 6.0(简称 IE 6.0)来学习浏览器的使用。IE 6.0 这个软件被捆绑在 Windows XP 中，即在安装 Windows XP 的同时，IE 6.0 也就安装在电脑中了。

1.IE 浏览器的启动和退出

（1）启动 IE 浏览器的方法有多种。

①双击桌面上 Internet Explorer 图标，该图标是快捷方式。

②单击快速启动栏上的 Internet Explorer 图标，该图标也是快捷方式。

③找到"开始"菜单中的"程序"，在弹出的下级子菜单中单击选中"Internet Explorer"。

（2）退出 IE 浏览器的方法也有多种。

①双击窗口左上角（标题栏左侧）的控制按钮。

②单击屏幕右上角（标题栏右侧）的"关闭"按钮。

③单击菜单"文件"→"关闭"命令。

④按下"Alt＋F4"这两个组合键。

2.IE 浏览器的窗口组成

启动 IE 后，将打开默认的主页，窗口结构如图 6-8 所示。

IE 浏览器的窗口有标题栏、菜单栏、工具栏、地址栏、浏览区和状态栏等部分组成，各部

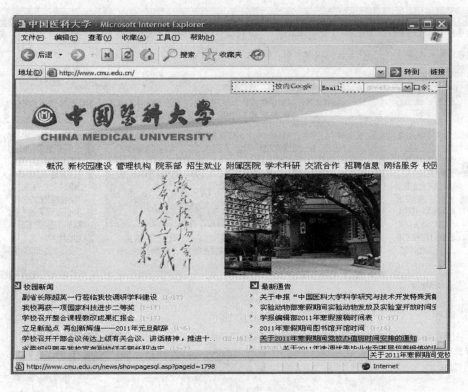

图 6-8　IE 浏览器窗口图

分功能如下。

（1）标题栏：显示浏览器当前正在访问的网页的标题。

（2）菜单栏：包含了浏览器在使用时，能选择的六大类命令，即文件、编辑、查看、收藏、工具和帮助六大菜单。

（3）工具栏：包括一些常用的命令按钮，如前后翻页、停止、刷新和主页等。这些按钮的功能也可以通过菜单栏中相应的命令实现。

（4）地址栏：也称为 URL 栏，显示当前正在访问的网页的地址，也可在此处输入某个需要浏览的网页的地址。

（5）浏览区：显示当前正在访问网页的内容。

（6）状态栏：显示浏览器当前显示网页的实际工作状态。

3. 浏览网页内容

本节中将介绍使用 IE 浏览器浏览网页的一些常用方法。

（1）如果已知某个主页的地址，就直接在 URL 栏中输入，然后按 Enter 键打开该网页。例如，在 URL 中输入"www. sohu. com"，再按 Enter 键确认，就会打开搜狐网的主页，如图 6-9 所示。该网页中有很多超级链接，单击这些连接，就能打开相关的连接信息。

（2）通过地址栏右侧的向下箭头，可以打开曾经访问过的主页。在弹出的下拉菜单中，有曾经访问过的主页地址，选择其中一个，按回车键，就可以打开这个曾经访问过的主页。

（3）收藏喜欢的网站。对于自己喜欢的或者需要经常访问的网站，如果每次都输入网址显然太麻烦。可以将该网站的网址添加到收藏夹中，以后访问该网站时，直接在收藏夹中调

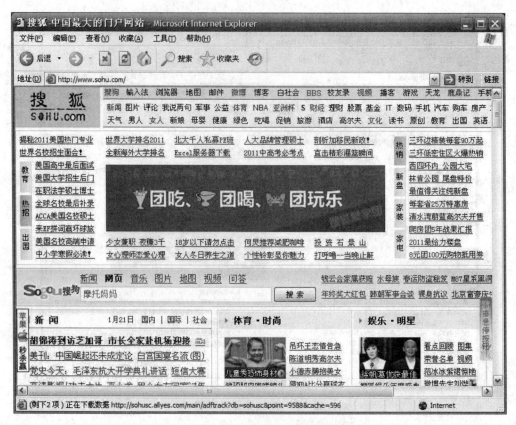

图 6-9 直接在 URL 中输入网址后打开主页

用即可。收藏的方法：单击菜单"收藏"→"添加到收藏夹"命令；打开收藏网址的方法：单击菜单"收藏"→选择相应的网址。

4. 设置 Internet 选项

用户在使用 IE 的过程中，可以根据自己的需要对 IE 进行一些设置。单击菜单"工具"→"Internet 选项"，弹出"Internet 选项"对话框，如图 6-10 所示。

（1）设置默认主页（起始页）：IE 启动时，会打开默认的主页，可以设置自己需要的主页。在图 6-10 的"地址"文本框中输入自己需要的某个网址，这里输入搜狐网主页的网址"http://www.sohu.com"，单击"确定"按钮。再次打开 IE 时，将会自动打开搜狐网主页。

（2）清除临时文件和历史记录

①删除临时文件：使用 IE 浏览网页时，会产生一些临时文件存放在硬盘上，用的时间越长，临时文件越多。可以通过图 6-10 中的"Internet 临时文件"项目下的"删除 Cookies（I）"和"删除文件（F）"来进行清理。

②清楚历史记录：使用 IE 浏览网页时，浏览过的网站都会被保存在 IE 的历史记录中。可以通过图 6-10 中的"历史记录"项目下的"清除历史记录"来删除这些历史记录。

（3）设置安全级别：浏览器是最容易受到网络攻击的软件之一，IE 也不例外。但是 IE 提供了一些安全设置，来确保一定程度上的本地安全。在"Internet 选项"对话框 →"安全"选项卡 →"自定义级别"，弹出"安全设置"对话框，用户可根据自己的需要进行一定级别的安全设置，如图 6-11 所示。

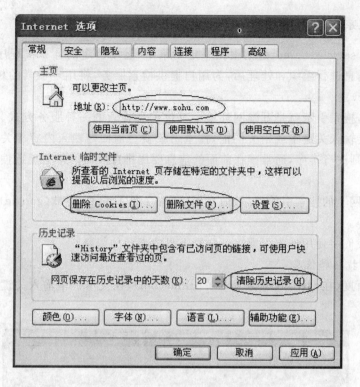

图 6-10 "Internet 选项"对话框

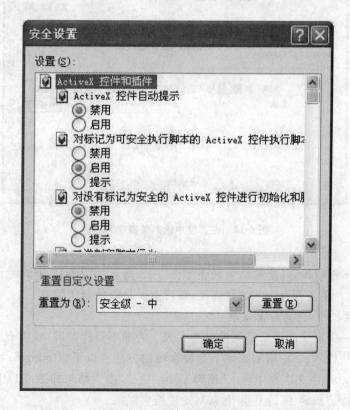

图 6-11 "安全设置"对话框

6.2.2 搜索引擎的使用

搜索引擎(search engine)是指根据一定的策略、运用特定的计算机程序从互联网上搜集信息,在对信息进行组织和处理后,为用户提供检索服务,将用户检索的相关信息展示给用户的系统。

简单地说,搜索引擎就是万维网环境中提供信息检索的一种服务方式。通过这种服务方式,用户只要输入关键字或相关词汇,搜索引擎就会返回与输入内容相关的信息列表,并按照一定的原则进行排序,通常排在前面的信息要比排在后面信息更接近搜索目标(广告和推广除外)。

目前互联网上的搜索引擎很多,最常用的有:百度(baidu)、谷歌(google)、雅虎(yahoo)、搜狗(sogou)等。

本节中,我们将使用搜索引擎在互联网上寻找求职的信息。

1. 网上查找招聘信息

(1)登陆百度(在 URL 中输入 www.baidu.com),在文本框中输入关键字"招聘",如图6-12 所示。

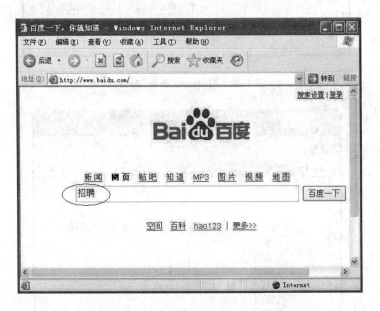

图 6-12　在百度中输入关键字"招聘"

(2)按 Enter 键确认后,搜索结果列表如图 6-13 所示。图 6-13 中同时也给出了找到的网页数目和用时。单击列表中的这些连接,即可查看最新的招聘信息。

2. 利用搜索技巧,提高搜索效率

上例中,单一关键字的搜索结果信息量太大。为缩小目标范围,找到有对自己最有价值的信息,需要一些技巧,其中增加关键字是最常用的方法。以下以 google 为例,针对医药类专业的学生,在 google 文本框中输入"招聘 医药卫生",搜索结果如图 6-14 所示。有兴趣的同学可以再次输入"招聘 医药卫生 北京",比较搜索结果。

214

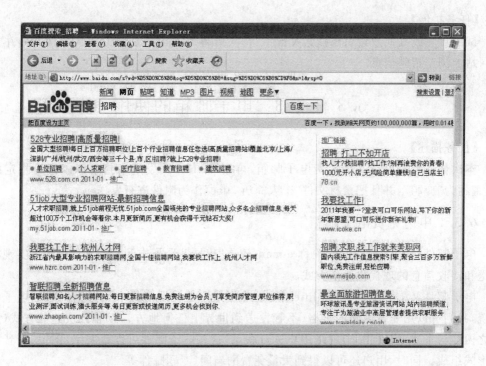

图 6-13　百度对单一关键字的搜索结果

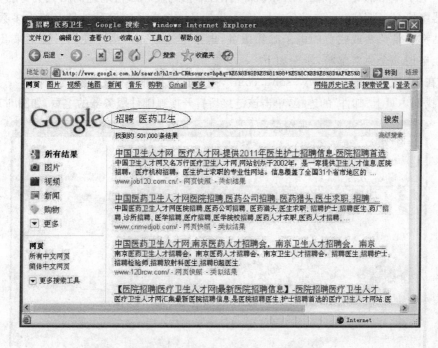

图 6-14　谷歌对多关键字的搜索

【任务小结】

本次任务以查找招聘信息为主题，在互联网上进行信息查询。信息查询与搜索已经成为互联网的基础应用之一。

【任务扩展】

试用百度或其他搜索引擎搜索关键字"智联招聘""51job"以及"北京人才网"等,并在这些网站上浏览招聘信息。

6.3 任务3 电子邮箱的使用

【任务描述】

本次任务首先申请一个免费电子邮箱,再用 Web 方式发送一封求职邮件给指定的邮箱,主题为"应聘",并且把素材文件"个人简历.doc"作为附件进行发送。

6.3.1 申请免费电子邮箱

电子邮件(electronic mail,简称 e-mail,读作"伊妹儿",标志@):一种通过网络实现相互发送和接收信息的现代化通信方式。

电子邮件又称电子信箱,是 Internet 上应用最广泛的服务之一。通过网络的电子邮件系统,我们可以用非常低廉的价格(不管发送到世界上任何地方),以非常快速的方式(几秒钟之内),与世界上任何一个网络用户进行联系,这些电子邮件可以是文字、图像、声音等各种形式组成。同时,用户还可以得到大量免费的新闻、专题邮件等。

每个电子邮箱都有一个唯一的标识符,称为邮箱地址。邮箱地址的格式为:用户名@邮件服务器主机名。例如"aqyzyck@sohu.com"就是一个电子邮箱的地址。绝大多数的主流门户网站都提供免费或收费的电子邮箱服务,电子邮箱须先申请后使用。接下来我们将在搜狐网上申请一个免费邮箱,步骤如下。

(1)在 IE 地址栏输入"www.sohu.com",按回车键打开搜狐主页。

(2)找到主页上"邮件"的连接,单击该链接后打开搜狐邮件服务器的主页,如图 6-15 所示。

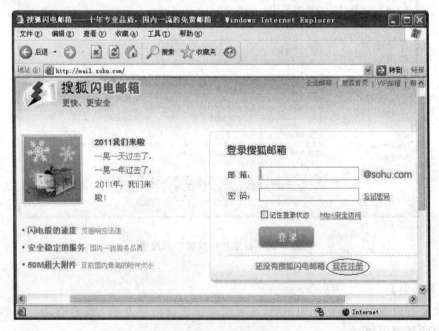

图 6-15 搜狐邮件服务器主页

（3）找到申请注册的入口，即单击连接"现在注册"，进入注册界面，在注册过程中，依次填写用户帐号和密码等相关资料。其中用户帐号是今后登录邮箱的用户名，用户帐号一般由英文字母和数字组成，必须是唯一的，所以在填写了用户帐号后系统会检查该用户帐号是否已经被申请过。在用户帐号文本框中填写"aqyzyck"，设定密码（密码呈现黑色圆点），填写"找回密码提示问题""密码问题答案"和"验证码"，勾选"同意《搜狐网络服务使用协议》"，最后单击"完成注册"按钮，如图 6-16 所示。

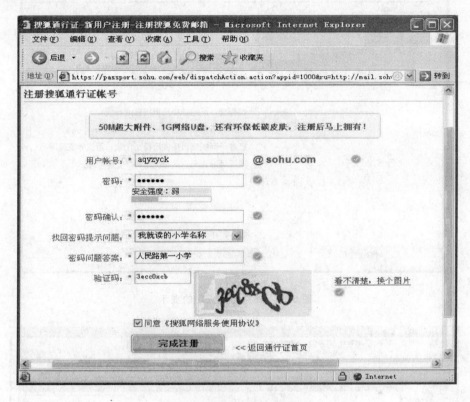

图 6-16　搜狐邮件注册页面

（4）邮箱申请成功后，服务器会给出提示信息，如图 6-17 所示。此时，"aqyzyck@sohu.com"就是一个有效的邮箱地址，再次登录邮箱后就可以进行邮件的收发了。

6.3.2 收发电子邮件

成功申请了邮箱后，就可以收发电子邮件了。电子邮件的收发有两种方法，一是 Web方式，二是使用邮件客户端软件。

1. Web 方式

使用 Web 方式收发电子邮件，就是直接登录到邮件服务器上去使用和管理自己的邮箱。以我们刚刚申请到的邮箱为例，步骤如下。

（1）使用 IE 浏览器，打开搜狐的主页，单击"邮箱"这个链接，打开搜狐邮件服务器主页。填写自己的用户名和密码，单击"登录"按钮，进入到自己的免费邮箱。

（2）单击"写信"按钮，进入信件编辑的状态，如图 6-18 所示。其中收件人的邮箱地址必须要填写，主题不是必须的，正文区域的编辑和输入的方法和其他的编辑软件类似，内容可以是文字、图形、图像、音乐和文件附件等。信件编辑好以后，单击"发送"按钮，即可将该邮件发送出去。

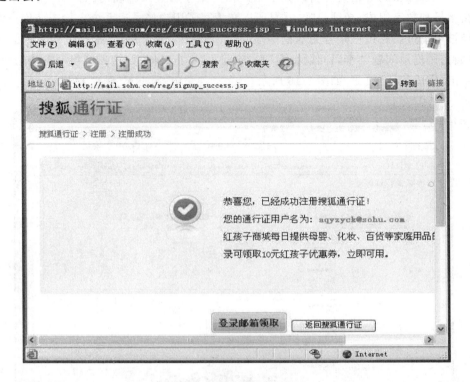

图 6-17　邮件注册成功的提示

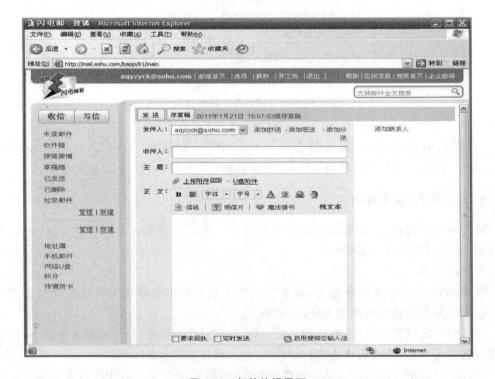

图 6-18　邮件编辑界面

(3)如果要传送一个文件给收件人,比如一份个人简历(文件名为"个人简历.doc",存放在 E 盘),则要把该文件作为一个附件添加进来,然后进行发送。单击图 6-18 中"主题"文本框下方的"上传附件"的链接,浏览并选择"个人简历.doc"这个文件,如图 6-19 所示。单击图 6-19 中"打开"按钮,"个人简历.doc"文件就作为附件添加进来了,如图 6-20 所示。此时发送这封信后,收件人在收到这封信的同时,系统会提示有个附件需要下载。

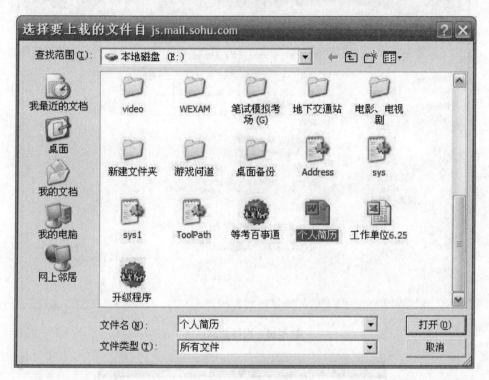

图 6-19 邮件中添加附件

2. 邮件客户端软件

邮件客户端软件的作用是用来收发电子邮件,它是电子邮件产生初期的邮件系统服务软件,如今主要被商务人士使用。普通百姓一般使用 Web 邮件,也就是我们在前面学到的登录网页后使用邮箱,是后来才发展起来的。

邮件客户端软件需要事先安装到电脑上,经过配置后,打开软件即可收发邮件,不需要登录网页,所以收发邮件的速度要快于 Web 邮件。

邮件客户端软件主要有 Windows 自带的 Outlook Express(简称为 OE),还有 Foxmail,KDE 等。邮件客户端软件使用前要进行一些设置,比如邮件的帐号和地址、协议类型及服务器域名等。下面我们就以刚刚申请到的邮箱"aqyzyck@sohu.com"为基础,以把它添加到Outlook Express 中为例,介绍邮件客户端软件的使用。

(1)配置邮件客户端软件 Outlook Express

①在桌面或"开始"菜单找到 OE 的图标,并打开 OE。

②选择菜单"工具"→"帐户"命令,弹出"Internet 帐户"对话框。

③在"Internet 帐户"对话框中,选择"邮件"选项卡,单击"添加"按钮→"邮件",弹出"In-ternet 连接向导"对话框,在"显示名"文本框中输入发送电子邮件时显示的名称,如图 6-21

所示,这里输入"赵林"。

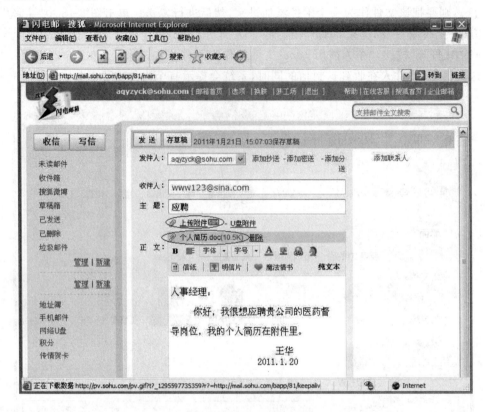

图 6-20　附件添加成功

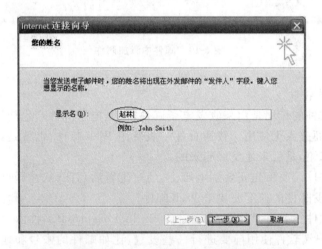

图 6-21　OE 中设置发件人的名字

　　④单击"下一步"按钮,在弹出的对话框的文本框中输入需要进行连接的电子邮箱的地址,即"aqyzyck@sohu. com"。

　　⑤单击"下一步"按钮,在弹出的对话框中要设置接收邮件和发送邮件的服务器 IP 地址或域名(由 ISP 提供),这里接收邮件服务器为"pop3. sohu. com",发送邮件服务器为"smtp. sohu. com"。如图 6-22 所示。

⑥单击"下一步"按钮,在"帐户名"和"密码"文本框内输入电子邮箱的用户名和密码,其中密码可以以后再输入,如图 6-23 所示。

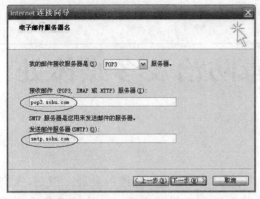

图 6-22　OE 中设置服务器地址

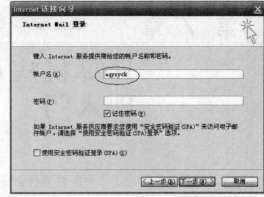

图 6-23　OE 中设置帐号和密码

⑦单击"下一步"按钮,在弹出的对话框中单击"完成"按钮,即完成了 OE 的配置工作。

（2）使用和管理邮件客户端软件 Outlook Express:再次启动 OE 后,即可在 OE 中收发电子邮件,进行帐号管理、邮箱管理和设置通讯录等,方法与 Web 方式类似,这里不再叙述。

OE 在自动下载收件箱中的信件时,会把服务器上的副本删除。如果要保存服务器上的副本,需在用户帐户"属性"对话框中,选中"高级"选项卡,勾选其中的"在服务器上保留邮件副本",同时可根据自身的需要设定保留的天数,如图 6-24 所示。

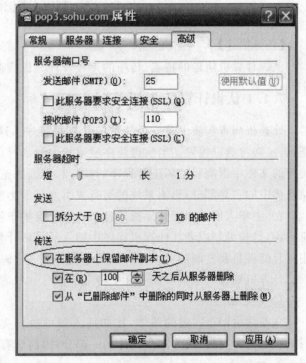

图 6-24　保存服务器上的邮件副本

【任务小结】

本次任务学习是通过申请邮箱,发送邮件为基础,掌握电子邮箱的基本知识和基本操作。最后对邮件客户端软件 Outlook Express 配置和使用方法进行了介绍。

【任务扩展】

申请一个免费邮箱,给你的同学发送一封电子邮件,主题"我的成绩单",含有一个附件"成绩.xls"（该文件需自己生成）。

（姚程宽）

第 **7** 章

计算机病毒防治及多媒体处理入门

电子计算机的广泛应用正不断地为社会各个领域带来高效和快速的发展。但是,人们在使用这一高科技工具的同时却无时无刻不受其背后那只黑暗之手——计算机病毒所干扰,计算机病毒每年给社会造成的损失数额巨大。

7.1 任务 1 计算机病毒的防治

【任务描述】

认识计算机病毒的特点、传播的途径及计算机病毒的防治。

7.1.1 认识计算机病毒

计算机病毒实质上是一个特殊的计算机程序。这种程序有自我复制能力,可以很快地蔓延,又常常难以根除。当病毒程序被运行而激活时,计算机病毒程序能把自身复制到各种类型的文件中影响和破坏正常程序的执行和数据的正确性。也有的计算机病毒能隐藏在存储媒体中的引导部分,影响系统的运行或引发其他类型的严重破坏。

在《中华人民共和国计算机信息系统安全保护条例》中对计算机病毒的明确定义:"计算机病毒,是指编制或者在计算机程序中插入的破坏计算机功能或者破坏数据,影响计算机使用并且能够自我复制的一组计算机指令或者程序代码。"

计算机病毒一般具有以下几个特点。

1. 寄生性

它往往借助于一定的载体,比如插入到可执行文件中或数据文件中,储存在存储媒体(如磁盘、内存)里。成为这些载体的一部分,因而享有被寄生载体所得到的一切权利。

2. 破坏性

破坏的范围非常广。它可以破坏系统,删除或修改数据,甚至格式化整个磁盘,也可以占用系统资源,降低计算机运行效率等。凡是由软件手段能触及到计算机资源的地方均可能受到计算机病毒的破坏。

3. 传染性

对于绝大多数计算机病毒来讲,传染是它的一个重要特性。它通过修改别的程序,并将自身的拷贝包括进去,从而达到扩散的目的。与生物病毒不同的是几乎所有的计算机病毒都是人为地故意制造出来的,有时一旦扩散出来后连编者自己也无法控制。特别是因特网引入了新的病毒传送机制。随着现在电子邮件被用作一个重要的通信工具,病毒就比以往任何时候都要扩散得快。附着在网络下载文件中和电子邮件信息中的病毒,仅仅在几分钟内就可以传染成千上万台电脑。

4. 潜伏性

病毒程序通常短小,侵入后一般不立即活动,当满足了病毒程序设计者预设的特定日期、时间等条件,或宿主程序被执行,病毒即被激活,从而产生破坏作用。

5. 隐蔽性

病毒程序大多夹在正常程序之中,很难被发现。它能首先获得计算机系统的监控权,监视计算机的运行,并传染其他程序。当通过网络传播的时候,病毒设计者还有意制造出种种欺骗假象。

计算机病毒的说法是从在某种意义上借用了生物学病毒的概念,因为计算机病毒的特点反映出它与生物病毒有相似之处。

7.1.2 常见病毒及防治

1. 计算机病毒的分类

若按病毒代码感染位置分类,可以分为以下几类。

(1)引导型病毒:该种病毒感染并寄生于硬盘或 U 盘的主引导区。此种病毒利用计算机系统开机启动的过程使病毒入侵系统,驻留内存,监视系统运行,并进行传染(感染每个接入计算机进行读写的移动存储设备)和破坏。

(2)文件型病毒:文件型病毒主要感染并寄存于扩展名为 com,exe,sys 等可执行文件或数据文件。当带病毒的文件被执行时,文件型病毒进入内存,一旦符合激发条件它就发作。

(3)混合型病毒:这种病毒同时具有引导型病毒和文件型病毒的寄生方式,兼有上述两类病毒的特点。

(4)宏病毒:这种病毒感染 Microsoft Office 文档文件。多以 Visual Basic 程序或 Microsoft Office 提供的宏代码编写。通过对文件的各种常见操作进行传染和破坏。当对感染宏病毒的 Office 文档操作时(如打开、保存或关闭等)宏病毒就会被执行。常通过电子邮件、移动存储设备和文件传输等途径很容易地进行更广泛地传播。

(5)Internet 病毒:Internet 病毒多数通过 e-mail 传播,使邮件系统变慢,甚至导致网络系统瘫痪。例如"蠕虫"病毒,它不占用除内存以外的任何资源,不修改磁盘文件,它能搜索网络地址,将自身向下一地址传播。

2. 计算机病毒传播的途径

计算机病毒之所以称之为病毒是因为其具有传染性的本质。传统渠道通常有以下几种。

(1)网络:IE 插件、邮件及其附件、上传/下载文件、使用不良网站等,这种通过互联网络传染的计算机病毒扩散极快,能在很短时间内传遍网络上的计算机。

(2)磁盘、U 盘和光盘:通过使用磁盘、U 盘、刻录光盘这样的可写存储设备,在复制或移动文件的过程中,使病毒快速传播、蔓延。或使用来历不明的软件、游戏光盘,也极易传染病毒。

3. 计算机病毒的防治

(1)计算机感染病毒的症状:由于计算机病毒种类繁多,数量大,当计算机被病毒感染时,可能表现出各种各样的异常现象。一般当发现下列现象时,说明计算机有可能感染了病毒:①系统运行速度明显变慢;②经常发现死机现象;③使用不了 Internet;④数据或文件发生丢失;⑤自动生成特殊的文件;⑥磁盘空间或程序长度发生明显改变,等等。

(2)计算机病毒的预防:①安装带防火墙或有病毒实时监控功能的正版反病毒软件,随时或定期检测计算机是否染毒,并及时升级反病毒软件,发现病毒立即用杀毒软件清除。②重要资料,必须备份。程序损坏了可重新拷贝或再买一份,但是个人建立的重要资料,一旦因为病毒或硬盘故障而损坏,损失往往难以弥补,所以对于重要资料经常备份是绝对必要的。③及时对硬盘的分区表做备份,以便一旦系统遭到破坏,可以及时恢复。④尽量避免在无防毒软件的机器上使用可移动储存介质。⑤不使用盗版软件及来路不明的磁盘、光盘。⑥复制外来文件前用反病毒软件检测其是否带毒。⑦很多病毒利用了操作系统的漏洞进行攻击,用户应随时下载并安装操作系统的安全补丁。⑧不登录不良网站,不贪图免费软件,如果实在需要,请在下载后执行杀毒软件彻底检查。⑨不接收来历不明的电子邮件。

(3)计算机病毒的清除:①用正版杀毒软件杀毒;②及时升级杀毒软件;③如反复用杀毒软件仍不能解决问题,就应请专业人员重装系统。

4. 查杀计算机病毒软件的安装和使用

常用的查杀计算机病毒软件是瑞星和360,或者金山、江民。人们对这些软件的评价不一,不过各有优点。杀毒软件安装的方法与通常软件安装方法相同,安装完成后,启动杀毒软件扫描系统,比如说"查毒""检测系统进程""检测系统漏洞"等,查毒完毕,会自动提示您是否清除病毒。特别需要注意的是:一要及时更新杀毒软件;二要利用杀毒软件的"检测系统漏洞"功能,及时补上系统存在的漏洞,主动防范病毒的入侵。

【任务小结】

本次任务,我们学习了计算机病毒的特点,常见的计算机病毒有哪些,计算机病毒传播的途径,计算机病毒的防治方法。

【任务扩展】

1. 下载并安装360杀毒软件和360安全卫士。

2. 利用360杀毒软件扫描并清除病毒。

3. 利用360安全卫士查杀木马、清理插件、修复漏洞。

7.2 任务2 获取多媒体信息

在当今信息化高速发展的时代,随着计算机技术的进步,特别是数码照相机、摄像机正在普及,人们已经进入到多姿多彩、生动活泼的多媒体世界。如今人们比以往任何时候都更容易获得多媒体素材,也更迫切地需要在工作和生活中恰当地运用声音、图像、视频来直观地表现事物,丰富Office办公处理的内容。因此了解多媒体的基本知识,具备相关的基本应用技能,对于更好地提高计算机的应用效果,紧跟计算机的飞速发展步伐,具有十分重要的现实意义。

【任务描述】

认识多媒体,准备多媒体素材,使用SnagIt抓图软件获取屏幕图像。

7.2.1 认识多媒体

1. 多媒体技术

多媒体技术是指能够同时获取、存储、处理和展示两个以上不同类型信息的媒体技术。

所谓媒体就是信息的表示和传输的载体。随着计算机技术和通信技术的不断发展,它有多种类型。

(1)感觉媒体:计算机中的文本、声音、图形、图像、动画等直接作用于人的感官,产生感觉的媒体。

(2)表示媒体:计算机中以二进制编码的形式存在和传输的媒体,如文字编码、图像编码、语言编码等。

(3)显示媒体:通过输入和输出设备的转换将信息呈现在人们面前的媒体,如通过键盘、话筒、显示器、投影机等。

(4)存储媒体:用来存储信息的媒体,如通过磁盘、纸张、光盘、U盘等。

(5)传输媒体:通过电话线、电缆、光纤等设备与他人共享信息的媒体。

2. 多媒体计算机的特点

计算机在多媒体处理中起着核心的作用。多媒体计算机的实质是将不同形式媒体的信息数字化,将其组织、加工处理,把结果展现给人们,它有数字化、集成性、交互性和实时性等四个特点。

(1)数字化:传统媒体信息基本上是模拟信号,而多媒体计算机处理的都是数字化信息,这正是多媒体信息能够集成的基础。

(2)集成性:能够对多种信息进行有机的组织,进行统一的获取、存储、组织与合成。

(3)交互性:是指人机交互,传统信息交流媒体只能单向地进行,人们被动接受信息,比如电视观众不能主动选择节目。而多媒体计算机技术则可以实现人对信息的主动选择和控制。

(4)实时性:在多媒体中有些媒体(如声音和图像)是与时间密切相关的,这就要求多媒体能支持实时处理。

3. 多媒体素材的分类

多媒体技术应用中的素材是根据媒体的不同性质划分的,一般分为文本、声音、图形、图像、动画、视频和程序等。即使是同种类型的媒体,当使用不同的软件平台处理后,有可能得到不同格式的文件,用不同的扩展名加以区分。比如:用 Word 字处理软件处理的文字媒体文件其扩展名为 DOC,用 WPS 字处理软件处理的文字媒体文件其扩展名为 WPS,这些文件要用相应的应用程序来打开。同样,声音文件也有以扩展名 MP3 和扩展名 WAV 所表示的不同格式文件。有些文件的格式是为了适应网络对传输大文件的限制,而采用了流式传输的方式在因特网上播放的媒体格式,简称流媒体。流媒体文件的体积较小,比如网络上流行的 flash 视频格式文件等。

熟悉常用多媒体文件的扩展名以及所代表的文件类型和意义,对更好地运用多媒体十分有益。下面列出一些常用的多媒体文件的扩展名,如表 7-1 所示。

表 7-1　常用多媒体文件的扩展名

媒体类型	扩展名	说　　明
文字	txt	那些没有规定格式的,由可理解的 ASCII 以及其他编码文字组成的文件都是文本文件,其内容可以在任何一台计算机上显示
	doc	Microsoft Word 所产生的文件格式,只要安装有 Microsoft Office 即可阅读
	wps	Wps 所产生的文件格式,只要安装有 WPS 字处理软件即可阅读
	pdf	便携式文档文件,安装 Adobe Reader 或 Foxit Reader 即可阅读,有的已经被加密

媒体类型	扩展名	说　　明
声音	mp3	非常流行的音乐文件格式,千千静听等一般流行的播放器均可播放
	wma	Windows 媒体文件,Windows Media Player 可以播放
	wav	标准 Windows 声音文件
	midi	MIDI 文件格式也称为频率合成音频文件。文件体积较小,音质也相当不错。一般播放器都可以直接播放
	ra	RealMedia 的音乐文件,也是一种流媒体,用 RealPlayer 可以直接播放
	swf	Adobe Flash(原 Macromedia 公司所有,已经被 Adobe 收购)所生成的文件,只要安装了 Adobe Flash Player 插件后,即可直接在浏览器查看
视频	avi	Windows 视频文件,Windows Media Player,RealPlayer,暴风影音播放器均可播放
	mpg	最早由 MPEG 专家组制订的"标准影视文件"
	mov	Apple 公司的 QuickTime 电影文件,需要安装 QuickTime 来播放
	wmv	Windows 视频媒体文件
	rm 及 rmvb	RealMedia 的影视文件,是一种流媒体,用 RealPlayer 可以直接播放
	mp4	是一种使用 MPEG-4 的多媒体电脑文档格式,以储存数码音讯及数码视讯为主,可以用暴风影音播放
	flv	是随着 Flash(动画制作软件)的推出发展而来的视频格式。它形成的文件极小、加载速度极快,使得网络观看视频文件成为可能。用"QQ 影音"、"FLASH Player"播放器可以播放
动画	gif	图形交换格式文件
	swf	Flash 所生成的动画文件,只要安装了 Adobe Flash Player 插件后,即可直接在浏览器查看
	flc	Autodesk 公司的 Animator 软件生成的动画
	avi	动画视频文件
图形图像	psd	Photoshop 软件的专用格式,可以保存图像中的每个细节,如图层、通道和蒙版等数据,打开后可以继续编辑
	bmp	BMP 格式文件是微软公司画图格式,支持 RGB、索引颜色、灰度和位图颜色模式。其优点是可以保留图像的全部细节,但文件很大
	jpeg 或 jpg	JPEG 图像是采用一种压缩技术使文件占用磁盘空间较少,而丢失数据不多的实用图像格式,被广泛使用
	gif	占用磁盘空间小,被广泛用在通信领域和互联网页中
	png	称作便携网络图形格式,支持 24 位较高图像画质,并可以产生无锯齿状边缘的透明背景

7.2.2 多媒体素材的准备

1. 文字素材的获取

（1）使用 Windows 系统的记录本、写字板或 Microsoft Office 软件,通过手工录入文字的形式生成的文档。

（2）从网络上搜集文本素材。

（3）用 OCR 软件从图像中识别。OCR 的全称是 optical character recognition，意为光学字符识别。只需要把印刷体文件通过扫描仪扫入电脑，或利用照片、摄像机捕捉含文本资料的图像，OCR 系统便自动识别并转化成文本形式，您就可以任意编辑修改了。

归纳起来 OCR 能做的是：

①办公自动化中汉字文件资料自动输入，汉字图像文本的压缩存储、传输。

②书刊自动阅读器，盲人阅读器。

③数字图书馆的建设，档案资料数字化，建立汉字文献档案库。报刊、杂志、书籍等黑白色印刷品的数字化及电子出版，书刊、资料的再版输入。

④车牌辨识系统。分别应用于：交警对超速和闯红灯的车牌识别、高速公路收费。

⑤身份证识别，可用于行政单位、工厂企业、银行等，如：考勤管理、门禁系统、身份证号码快速录入。

OCR 应用实例举证：①一位陈先生，经常用手机拍摄文字资料，利用 OCR 软件识别转换成可编辑的电子资料。②美国总统轮船公司依靠着卡车车门上的光学符号识别技术，使洛杉矶和西雅图的卡车等待时间缩短了 40%。卡车一到达，摄像机就把集装箱和底盘的号码传送给 OCR 软件。他们只要将计算机屏幕上的号码同摄像机拍摄到的数字进行比对就可以了。排队出库的情况在西雅图已不复存在，出库时间平均只有 20 秒。

OCR 软件的操作并不难，一般购买扫描仪时会随机奉送 OCR 软件，操作者只需依说明书操作便可。

（4）汉字库的添加：Windows 自带的汉字字体种类较少，主要是黑体、宋体、楷体、仿宋体等。要想使用更多的汉字字体，可以通过从网上搜索"字体下载"关键词，搜索到各种需要的字体，图 7-1 所示为用百度搜索出的字体库。

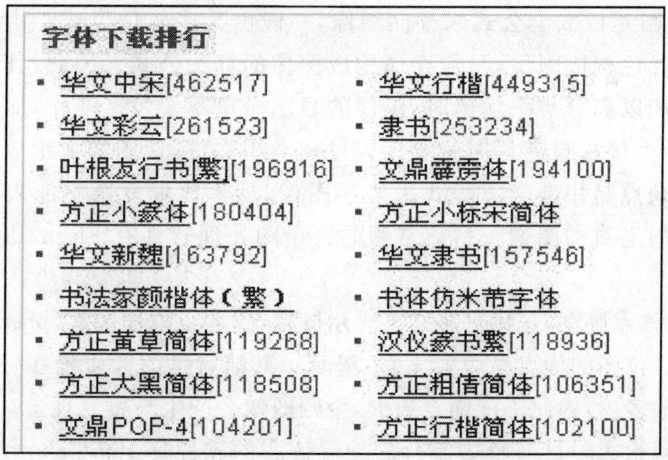

字体下载排行

- 华文中宋[462517]   ·华文行楷[449315]
- 华文彩云[261523]   ·隶书[253234]
- 叶根友行书[繁][196916] ·文鼎霹雳体[194100]
- 方正小篆体[180404] ·方正小标宋简体
- 华文新魏[163792]   ·华文隶书[157546]
- 书法家颜楷体（繁）   ·书体仿米芾字体
- 方正黄草简体[119268] ·汉仪篆书繁[118936]
- 方正大黑简体[118508] ·方正粗倩简体[106351]
- 文鼎POP-4[104201]   ·方正行楷简体[102100]

图 7-1　字体的下载

一般下载的字体库是压缩文件，解压缩后将字体文件复制到"C:\Windows\fonts"中，其中"fonts"为 Windows 中存放字库的文件夹。复制后就可以在各种应用软件中使用新添加的汉字字体了。

2. 声音素材的获取

(1)可以从音乐光盘或网络上下载的各种格式的声音文件。

(2)通过计算机中的声卡,从麦克风中采集语音生成 WAV 文件,比如制作解说语音文件。其主要步骤是:单击菜单"开始"→"所有程序"→"附件"→"娱乐"→"录音机"命令。使用录音按钮"　　●　　"进行录音,如图 7-2 所示。

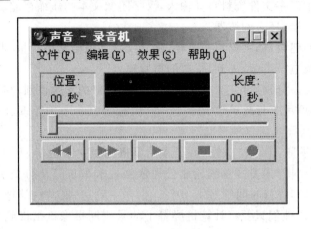

图 7-2　录制声音

(3)利用专门的软件抓取 CD 或 VCD 光盘中的音乐,再利用声音编辑软件对电源素材剪辑、合成。

3. 图形图像素材的获取

计算机处理的图像实际上是由数字 0、1 构成的数字图像。可以分为两类。

矢量图:矢量图是以数学公式来存储图像,一般由某些软件生成。由于矢量图由轮廓线及轮廓线中的着色构成图像,只需存储构成图像的算法公式。因此,其最大的好处就在于自由放大缩小和以高分辨率输出时,图像的显示质量不会发生变化,而且占用存储空间小。例如,当设计大幅板报专栏时就要用矢量图类型文件,使图像无论放多大都能保持清晰度。矢量图的缺点是用数学方程式来描述图像,运算比较复杂不能表现丰富的色彩通常难以生成照片般逼真的图像。目前常用的矢量图处理软件有 Flash,Illustrator 和 Corel-DRAW 等。

位图:位图又称点阵图,是用许多点来表示图像,这些点称作像素(pixel),像素数越高的图像分辨率越高。位图的优点是色彩丰富、逼真。其缺点是图像质量在一定程度上取决于单位面积内像素的多少,因此不能随意放大,否则图像会产生马赛克现象。像素数高的位图所占用的存储空间很大。目前较为流行的处理位图的软件是 Photoshop,Windows 附件中的"画图"程序也是用来处理位图的。

获取图形图像的主要途径如下。

(1)用数码相机拍摄或用扫描仪扫描图像。

(2)素材光盘和网络下载。

(3)从屏幕、动画、视频中捕捉。

(4)用作图软件生成,如 Photoshop、Flash 和 Illustrator 等。

4. 动画素材的获取

动画可以创造连续的动态图像,用以直观地表现事物变化的过程。动画中的每一幅画面叫做一"帧",一帧连接一帧的在屏幕上快速呈现,就形成了动画。在网页中使用多的是 Gif 动画和 Flash 动画,它们最大的优点是文件存储量很小。

获取动画的主要途径如下。

(1)网上搜索动画文件,常用动画文件扩展名为 gif,swf,flc。

(2)用软件制作。制作二维动画的软件有 Flash,Animator 等,制作三维动画的软件有 3ds Max,专门制作文字动画的软件有 Cool 3D,专门用来连接静态图片成为动画的软件有 Ulead GIF Animator。此外 Photoshop 制图软件也可以制作一些简单的二维动画。

5. 视频素材获取

视频素材往往有动态的画面和同步的声音,如电影或电视视频。数字化的视频表现力最强。获取视频的主要途径如下。

(1)使用数码摄像机或数码照相机等设备录制的视频。

(2)使用 Ulead 公司的"会声会影"大众化视频制作软件,或 Adobe 公司的 Premiere 专业视频制作软件,可以创建或剪辑视频。

7.2.3 用 SnagIt 9 抓图软件获取屏幕图像

Windows 系统本身具有简单的"屏幕截图"功能:使用 Print Screen 键截取整个屏幕图像,使用 Alt + Print Screen 组合键截取屏幕中被激活的窗口图像。上述方法截取图像有两个不足。一是截取的图像存放于剪贴板中,不便于保存于为标准的图像文件格式;二是无法满足部分截取或菜单截取等特殊要求。实际应用中有一些专门屏幕截图软件,它们功能强大,使用方便,比较常用的有 SnagIt、HyperSanp、Printkey 等。SnagIt 和 HyperSanp 就是功能很强的截图软件。在此以 SnagIt 软件为例,讲解其主要功能,学习其最常用的静态图像截取方法。

1. SnagIt 9 主要功能

SnagIt9 是 TechSmith 公司的产品。具有静态抓屏、抓取文字、动态抓取视频等功能,其主要特点是:①对象捕捉功能强大。不仅支持静态图像捕捉,还支持捕捉文字和包含声音的动态视频捕捉功能;②它界面友好,操作方便,如图 7-3 所示;③具有多种灵活的截图方式,如截取屏幕、窗口、激活窗口、范围、菜单等;④在"效果"列表的"色深"命令中,可将图像色彩转换,也可在"自定义色深"中选择分辨率。可给图像添加"水印""边框"和"标题"等;⑤具有图像编辑、修改功能;⑥可进行方案设置,单击输入、输出、效果、捕获下面的下拉按钮,打开下拉列表,可进行输入设置、输出设置、效果设置和模式设置,如图 7-4 所示。

单击 SnagIt9 主界面左边的"SnagIt 编辑器"按钮,会弹出 SnagIt 编辑器窗口。窗口上面提供了绘图、式样、对象和发送工具,极大方便用户的设计。

可供选择的捕捉方案及说明,如表 7-2 所示。

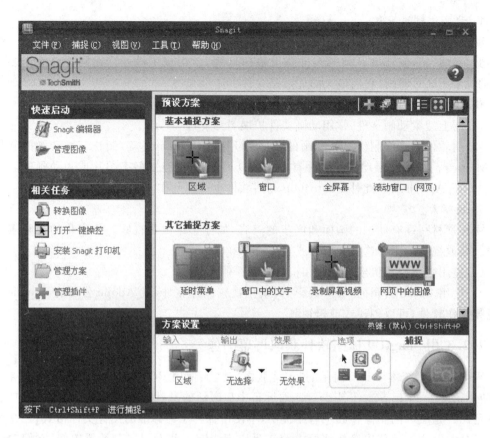

图 7-3　SnagIt9 主界面

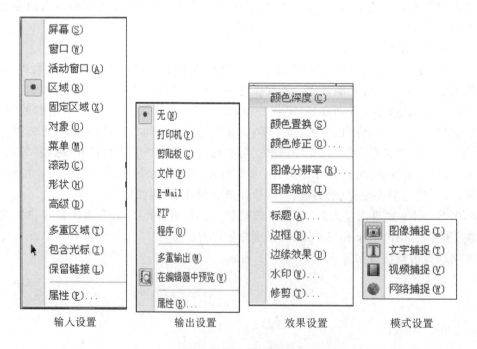

图 7-4　部分捕捉设置

表 7-2　SnagIt 9 可供选择的捕捉方案及说明

捕捉方式(17 种)	说　　明
屏幕	抓取整个屏幕
窗口	抓取由用户选定的窗口
活动窗口	抓取由用户选定的窗口,一个用户可能打开多个窗口,但同一时间只有一个窗口是活动的
区域	这是使用最多的抓取方式,由用户选定任意的区域进行抓取
固定窗口	根据事先设定好高度及宽度的大小,来捕捉某个区域
对象	抓取选定窗口中的某个部分,例如工具栏、菜单栏等
菜单	抓取程序中多级菜单为图像
滚动窗口及区域	抓取可以滚动的窗口或区域中的内容
手绘区域	采用类似于画笔工具来徒手选择要抓取的区域
剪贴板	将剪贴板中的内容捕获为图像
图像及程序文件	从图像或程序文件夹中捕获
DOS 屏幕	捕获 DOS 方式下的整个屏幕
DirectX	从视频(DirectX)或游戏中捕捉一帧画面
扩展窗口	对已捕获图像的高度及宽度进行重新设定
墙纸	将桌面壁纸捕捉下来
多重范围	在每次捕捉时,可以一次性的选择多个区域进行抓取
扫描仪及数码相机	对连接到电脑的扫描仪及数码相机中的图像进行捕捉

2. 使用 SnagIt 9 截图

捕获屏幕中时钟的图像。

例 7-1 截取 Windows"日期与时间 属性"对话框中的时钟图像,如图 7-5 所示。

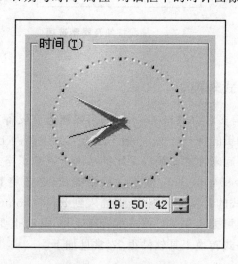

图 7-5　截取时钟图案

操作步骤如下。

①启动 SnagIt 9。

②选择捕捉方案：在 SnagIt 9 主界面中，选择"基本捕捉方案"中的"区域"方案。

③设置捕捉类型：在 SnagIt 9 中，点击右下角"捕获"按钮左下角的下拉列表按钮，在下拉列表中选择"图像捕获"。如图 7-6 所示。

④设置输出选项：在"输出"列表中选择"文件"选项。

⑤打开要捕捉图像的对象：本例双击任务栏右边的时间，打开"日期与时间 属性"对话框。

⑥捕捉及预览图像：单击主界面右下边的捕获按钮，如图 7-6 所示，或按快捷键 Ctrl＋Shift＋P，出现手形标记，按住鼠标左键不放，选择欲捕获的区域，立刻会弹出"SnagIt 编辑器窗口"，窗口中会显示出选择的捕获区域图像，如觉得不满意，再重复此步。

⑦编辑和修改：可以在"SnagIt 编辑窗口"中对捕获的图像添加文字说明、效果等。

⑧保存：单击左上角的保存按钮，输入图像文件的名字，在"保存类型"栏中选择欲保存图像文件的类型。本例输入文件名"时钟"，保存类型"jpg"，单击"确定"按钮。

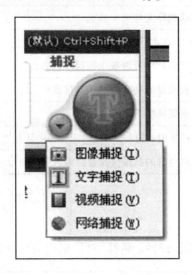

图 7-6 捕获按钮及类型选项

7.2.4 音频视频格式转换

音频、视频文件都具有多种存储格式，不同的多媒体播放设备支持不同的音视频文件格式。例如我们有照相机拍摄的视频文件，一般不适合直接发到网上在线播放，把它转换为适合在线播放的视频格式看起来才能流畅。又比如从网上下载了格式为 FLV 的视频文件，不能直接插入到制作的 PowerPoint 2003 演示文稿中播放，必须将其转换为 SVCD 等允许播放的格式。一般 MP3 格式的音乐文件很多，但插入到 PowerPoint 2003 演示文稿的"幻灯片切换"的声音处时，那里只可插入 WAV 格式的音频文件，此时也要用到格式转换工具。

可选择的音频视频格式转换工具软件很多，常见如下。

1. **格式工厂**（format factory）

是套万能的多媒体格式转换软件。提供以下功能：视频转 MP4/3GP/MPG/AVI/

WMV/FLV/SWF;所有类型音频转到 MP3/WMA/MMF/AMR/OGG/M4A/WAV;所有类型图片转到 JPG/BMP/PNG/TIF/ICO 等。

2. 视频转换大师(winMPG video convert)

能够快速地将音频视频格式文件进行转换,拥有非常漂亮友好的界面。它几乎涵盖了所有流行的影音多媒体文件格式,包括 AVI,Mpg,RM,RMVB,3GP,MP4,Mpeg,Mpeg1,Mpeg2,Mpeg4,VCD,SVCD,DVD,ASF,WMV,SWF,IPOD,PSP,GIF,MJPEG,Quick-Time,MOV,FLV,MKV,DV 以及所有的音频格式。支持从各种视频中抽取各种音频及音频间互相转换。支持常见视频格式间的互转功能。特别是它高度兼容导入网上下载的 FLV,RMVB 和 RM 格式的视频文件转换为 MPEG,3GP,MP4,MP3,VCD,DVD,WMV,IPOD,IHONE 等常用格式。

其他还有影音转码快车、超级兔子快乐影音转换器等,都具备相似功能。下面以视频软件大师为例,学习转换方法。

例 7-2　打开素材文件中"第 7 章\格式转换\相信爱.mp3"音频文件,将 mp3 格式的歌曲转换为 WAV 格式。

操作步骤

(1)启动视频转换大师,如图 7-7 所示。

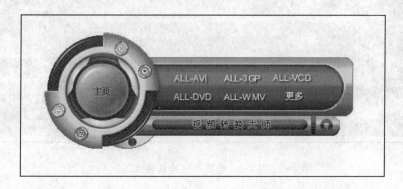

图 7-7　视频转换大师

(2)点击主界面中的"更多",会打开"请选择要转换到的格式"窗口,点击"音频格式"中的"CD/WAV"按钮,如图 7-8 所示。

(3)在打开的对话框中点击"源文件"输入框后的浏览按钮,选择"D:\第 7 章\格式转换"中的"相信爱.mp3"文件,选择输出位置:"D:\第 7 章\格式转换",选择配置文件:"Wav Au-dio",按"开始"按钮进行转换,如图 7-9 所示,转换后后文件的扩展名变成了 wav。

(4)播放转换后的文件,试听。

例 7-3　打开素材文件中"第 7 章\格式转换\火山爆发新闻.flv"视频文件,将此网上下载的 flv 格式的视频文件,转换为可以插入到 PowerPoint 演示文稿中的 SVCD 格式。并截去该视频首尾部分的内容和下边的滚动文字,将裁剪的部分用蓝色图形拼接,拼接前后的效果对比如图 7-10 所示。

操作步骤如下。

(1)启动视频转换大师。

(2)点击主界面中的"更多",会打开"请选择要转换到的格式"窗口,点击"音频格式"中的"SVCD"按钮。

（3）在打开的对话框中点击"源文件"输入框后的浏览按钮，选择"D:\第 7 章\格式转换"中的"相信爱．mp3"文件，选择输出位置："D:\第 7 章\格式转换"，选择配置文件："PAL SVCD"，如图 7-9 所示。

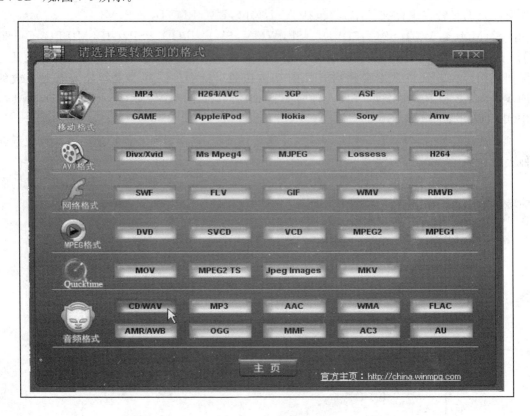

图 7-8 选择要转换的格式

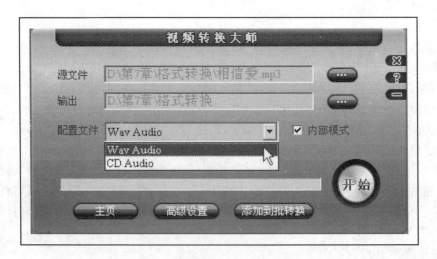

图 7-9 选择源文件、输出位置及格式

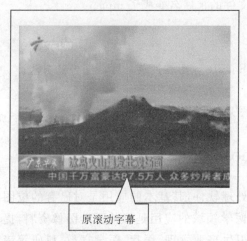
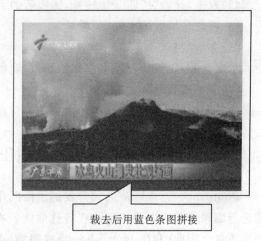

原滚动字幕

裁去后用蓝色条图拼接

图 7-10　拼接前后效果对比

（4）点击"高级设置"按钮，在"视频转换大师高级设置"窗口中勾选左下角开始时间，并

点左上方预览播放器的开始按钮"▶"，至 10 秒时点击暂停按钮"⏸"，点击"开始时间"

后边的截取按钮"截取"，设置好前边截去的视频。同样方法设置"结束时间"为 00∶00∶43，

截去其后面的视频。然后，设置"裁剪"和"拼接"选项中"下"后的值为"35"。点击"颜色"后

的矩形图形块，在弹出的选色板中选择蓝颜色，如图 7-11 所示。确认无误后按"确定按钮"，

返回到如图 7-9 所示界面。

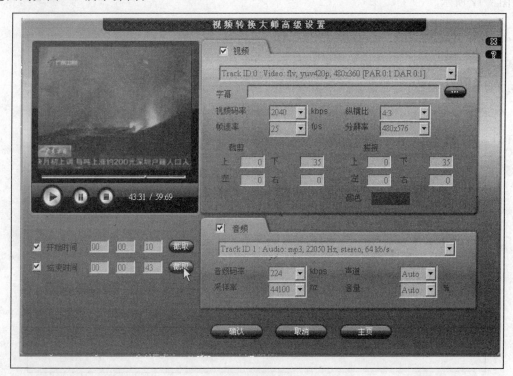

图 7-11　设置高级选项

（5）点击"开始"按钮开始转换，转换后的后文件的扩展名变成了 mpg。

（6）播放转换后的文件，观看效果。

【任务小结】

本次任务，我们学习了多媒体的知识，利用 SnagIt 抓图软件获取屏幕图像的方法。

【任务扩展】

捕获利用"百度搜索引擎"，搜索"动画背景图片"的部分界面。

7.3 任务 3　使用 Photoshop 处理图像

Photoshop 是 Adobe 公司开发的平面图像处理软件，其基本的应用是对已有的位图图像进行编辑、加工，以及运用一些特殊效果。在医学领域的应用是修整医学图像资料，提高图像质量。因此，利用 Photoshop 处理图像，在卫生事业管理、医疗、医学宣教、科研等诸多方面都有越来越多的应用。Photoshop 这一工具也是进行多媒体处理的最基本的工具，学习它将为更好地应用多媒体，充分发挥计算机的性能打下基础。

【任务描述】

本次任务学习 Photoshop 平面图像处理软件的初步知识，了解其工作环境，能够用它进行简单的图片处理。

7.3.1 Photoshop CS2 的工作环境

Photoshop CS2 的界面由菜单栏、工具栏、工具箱、图像窗口、浮动调板、状态栏等构成，如图 7-12 所示。

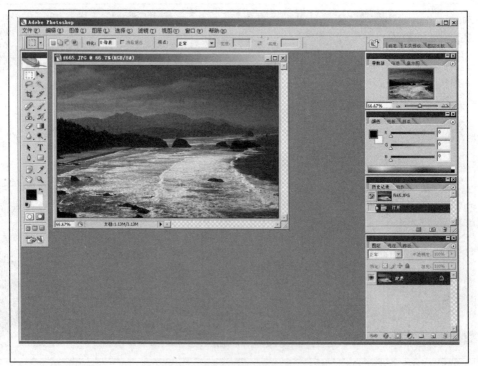

图 7-12　Photoshop CS2 的界面

1. 菜单栏

将 Photoshop 所有的操作分为九类,共九项菜单。

2. 工具箱

供绘图或修图使用的各种工具。有的工具下有三角标记,表示该工具下还有一组其他类似的工具,用鼠标右键单击该工具按钮可以显示它们。按住 Alt 键单击有三角标记的工具按钮,可切换工具组中不同的工具。当选择使用某工具,菜单栏下方的工具属性栏则列出该工具的选项,工具箱中所包括的工具如图 7-13 所示。

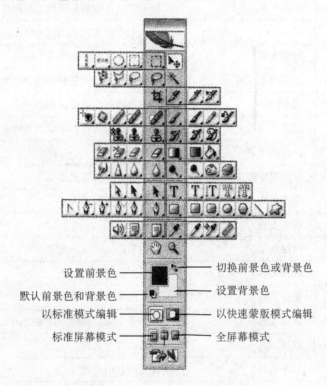

图 7-13　Photoshop CS2 的工具箱

表 7-3 列出了工具箱中部分工具的功能。

表 7-3　工具箱中部分工具的功能

工具图标	名　称	功　能
▣	矩形选框工具	选择一个矩形区域
○	椭圆选框工具	选择一个椭圆区域
⊹	移动工具	移动当前图层或所选区域到其他位置
♭	套索工具	徒手绘制选区
♭	磁性套索工具	沿颜色边界建立选区
♭	多边形套索工具	创建一个多边形选区
✳	魔棒工具	按指定的容差选择颜色相近的区域

工具图标	名　　称	功　　能
	裁剪工具	裁剪图像
	切片工具	创建用于 Web 的切片
	污点修复工具	快速去除图像中的瑕疵
	修复画笔工具	用采样或图案修复图像
	修补工具	用采样或图案修复选区内的图像
	红眼工具	消除照片中人物或动物的红眼
	画笔工具	使用各种笔刷绘制图像
	仿制图章工具	将图像的一部分复制到其他位置或其他图像
	图案图章	使用所选图像进行复制
	历史记录画笔工具	通过涂抹的方式将图像恢复到某一历史状态
	橡皮擦工具	擦除图像
	背景橡皮擦工具	将图像背景清除成透明
	魔术橡皮擦工具	擦除颜色相似的像素
	渐变工具	填充渐变色
	油漆桶工具	用前景色或图案填充颜色相似的区域
	模糊工具	降低图像的颜色反差
	锐化工具	增大图像的颜色反差
	涂抹工具	在图像上以涂抹的方式揉合附近的像素
	减淡工具	提高图像的亮度
	加深工具	降低图像的亮度
	海绵工具	提高或降低图像的饱和度
	路径选择工具	选择整条路径
	横排文字工具	输入水平方向排列的文字
	直排文字工具	输入垂直方向排列的文字
	钢笔工具	绘制直线或弯曲的路径
	矩形工具	绘制矩形填充、形状或路径
	椭圆工具	绘制椭圆填充、形状或路径
	多边形工具	绘制多边形填充、形状或路径
	直线工具	绘制直线或箭头填充、形状或路径
	自定义形状工具	绘制不规则的填充,形状或路径
	吸管工具	从图像中拾取颜色作为前景色或背景色
	颜色取样器工具	在图像上添加采样点,以查看该位置颜色信息

工具图标	名　　称	功　　能
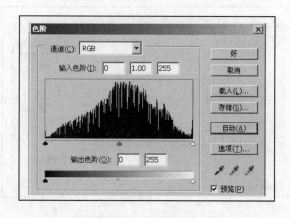 度量工具	度量工具	测量距离或角度
缩放工具	缩放工具	放大或缩小图像的显示比例
抓手工具	抓手工具	移动画面，以查看不同的图像区域

3. 浮动调板

可在窗口菜单中显示各种调板。

7.3.2 图像的裁切和图像色彩调整

人们经常需要对照片或图片进行裁切以保留有用的部分，同时也常常要对图像的对比度、颜色、明亮度等进行调整。

1. 裁切图像

Photoshop CS2 提供了裁切工具："　"，可以保留图像中需要的区域，将其余部分裁剪掉。

操作方法：先在图像中拖动鼠标在图像上划出需要的选区，直接拖曳该选区可以移动该选区；拖曳边界上的工作句柄可以缩放选区；鼠标指向角部外侧鼠标指针变为"　"形箭头，可以旋转选区，然后双击鼠标或按回车键。

如果操作中出现错误，可以使用"历史记录"活动面板，用鼠标选择曾经操作过的步骤，用以返回至前边的某项操作，这一功能非常方便实用。

2. 图像色彩调整

（1）色阶：通过调整色彩的明暗度来改变图像的明暗及反差效果。主要对那些看起来色彩暗淡的图像或照片加以调整。

操作方法：单击"图像"→"调整"→"色阶"命令，打开"色阶"对话框，在其中设置合适的"输入色阶"值，或单击"自动"按钮自动调整色阶，如图 7-14 所示。

图 7-14 "色阶"对话框

（2）亮度/对比度：用来增加或减少图像的亮度及明暗对比。对较暗和模糊的图像，可以

239

使其变得清晰、明亮。

操作方法：单击"图像"→"调整"→"亮度/对比度"命令，在对话框中调整。

（3）色调均化：系统自动均匀地调整整幅图像的亮度色调。通常色调指的是一幅画中画面色彩的总体倾向，是大的色彩效果。暖色调偏红，冷色调偏蓝。

操作方法：单击"图像"→"调整"→"色调均化"命令。

（4）色彩平衡：用来控制图像的着色分布，使图像整体的色彩平衡。若图像有偏色可用该命令调整。

操作方法：单击"图像"→"调整"→"色彩平衡"命令，弹出对话框如图 7-15 所示。

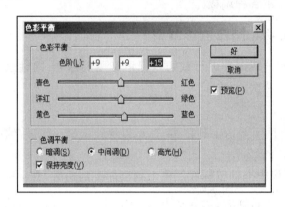

图 7-15 "色彩平衡"对话框

（5）色相/饱和度：色相通俗地讲就是色彩的颜色，红色的色相就是红色，蓝色色相就是蓝色。通过调整可以使图像的颜色在各种颜色之间相互转换。比如图像是红色的，通过调整可以调整为蓝色、绿色等。饱和度表示每种颜色的鲜艳度。饱和度越高色彩越鲜艳，当饱和度为 0 时，图像的色彩就是灰度图像（即用 256 级的不同灰色组成的图像），通过"色相/饱和度"命令，可以给灰度图像添加颜色或使图像色彩更加鲜艳。明度即明亮程度。

操作方法：单击"图像"→"调整"→"色相/饱和度"命令，弹出对话框如图 7-16 所示。

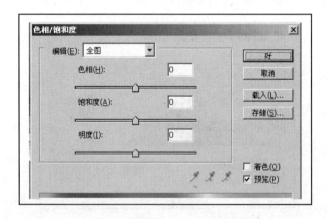

图 7-16 "色相/饱和度"对话框

（6）曲线：用于对图像的色彩、亮度和对比度进行综合调整。

操作方法：单击"图像"→"调整"→"曲线"命令，弹出对话框如图 7-17 所示，用鼠标拖曳曲线即可调整。

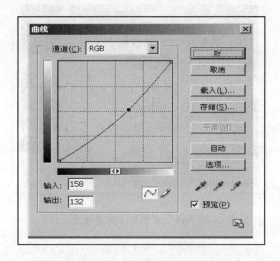

图 7-17 "色相/饱和度"对话框

例 7-4 打开素材盘中"第 7 章\PS 素材"文件夹中"魔鬼城.jpg"照片，如图 7-18 所示。裁剪掉照片上的手臂，调整亮度、对比度，色彩平衡和色相包和度，使之变为冷色调。

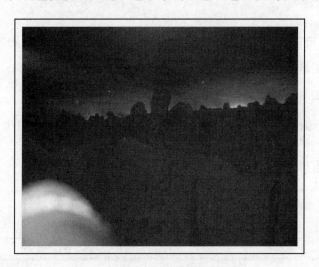

图 7-18 剪切和调整图片的色彩

操作步骤如下。

（1）打开素材盘"第 7 章\PS 素材"文件夹中"魔鬼城.jpg"照片，单击工具箱中裁切工具"口"，画出一个矩形选框，调整选框四周的控制句柄，使选框中不含手臂部分，按回车键。

（2）单击"图像"→"调整"→"亮度/对比度"命令增加对比度。

（3）单击"图像"→"调整"→"色彩平衡"命令调整色彩平衡，观察图像色彩变化。

（4）单击"图像"→"调整"→"色相/饱和度"命令调整色相及饱和度，观察图像色彩变化，将图像调整为冷色调，增加饱和度，效果如图 7-19 所示。

(5)单击"文件"→"保存",保存为"魔鬼城 ok.jpg"。

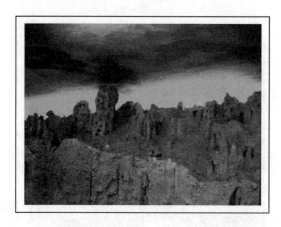

图 7-19　实例 7-4 完成效果

7.3.3 图像的选取与基本编辑

Photoshop CS2 提供了多种图像选取工具,灵活地运用这些工具,可以准确地选取需要的图像区域。

1. 选取规则区域

用鼠标右键单击"工具箱"中" 　 "工具按钮,显示有四种选取规则区域的工具。

(1)矩形选框工具" 　 ",可以创建一个矩形选区。

(2)椭圆选框工具" ○ ",可以创建一个椭圆选区。

(3)单行/单列选框工具" ═ "/" ║ ",可以创建一个高度或宽度为 1 像素的单行或单列选区。

(4)选框工具组属性栏:该工具组属性栏如图 7-20 所示。

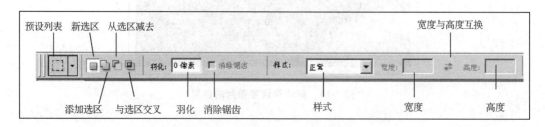

图 7-20　选框工具组属性栏

工具组属性栏的部分含义如下。

①新选区按钮 　 :单击该按钮将使用选定的选框工具清除已有的选区,创建新的选区。

②添加到选区按钮 　 :单击该按钮将使用选定的选框工具在原有选区的基础上增加新的选区,形成最终扩大的选区。

③从选区减去按钮 ：单击该按钮将使用选定的选框工具在原有的选区中，减去新选区与原选区形成最终缩小的选区。

④与选区交叉 ：单击该按钮将使用选定的选框工具将新选区与原有选区相交的部分作为最终的选区。

⑤羽化：在其中输入相应的羽化半径值，可以在选区边框内外创建渐变的过渡效果，使选区边缘柔化或模糊。取值范围为 0～250 像素，羽化值越大，选区边缘越柔和，如图 7-21 所示。

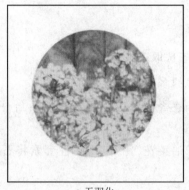
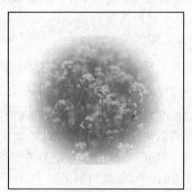

a 无羽化　　　　　　　　　　　b 有羽化

图 7-21　选区有无羽化的效果比较

例 7-5　打开素材文件"第 7 章\油菜花 .jpg"图片，利用椭圆选框工具制作上方由一个小正圆，下方由一个大正圆，上下叠加而组成的羽化图片，边缘羽化值设置为 10。效果如图 7-22 所示。

操作步骤如下。

（1）单击工具箱中背景色块" "，设置背景色为"白色"。

（2）打开素材文件"第 7 章 \ 油菜花 .jpg"图片。

（3）右击工具箱中选框工具按钮，选择椭圆工具按钮" "。

（4）在菜单栏下方的工具属性栏中选择添加到选区按钮" "，设置羽化值为 10，勾选"消除锯齿"，样式为"正常"。

（5）按住 Shift 键不放，并按住鼠标左键在油菜花图片中适当位置画出一个小正圆形选区（重新选择可看"历史记录"浮动控制调板，从已操作过的记录中，选择退回至某个步骤）。

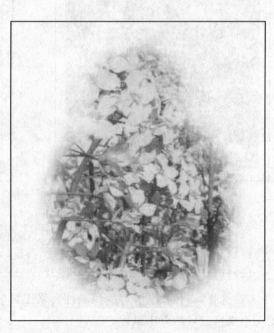

图 7-22　创建-羽化图

（6）依然按住 Shift 键不放，并按住鼠标左键在小正圆下方画出一个大点的正圆形选区，位置大小如图 7-22 所示。

（7）单击"选择"→"反选"命令。

（8）单击"编辑"→"清除"命令或直接按 Delete 键，清除选区中的内容。

（9）单击裁切工具按钮"▢"，选取有图案部分，按回车键或点击工具组属性工具栏后边的对钩，将多余的空白区域去掉。

（10）单击"文件"→"存储为"命令，在弹出的"存储为"对话框中，选择文件类型为"jpeg"，文件名为"PS 实例 1"，并单击"确定"按钮。

2. 选取不规则区域

有三种工具。

（1）套索工具"🔗"，可以徒手绘制选区，适用于选取不太规则的区域。

（2）多边形套索工具"▽"，可以创建直线边框的多边形选区。

（3）磁性套索工具"🔗"，可以自动识别边缘的套索工具，对于边缘复杂但与背景对比强烈的对象，可以快速、准确地选取其轮廓区域。

例 7-6　打开"石林女孩"（如图 7-23 所示）和"油菜花"图片，用磁性套索将石林女孩移入"油菜花"图片中，效果如图 7-24 所示。

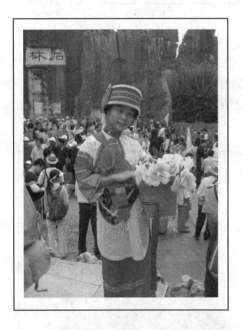

图 7-23　石林女孩

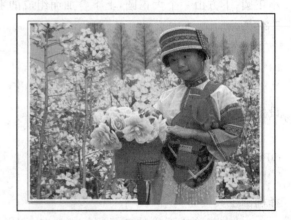

图 7-24　换背景

操作步骤如下。

（1）打开"石林女孩"和"油菜花"图片。

（2）选择"石林女孩"图片，用磁性套索工具"🔗"，沿女孩的边界移动鼠标，在形成一封闭的不规则选区后双击鼠标。

（3）单击移动工具按钮"➤⊕"，将女孩拖曳入"油菜花"图片。

（4）单击"编辑"→"自由变换"命令，缩小女孩图片，按回车键确认。

（5）单击"编辑"→"变换"→"水平翻转"命令，水平翻转女孩图片。

（6）单击移动工具按钮，摆放好位置。单击"文件"→"存储为"命令，先保存文件为"石林女孩．psd"，此文件为保留图层的 Photoshop 可编辑文档，打开后还可以重新调整女孩的位置。

（7）单击"文件"→"存储为"命令，再保存文件为"石林女孩．jpg"，此文件为将图层合并后的完成图像，打开该图像不能调整女孩的位置。

3．选取特定的颜色区域

魔棒工具"　"用于选择图像内色彩相同或者相近的区域。使用魔棒工具时，将光标放到需要选取的区域上，单击鼠标，颜色相似的像素即被选中。在魔棒属性工具栏中：

（1）"容差"用于颜色的选择范围，取值 0～255，值越大，所选取的颜色范围越大。

（2）"连续"表示只能选取相邻相同或相近的像素，不选"连续"则整幅图像中颜色在容差范围内的像素全都被选取。

例 7-7　新建一个宽度、高度均为 400 像素的、分辨率为 72 像素/英寸白色背景图像，打开"地球"图片，用魔棒工具将地球选取后移入新建图像，以"地球 60 分．psd"为名保存文件。

操作步骤如下。

（1）打开"地球"图片。

（2）单击"文件"→"新建"命令，打开"新建文件"对话框，设置"宽度"和"高度"均为 400 像素，"分辨率"为 72 像素/英寸，RGB 模式，背景内容为白色，单击"确定"按钮。

（3）选择魔棒工具，单击"地球"图片中地球以外黑色图案处，将地球以外部分选中，再单击"选择"→"反向选择"，将地球选中。

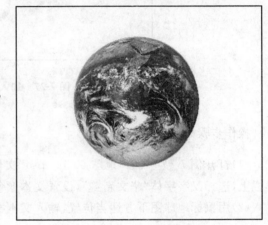

（4）选择移动工具"　"，将地球图案拖入新建图像之中，如图 7-25 所示。

图 7-25　例 7-7 效果图

（5）以"地球 60 分．psd"为名保存。

7.3.4 文字工具与图层

利用文本工具，可以非常方便地输入、编辑文字，并能进行变形处理。PS 学习的基本理念为分层设计，因此图层的处理是 PS 重要的内容。

1．文字工具

Photoshop CS2 提供了四种文字工具，选择一种文字工具后，将出现图 7-26 所示工具属性栏。可以利用此工具栏设置文字字体、字号、颜色和变形等。

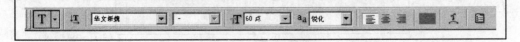

图 7-26　文字工具属性栏

例 7-8　在"地球 60 分．psd"图中加入文字"地球 60 分"，华文新魏字体、红色、大小为 60 点，变形为"下弧"的文字，如图 7-27 所示。

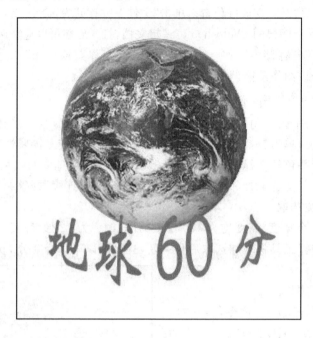

图 7-27　加入变形文字

操作步骤如下。

(1)打开例 7-7 生成的"地球 60 分．psd"文件，选择横排文字工具按钮"T"，在属性工具栏上，选择汉字字体"华文新魏"，设置文本颜色为红色。

(2)用鼠标地球图下方适当位置，输入文本文字内容："地球 60 分"。

(3)选中输入的文本文字，单击属性工具栏中的变形工具按钮"T"，在弹出的"变形文字"对话框中选择样式"下弧"，设置其他参数如图 7-28 所示。

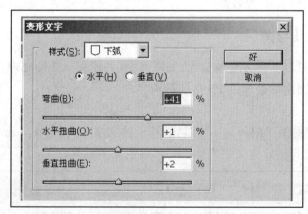

图 7-28　"变形文字"对话框

2. 图层的使用

(1)图层概念:使用图层可以在不影响图像中其他图素的情况下处理某一图素。可以将图层想象成是一张张叠起来的透明纸,层与层之间是叠加的。如果图层上没有图像,就可以一直看到底下的图层。通过更改图层的顺序和属性,可以改变图层的叠放次序,影响图层的合成效果。

(2)图层面板:利用图层面板可以快速地处理图片。

如图 7-29 所示,图层面板中单击"⚫"图标,可以隐藏该图层中的图像;直接拖曳面板中的某个图层,可改变图层上下叠放的次序,面板中靠上边的图层会挡住其下方的图层。

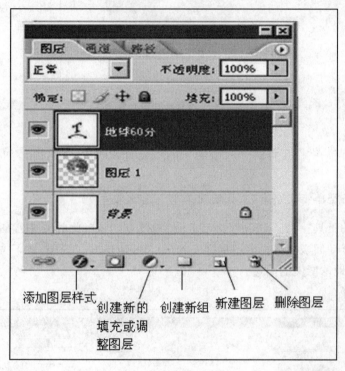

图 7-29　图层面板

(3)可以利用"图层"→"图层样式"命令,打开"图层样式"级联菜单,如图 7-30 所示,从中可以选择一种字体的特殊样式。

例 7-9　在"地球 60 分 . psd"图中对文字图层,添加图层样式"投影",并将该文字置于地球上方和后方,如图 7-31 所示。

操作步骤如下。

(1)在图层面板中选择文字图层,或用鼠标或键击文字上方,再用左键单击弹出的快捷菜单选择文字图层。

(2)单击工具栏中横排文字工具"T",并按住鼠标左键不放,选择文字。

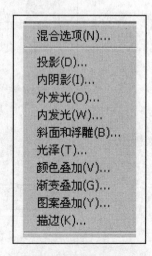

图 7-30　图层样式

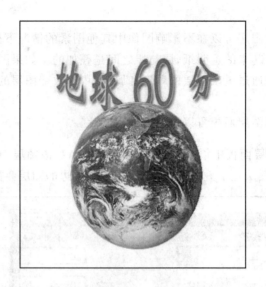

图 7-31　改变图层叠放次序

(3)单击"图层"→"图层样式"→"投影"命令,设置欲修改的属性值,如图 7-32 所示,按"确定"按钮。

(4)用鼠标右键单击文字部分,在快捷菜单中选择文字。

(5)选择移动工具"　　",将文字图层放到"地球"的上方(此时文字仍在地球上面)。

(6)在图层浮动面板中将文字图层拖曳到图层 1(地球所在图层)的下方,使文字图案有一小部分隐藏在地球图案的后边。

(7)保存文件。

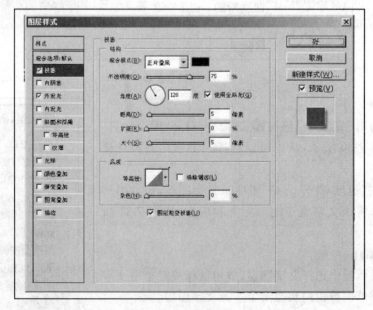

图 7-32　设置图层样式

7.3.5 图像修复

Photoshop CS2 提供了一组图像修复工具,可以轻松去除图像中的污点、杂色。

1. 污点修复画笔工具

用于去除图像中的杂点。操作方法是先根据杂点的大小,在其属性工具栏上合理设置画笔的大小,直接在想要去除的瑕疵上单击或拖动鼠标,即可消除杂点。

例 7-10 打开"第 7 章\去杂质.jpg"文件,用污点修复画笔工具去除图像中脸部的杂质。操作方法如下。

(1)打开"第 7 章\去杂质.jpg"文件,如图 7-33 所示。

(2)选择污点修复画笔工具。

(3)直接在想要去除的瑕疵上单击或拖动鼠标即可。

2. 修复画笔工具

是将取样点的像素融入到目标图像,并且不会改变原图像的形状、光照、纹理等属性。其操作步骤是先取样,即选择属性工具栏中"取样"功能,将鼠标指针移到图像中污点以外的位置,按住 Alt 键,鼠标指

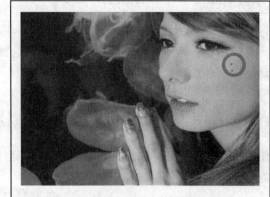

图 7-33 去除图像中的杂质

针将显示为 形状,单击取样点,然后释放 Alt 键,再在杂点上拖动鼠标即可去除杂点。

例 7-11 打开"第 7 章\去杂质.jpg"文件,用修复画笔工具去除图像中脸部的杂质。操作方法如下。

(1)打开"第 7 章\去杂质.jpg"文件。

(2)选择修复画笔工具" "。

(3)按住 Alt 键在杂点附近单击鼠标取样。

(4)在想要去除的瑕疵上单击或拖动鼠标。

3. 修补工具

修补工具与修复画笔工具不同的是:在使用修补工具前,首先建立修补图像的选区。修补工具选取图像的方法与套索工具完全相同。创建选区后,还需要在属性栏中设置修补方式,如图 7-34 所示。

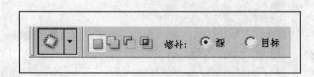

图 7-34 设置修补方式

选中"源"单选按钮,表示当前选中的区域是需要修补的区域,而后移动该选区至目标区域,则用目标区域的图像替换源区域图像;选中"目标"单选按钮,则恰好相反。

例 7-12 打开"第 7 章\去杂质 .jpg"文件,用修补工具去除图像中脸部的杂质。

操作方法如下。

(1)选择修补工具 。

(2)在属性工具栏中选择修补方式为"源"。

(3)用鼠标同时圈住两个杂点。

(4)拖动选区至要复制的正常皮肤处松开鼠标。

(5)被圈选的区域即被正常皮肤颜色替换。

(6)单击"选择"→"取消选择"命令。

4. 红眼工具

专门用于去除照片中红眼的工具。只需选择红眼工具后,在图像中红眼处单击鼠标或拖动鼠标框选红眼区域即可。

5. 仿制图章工具

它是将图像中一个位置的像素原样复制到另一个位置,使两个位置的图像完全一致。

操作方法:按住 Alt 键,鼠标指针将显示为 ⊕ 形状,单击取样点,然后释放 Alt 键,再在要复制处拖动鼠标即可复制取样点的图像。

7.3.6 使用滤镜

"滤镜"是 Photoshop 开发人员专门设计好的一批对图片进行的专门处理被固定下来,用户只要从滤镜中选择所需命令,提供必要的参数,而无须知道其具体的内部实现的过程,Photoshop 就会为用户产生神奇的艺术特效。比如水波纹、油画,风雨,雷电等效果。因此滤镜是一个极为方便快捷的工具。

操作方法:单击"滤镜"命令,从如图 7-35 所示的滤列表中选择一种→设置相应的参数。

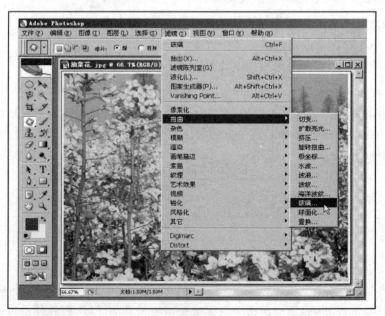

图 7-35 使用滤镜

例 7-13　打开"第 7 章\油菜花 .jpg"图像文件,为其添加"玻璃"滤镜。

操作方法如下。

(1)打开"第 7 章\油菜花 .jpg"图像文件。

(2)单击"滤镜"→"扭曲"→"玻璃"命令,如图 7-35 所示。

(3)在打开的"玻璃"对话框中,设置"扭曲度"和"平滑度"均为"1","纹理"为"结霜"。

(4)单击"确定"按钮,完成效果如图 7-36 所示。

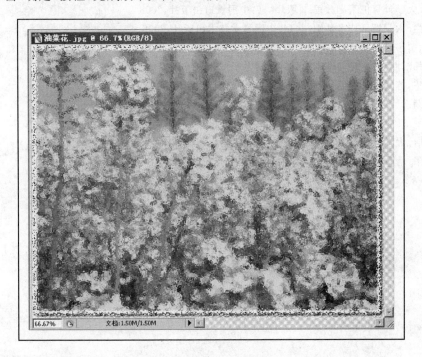

图 7-36　使用"玻璃"滤镜效果

【任务小结】

本次任务是用 Photoshop 这一知名软件对平面图像进行处理的入门,Photoshop 这一工具是多媒体处理的最基本的工具之一,随着多媒体应用的大门向更多的计算机使用者打开,学好它,就能够更充分地利用多媒体为社会服务。

【任务扩展】

利用所学 Photoshop 应用知识和操作,对学习和生活中的照片进行处理。

(李晓征)

参　考　文　献

［1］　杨宏.大学计算机基础.北京:中国经济出版社,2009

［2］　罗海琼,张晓.计算机基础与医学信息系统应用.北京:人民卫生出版社,2009

［3］　冯博琴,等.大学计算机基础.3版.北京:清华大学出版社,2010

［4］　柴欣.大学计算机基础教程.2版.北京:中国铁道出版社,2008

［5］　刘明生.大学信息技术基础.北京:中国科学技术出版社,2006

［6］　靳敏,贾宇.新编计算机文化基础教程.北京:机械工业出版社,2006

［7］　张建伟.计算机文化与基础操作.北京:电子工业出版社,2005

［8］　曲俊华,苏林萍.信息技术基础.北京:中国电力出版社,2005

［9］　田凯荣.计算机基础教程.北京:北京教育出版社,2003

［10］陶树平.计算机科学技术导论.北京:高等教育出版社,2004

［11］孙家启.大学计算机基础教程.合肥:安徽大学出版社,2010

［12］汪燮华.信息技术基础.上海:华东师范大学出版社,2006

附录 A　复　习　题

1. 电子计算机传统的分代方法,第一代至第四代计算机依次是_____。

　　A. 机械计算机、电子管计算机、晶体管计算机、集成电路计算机

　　B. 晶体管计算机、集成电路计算机、大规模集成电路计算机、光器件计算机

　　C. 电子管计算机、晶体管计算机、小中规模集成电路计算机、大规模和超大规模集成电路计算机

　　D. 手摇机械计算机、电动机械计算机、电子管计算机、晶体管计算机

2. 计算机按性能可以分为超级计算机、大型计算机、小型计算机、微型计算机和_____。

　　A. 服务器　　　　　　　　　　　　B. 掌中设备

　　C. 工作站　　　　　　　　　　　　D. 笔记本

3. 在微型机中,普遍采用的字符编码是_____。

　　A. BCD 码　　　　　　　　　　　　B. ASCII 码

　　C. EBCD 码　　　　　　　　　　　D. 补码

4. 设已知一汉字的国标码是 5E48H,则其内码应该是_____。

　　A. DE48H　　　　　　　　　　　　B. DEC8H

　　C. 5EC8H　　　　　　　　　　　　D. 7E68H

5. 能直接与 CPU 交换信息的存储器是_____。

　　A. 硬盘存储器　　　　　　　　　　B. CD-ROM

　　C. 内存储器　　　　　　　　　　　D. 软盘存储器

6. 下列关于计算机病毒的叙述中,错误的是_____。

　　A. 计算机病毒具有潜伏性

　　B. 计算机病毒具有传染性

　　C. 感染过计算机病毒的计算机具有对该病毒的免疫性

　　D. 计算机病毒是一个特殊的寄生程序

7. 根据域名代码规定,com 代表_____。

　　A. 教育机构　　　　　　　　　　　B. 网络支持中心

　　C. 商业机构　　　　　　　　　　　D. 政府部门

8. Internet 提供的最常用、便捷的通讯服务是_____。

　　A. 文件传输(FTP)　　　　　　　　B. 远程登录(Telnet)

　　C. 电子邮件(E-mail)　　　　　　　D. 万维网(WWW)

9. 字符比较大小实际是比较它们的 ASCII 码值,下列正确的比较是_____。

　　A. "A"比"B"大　　　　　　　　　　B. "H"比"h"小

　　C. "F"比"D"小　　　　　　　　　　D. "9"比"D"大

10. 字长是 CPU 的主要性能指标之一,它表示_____。

A. CPU 一次能处理二进制数据的位数

B. 最长的十进制整数的位数

C. 最大的有效数字位数

D. 计算结果的有效数字长度

11. 下面关于 ROM 的叙述中,错误的是_____。

A. ROM 中的信息只能被 CPU 读取

B. ROM 主要用来存放计算机系统的程序和数据

C. 我们不能随时对 ROM 改写

D. ROM 一旦断电信息就会丢失

12. 用来控制、指挥和协调计算机各部件工作的是_____。

A. 运算器　　　　　　　　　　　B. 鼠标器

C. 控制器　　　　　　　　　　　D. 存储器

13. 硬盘属于_____。

A. 内部存储器　　　　　　　　　B. 外部存储器

C. 只读存储器　　　　　　　　　D. 输出设备

14. 操作系统的主要功能是_____。

A. 对用户的数据文件进行管理,为用户管理文件提供方便

B. 对计算机的所有资源进行统一控制和管理,为用户使用计算机提供方便

C. 对源程序进行编译和运行

D. 对汇编语言程序进行翻译

15. 下列设备组中,完全属于外部设备的一组是_____。

A. CD-ROM 驱动器、CPU、键盘、显示器

B. 激光打印机、键盘、CD-ROM 驱动器、鼠标器

C. 打印机、CPU、内存储器、硬盘

D. 内存储器、CD-ROM 驱动器、扫描仪、显示器

16. 下列设备组中,完全属于计算机输出设备的一组是_____。

A. 喷墨打印机、显示器、键盘　　B. 激光打印机、键盘、鼠标器

C. 键盘、鼠标器、扫描仪　　　　D. 打印机、绘图仪、显示器

17. 下列各组软件中,全部属于系统软件的一组是_____。

A. 程序语言处理程序、操作系统、数据库管理系统

B. 文字处理程序、编辑程序、操作系统

C. 财务处理软件、金融软件、网络系统

D. WPS Office 2003、Excel 2003、Windows 98

18. 一个完整计算机系统的组成部分应该是_____。

A. 主机、键盘和显示器　　　　　B. 系统软件和应用软件

C. 主机和它的外部设备　　　　　D. 硬件系统和软件系统

19. 下列叙述中,错误的是_____。

A. 计算机硬件主要包括:主机、键盘、显示器、鼠标器和打印机五大部件

B. 计算机软件分为系统软件和应用软件两大类

C. CPU 主要由运算器和控制器组成

D. 内存储器中存储当前正在执行的程序和处理的数据

20. Modem 是计算机通过电话线接入 Internet 时所必需的硬件,它的功能是_____。

A. 只将数字信号转换为模拟信号　　B. 只将模拟信号转换为数字信号

C. 为了在上网的同时能打电话　　D. 将模拟信号和数字信号互相转换

附录 B 一级 MS Office 样题

一、选择题(每小题 1 分,共 20 分)

请在"答题"菜单上选择"选择题"命令,启动选择题测试程序,按照题目上的内容进行答题。

1. 冯·诺依曼在他的 EDVAC 计算机方案中,提出了两个重要的概念,它们是_____。

    A. 采用二进制和存储程序控制的概念   B. 引入 CPU 和内存储器的概念

    C. 机器语言和十六进制   D. ASCII 编码和指令系统

2. 英文缩写 CAI 的中文意思是_____。

    A. 计算机辅助教学   B. 计算机辅助制造

    C. 计算机辅助设计   D. 计算机辅助管理

3. 无符号二进制整数 110111 转换成十进制数是_____。

    A. 49   B. 51

    C. 53   D. 55

4. 现代计算机中采用二进制数制是因为二进制数的优点是_____。

    A. 代码表示简短,易读

    B. 物理上容易实现且简单可靠;运算规则简单;适合逻辑运算

    C. 容易阅读,不易出错

    D. 只有 0、1 两个符号,容易书写

5. 假设某台式计算机的内存储器容量为 256MB,硬盘容量为 20GB。硬盘的容量是内存容量的_____。

    A. 40 倍   B. 60 倍

    C. 80 倍   D. 100 倍

6. 在 ASCII 码表中,根据码值由小到大的排列顺序是_____。

    A. 控制符、数字符、大写英文字母、小写英文字母

    B. 数字符、控制符、大写英文字母、小写英文字母

    C. 控制符、数字符、小写英文字母、大写英文字母

    D. 数字符、大写英文字母、小写英文字母、控制符

7. 存储一个 48×48 点阵的汉字字形码需要的字节个数是_____。

    A. 384   B. 288

    C. 256   D. 144

8. 用 GHz 来衡量计算机的性能,它指的是计算机的_____。

    A. CPU 时钟主频   B. 存储器容量

    C. 字长   D. CPU 运算速度

9. 计算机在工作中尚未进行存盘操作，如果突然断电，则计算机哪部分信息全部丢失，再次通电后也不能完全恢复？

    A. ROM 与 RAM 中的信息　　　　　　　　B. RAM 中的信息

    C. ROM 中的信息　　　　　　　　　　　　D. 硬盘中的信息

10. 操作系统是计算机的软件系统中_____。

    A. 最常用的应用软件　　　　　　　　　　B. 最核心的系统软件

    C. 最通用的专用软件　　　　　　　　　　D. 最流行的通用软件

11. 组成 CPU 的主要部件是_____。

    A. 运算器和控制器　　　　　　　　　　　B. 运算器和存储器

    C. 控制器和寄存器　　　　　　　　　　　D. 运算器和寄存器

12. 把硬盘上的数据传送到计算机内存中去的操作称为_____。

    A. 读盘　　　　　　　　　　　　　　　　B. 写盘

    C. 输出　　　　　　　　　　　　　　　　D. 存盘

13. 若要将计算机与局域网连接，则需要增加硬件_____。

    A. 集线器　　　　　　　　　　　　　　　B. 网关

    C. 网卡　　　　　　　　　　　　　　　　D. 路由器

14. 正确的 IP 地址是_____。

    A. 202.112.111.1　　　　　　　　　　　B. 202.2.2.2.2

    C. 202.202.1　　　　　　　　　　　　　D. 202.257.14.13

15. 计算机软件系统包括_____。

    A. 程序、数据和相应的文档　　　　　　　B. 系统软件和应用软件

    C. 数据库管理系统和数据库　　　　　　　D. 编译系统和办公软件

16. 下列关于计算机病毒的说法中，正确的是_____。

    A. 计算机病毒是一种有损计算机操作人员身体健康的生物病毒

    B. 计算机病毒发作后，将造成计算机硬件永久性的物理损坏

    C. 计算机病毒是一种通过自我复制进行传染的，破坏计算机程序和数据的小程序

    D. 计算机病毒是一种有逻辑错误的程序

17. 计算机的硬件主要包括：中央处理器（CPU）、存储器、输出设备和_____。

    A. 键盘　　　　　　　　　　　　　　　　B. 鼠标

    C. 输入设备　　　　　　　　　　　　　　D. 显示器

18. 下列设备组中，完全属于输入设备的一组是_____。

    A. CD-ROM 驱动器、键盘、显示器　　　　B. 绘图仪、键盘、鼠标器

    C. 键盘、鼠标器、扫描仪　　　　　　　　D. 打印机、硬盘、条码阅读器

19. 下面关于多媒体系统的描述中，不正确的是_____。

    A. 多媒体系统一般是一种多任务系统

    B. 多媒体系统是对文字、图像、声音、活动图像及其资源进行管理的系统

    C. 多媒体系统只能在微型计算机上运行

    D. 数字压缩是多媒体处理的关键技术

20. 在现代的 CPU 芯片中又集成了高速缓冲存储器（Cache），其作用是_____。

    A. 扩大内存储器的容量

B. 解决 CPU 与 RAM 之间的速度不匹配问题

C. 解决 CPU 与打印机的速度不匹配问题

D. 保存当前的状态信息

二、基本操作题(10 分)

Windows 基本操作题,不限制操作的方式

＊＊＊＊＊＊＊＊＊本题型共有 5 小题＊＊＊＊＊＊＊＊＊

1. 在文件夹下 PEER 文件夹中建立一个新文件 NEW. TET。

2. 将考生文件夹下 JIAO\KBU 文件夹中的文件 LONG. BAS 复制到考生文件夹下 USER 文件夹中,并将该文件改名为 GAI. WPS。

3. 搜索考生文件夹下的文件 TEA. TXT 文件,然后将其删除。

4. 将考生文件夹下 CLOCK\SEC 文件夹中的文件 LOOP. TXT 的只读属性撤销,并设置为隐藏属性。

5. 为考生文件夹下 TABLE 文件夹建立名为 TT 的快捷方式,存放在考生文件夹下的 MOON 文件夹中。

三、汉字录入题(10 分)

请在"答题"菜单上选择"汉字录入"菜单项,启动汉字录入测试程序,按照题目上的内容输入汉字。

"Web 2.0"的概念开始于一个会议中,起始于 O′Reilly 公司和 MediaLive 国际公司之间的头脑风暴部分。互联网先驱——O′Reilly 公司副总裁的戴尔·多尔蒂(Dale Dougherty)注意到,同所谓的"崩溃"迥然不同,互联网比其他任何时候都更重要,令人激动的新应用程序和网站正在以令人惊讶的规律性涌现出来。

四、Word 操作题(25 分)

请在"答题"菜单上选择"字处理"命令,然后按照题目要求再打开相应的命令,完成下面的内容。具体要求如下:

＊＊＊＊＊＊本套题共有 3 小题＊＊＊＊＊＊＊

在考生文件夹中,存有文档 WT15. DOC,其内容如下:

【文档开始】

中文信息处理现状分析

计算机中文信息处理技术从 20 世纪 70 年代的蓬勃发展至今,仅仅经历了短短 40 多年的时间,便完成了由初级阶段向比较成熟阶段的过渡,这是微电子技术和 IT 技术高速发展以及迫切的应用需求所促成的。

【文档结束】

按要求完成下列操作:

1. 在考生文件夹下新建文档 WDA. DOC,插入文件 WT15. DOC 的内容。将标题设置为小二号黑体,加粗、居中。正文设置为小五号楷体_GB2312,存储为 WDA. DOC。

2. 在考生文件夹下新建文档 WDB. DOC,插入文件 WD15A. DOC 的内容。将正文部分左缩进 2 厘米,右缩进 2.5 厘米,行距 22 磅,居中对齐,存储为文件 WDB. DOC。

3. 制作一个 4 行 3 列的表格,设置列宽度为 3 厘米,行高自动设置;表格边框设置为 1.5 磅粗实线,表内线设置为 0.5 细实线。按下图所示拆分表格。并以 WD11B. DOC 为文件名保存在考生文件夹下。

五、Excel 操作题(15 分)

请在"答题"菜单下选择"电子表格"菜单项,然后按照题目要求再打开相应的命令,完成下面的内容。具体要求如下:

1. 在考生文件夹下,打开工作簿文件 EX. XLS(内容如下),将工作表 sheet1 的 A1:C1 单元格合并为一个单元格,内容居中,计算"月产量"列的"合计"项及"所占比例"列的内容(所占比例=月产量/合计,数字格式为"百分比"型,保留两位小数,最后一个单元格不计),将工作表命名为"月生产量情况表"。

某单位月生产量情况表		
产品型号	月产量	所占比例
A-DS	320	
B-43	180	
C-Q8	158	
合计		

2. 取"月生产量情况表"的"产品型号"列和"所占比例"列的单元格内容(不包括"合计"行),建立"分离型饼图",数据标志为"显示百分比",标题为"月生产量情况图",插入到表的 A9:F17 单元格区域内。

六、PowerPoint 操作题(10 分)

请在"答题"菜单下选择"演示文稿"菜单项,然后按照题目要求再打开相应的命令,完成下面的内容。具体要求如下:

打开考生文件夹下的演示文稿 yswg.ppt,如下图所示。按下列要求完成对此文稿的修饰并保存。

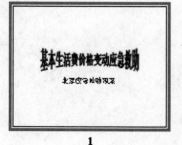

1. 将第 1 张幻灯片的文本"北京应急救助预案"的动画设置为"进入——自左侧、飞入"。将艺术字"基本生活费价格变动应急救助"的动画设置为"进入——自底部、缓慢进入"。第

1 张幻灯片的动画顺序为先艺术字后文本。将第 1 张幻灯片的版式改为"标题,文本与剪贴画",并插入有关旅行的剪贴画。第 1 张幻灯片的标题文字设置为"黑体、48 磅、加粗"。

2. 使用"Nature"演示文稿设计模板修饰全文;幻灯片切换效果全部设置为"剪切"。

七、网络操作题(10 分)

请在"答题"菜单上选择相应的命令,完成下面的内容:

1. 某网站的主页地址是:HTTP://NCRE/1JKS/INDEX. HTML,打开此主页,浏览"计算机考试"页面,查找"NCRE 一级介绍"页面内容,并将它以文本文件的的格式保存到考生文件夹下,命名为"1jks. txt"。

2. 接收并阅读由 xuexq@mail. ncre. net 发来的 E-mail,下载附件保存为 ncre. txt,并存放到考生文件夹下。